U0211184

临床病例精析丛书

主审 田嘉禾 汪 静

PET/CT，PET/MR与SPECT
疑难病例集萃

Challenging Cases of PET/CT, PET/MR
and SPECT in Clinical Practice

主 编 赵 葵 潘建虎 张联合 王祖飞

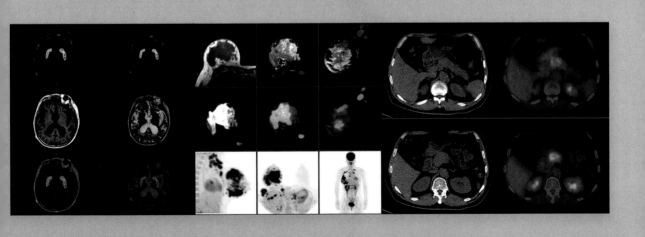

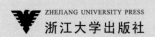
ZHEJIANG UNIVERSITY PRESS
浙江大学出版社

图书在版编目（CIP）数据

PET/CT，PET/MR与SPECT疑难病例集萃 / 赵葵等主编. -- 杭州：浙江大学出版社，2020.9
ISBN 978-7-308-20489-7

Ⅰ.①P… Ⅱ.①赵… Ⅲ.①核医学—疑难病—病案—汇编 Ⅳ.①R81

中国版本图书馆CIP数据核字（2020）第154252号

PET/CT，PET/MR与SPECT疑难病例集萃

赵　葵　潘建虎　张联合　王祖飞　主编

策划编辑	张　鸽　冯其华
责任编辑	冯其华（zupfqh@zju.edu.cn）
责任校对	季　峥
封面设计	周　灵
出版发行	浙江大学出版社
	（杭州天目山路148号　邮政编码：310007）
	（网址：http://www.zjupress.com）
排　　版	浙江时代出版服务有限公司
印　　刷	浙江省邮电印刷股份有限公司
开　　本	787mm×1092mm　1/16
印　　张	20.25
字　　数	380千
版 印 次	2020年9月第1版　2020年9月第1次印刷
书　　号	ISBN 978-7-308-20489-7
定　　价	198.00元

《PET/CT，PET/MR 与 SPECT 疑难病例集萃》
编委会

《PET/CT，PET/MR 与 SPECT 疑难病例集萃》
主要参编者名单

（排名不分先后）

张慧玮	复旦大学附属华山医院	纪晓微	温州医科大学附属第一医院
常 燕	中国人民解放军总医院	严 凯	杭州市中医院
张 莺	浙江大学医学院附属第二医院	张雅萍	绍兴市人民医院
方 元	中国人民解放军联勤保障部队第 903 医院	徐 莲	上海交通大学医学院附属仁济医院
陈泯涵	中国人民解放军联勤保障部队第 903 医院	李佳津	上海交通大学医学院附属仁济医院
张宝燕	中国人民解放军联勤保障部队第 903 医院	程 雪	丽水市中心医院
沈小东	杭州市肿瘤医院	肖扬锐	丽水市中心医院
耿雅文	杭州市肿瘤医院	高巧灵	中国科学院大学宁波华美医院
张佩佩	杭州市肿瘤医院	郭修玉	中国科学院大学宁波华美医院
刘 瑶	浙江大学医学院附属邵逸夫医院	胡碧波	中国科学院大学宁波华美医院
胡吉波	浙江大学医学院附属邵逸夫医院	龙 斌	浙江省肿瘤医院
侯 妮	浙江大学医学院附属邵逸夫医院	靳 水	浙江省肿瘤医院
陈 亮	浙江大学医学院附属邵逸夫医院	庞伟强	浙江省肿瘤医院
于 军	宁波明州医院	李 欣	浙江省肿瘤医院
陈 香	上海交通大学附属第一人民医院	王 运	浙江省肿瘤医院
刘长存	上海交通大学附属第一人民医院	张 胤	南方医科大学南方医院
孙 娜	上海交通大学附属第一人民医院	董 烨	南方医科大学南方医院
韩 磊	上海交通大学附属第一人民医院	王丽娟	南方医科大学南方医院
唐 坤	温州医科大学附属第一医院	傅丽兰	南方医科大学南方医院
林 洁	温州医科大学附属第一医院	谭建儿	南方医科大学南方医院

吴　晓	湖州市中心医院	郭仲秋	海军军医大学第一附属医院(上海长海医院)
赵　欣	浙江大学医学院附属第一医院	肇　博	海军军医大学第一附属医院(上海长海医院)
林丽莉	浙江大学医学院附属第一医院	温健男	海军军医大学第一附属医院(上海长海医院)
张婷婷	浙江大学医学院附属第一医院	郝新忠	山西医科大学第一医院
梁子威	浙江大学医学院附属第一医院	高　超	武警浙江省总队医院
陈冬河	浙江大学医学院附属第一医院	邵明岩	江西省人民医院
董　科	金华市中心医院	傅立平	浙江省人民医院
郑　勇	金华市中心医院	孙美玲	浙江省人民医院
孙高峰	海军军医大学第一附属医院(上海长海医院)	张　建	杭州全景医学影像诊断中心
赵　帅	海军军医大学第一附属医院(上海长海医院)	梁江涛	杭州全景医学影像诊断中心
朱虹静	海军军医大学第一附属医院(上海长海医院)	李云波	空军军医大学附属唐都医院

前　言

光阴似箭，白驹过隙。转眼，《PET/CT 与 SPECT 疑难病例集萃》出版至今已 3 年。该书自出版以来广受读者的青睐和支持，也得到了同行专家的肯定和褒奖，我们感到莫大的欣慰，也备受鼓舞。

近年来，浙江省的 PET/CT 机基本普及市级及以上医院，一些大型体检机构也开始安装 PET/CT 机和 PET/MR 机。部分新入门的同行把《PET/CT 与 SPECT 疑难病例集萃》当作案头必备书，认为该书在日常工作中具有很高的参考价值，特别有助于厘清疑难病例的诊断思路。

当前，人们对临床诊治精准化、个体化的要求越来越高，而 PET/CT、PET/MR、SPECT 的优势已得到充分体现，它们在临床中发挥着越来越重要的作用，越来越多的患者选择相应的检查方法进行检查，临床也积累了大量病例资料。

在同行学术交流中，常有许多精彩病例分享。这些病例或经典，或疑难，或少见，每每都让我们受益匪浅，感觉实际病例分析比纯粹的理论学习更加生动，也更有助于理解和增强记忆。在日常工作中，疑难病例也会时常困扰我们，我们为此走过弯路，有过误诊、漏诊。于是我们鼓起勇气，再次组织邀请众多省内外专家一起编写《PET/CT 与 SPECT 疑难病例集萃》"姊妹篇"——《PET/CT，PET/MR 与 SPECT 疑难病例集萃》，旨在与广大同行分享我们的点滴体会和深刻教训，如能为大家提供"前车之鉴"，也是我们的荣幸。

本书从众多临床病例中精心挑选了 100 例，其中不仅有来自浙江省广大同行的分享，而且也有来自省外多家知名医院专家的分享，相信一定能给大家带来启示。与《PET/CT 与 SPECT 疑难病例集萃》相比，本书还展示了 PET/MR 的应用前景，也阐述了许多新型示踪剂（ 如 PIB、Tau 蛋 白、^{18}F-AV45、^{11}C-β-CFT、^{11}C-RAC、^{68}Ga-PSMA-11、^{68}Ga-DOTA-TOC、^{99m}Tc-MIBI 等）的应用价值。通过这些实际病例，相信大家可以从中更好地了解 PET/MR 和新型示踪剂的临床应用。

在病例的收集、筛选和汇编中，虽然我们全体编者倾注了诸多时间和精力，查阅了大量参考文献，对文稿进行再三斟酌，竭力做到尽善尽美，但由于时间有限，加之核医学不断发展，书中难免存在不足和错误之处，恳请各位同行批评指正，这将是我们不断进步的动力。

赵 葵 潘建虎 张联合 王祖飞

2020 年 4 月

目 录

第一篇 头颈部

Case 1　阿尔茨海默病多模态显像 …………………………………………… 003

Case 2　阿尔茨海默病双示踪剂 PET 显像诊断 ………………………… 006

Case 3　阿尔茨海默病 ^{18}F-FDG PET/CT 显像 ……………………… 009

Case 4　帕金森病多模态显像 ……………………………………………… 011

Case 5　帕金森病双示踪剂 PET 显像诊断 ……………………………… 015

Case 6　多系统萎缩多模态显像 …………………………………………… 017

Case 7　胚胎发育不良性神经上皮瘤 …………………………………… 021

Case 8　自身免疫性脑炎——抗 LGI1 抗体相关脑炎 ……………… 024

Case 9　抗 N- 甲基 -D- 天冬氨酸受体脑炎 ……………………… 026

Case 10　脑胶质瘤 ^{18}F-FET 及 ^{18}F-FDG 联合 PET/CT 显像 ……… 028

Case 11　蝶窦嗅神经母细胞瘤 …………………………………………… 031

Case 12　眼黑色素瘤 ………………………………………………………… 034

Case 13　甲状旁腺腺瘤致甲状旁腺功能亢进症 …………………… 035

Case 14　右锁骨上神经鞘瘤 ……………………………………………… 038

Case 15　颈部淋巴上皮癌 ………………………………………………… 040

第二篇 胸 部

Case 16　肺部非结核分枝杆菌感染 …………………………………… 045

Case 17　左肺上叶不典型结核 …………………………………………… 048

Case 18　后纵隔旁局灶性机化性肺炎 ………………………………… 050

Case 19　肺浆细胞淋巴瘤 ………………………………………………… 053

Case 20　肺淋巴瘤样肉芽肿 ……………………………………………… 055

Case 21　肺黏液表皮样癌 ………………………………………………… 058

Case 22　硬化性肺泡细胞瘤 ··· 061

Case 23　具有肺癌形态学特征的肺错构瘤 ························· 064

Case 24　纵隔原始神经外胚层肿瘤 ··································· 067

Case 25　凸入食管腔的纵隔神经鞘瘤 ······························ 069

Case 26　后纵隔及胸膜多发孤立性纤维瘤（两例） ················ 071

Case 27　食管憩室 - 支气管瘘所致肺部感染、肺脓肿形成 ········· 075

Case 28　心脏滑膜肉瘤 ·· 079

Case 29　原发性心包间皮瘤 ·· 082

Case 30　原发胸膜弥漫大 B 细胞淋巴瘤 ······························ 084

Case 31　双侧乳腺癌 ·· 086

第三篇　腹部与盆腔

Case 32　肺及肝上皮样血管内皮细胞瘤（两例） ··················· 091

Case 33　肝上皮样血管平滑肌脂肪瘤 ································· 096

Case 34　原发性肝脏神经内分泌肿瘤 ································· 098

Case 35　肝内转移瘤 PET/MR 表现（两例） ·························· 102

Case 36　肝脏混合型肝癌 ··· 105

Case 37　肝脏包膜下异位脾种植误诊为肝脏肿瘤（两例） ········· 106

Case 38　肝脏海绵状血管瘤 ·· 110

Case 39　胆囊神经内分泌肿瘤 ··· 112

Case 40　胰岛素瘤 ^{68}Ga-DOTA-TATE PET 显像 ······················ 114

Case 41　胰腺神经内分泌肿瘤 ··· 116

Case 42　胰腺头部海绵状血管瘤 ······································ 119

Case 43　胰颈部（局限型）自身免疫性胰腺炎 ····················· 122

Case 44　多灶性自身免疫性胰腺炎 ··································· 126

Case 45　脾血管肉瘤伴破裂出血 ······································ 130

Case 46　左肾透明细胞癌腹膜后神经纤维瘤 ······················· 133

Case 47　肾嗜酸细胞瘤 ·· 135

Case 48　无高代谢胃底 - 体低分化腺癌种植转移致双肾积水 ········ 138

Case 49　胃神经内分泌肿瘤（G$_2$）伴广泛骨化 ···················· 141

Case 50　胃神经鞘瘤 ·· 143

Case 51　小肠间质瘤 ·· 145

Case 52　升结肠管状绒毛状腺瘤伴癌变 ·· 148

Case 53　阑尾黏液性囊腺癌 ··· 151

Case 54　腹盆腔去分化脂肪肉瘤 ·· 154

Case 55　腹膜后黏液型脂肪肉瘤 ·· 156

Case 56　Castleman 病 ··· 159

Case 57　肾上腺外嗜铬细胞瘤 ··· 162

Case 58　腹内型韧带样瘤 ·· 165

Case 59　原发性腹膜癌 ··· 167

Case 60　卵巢癌腹腔钙化性转移 ·· 169

Case 61　卵巢结核合并结核性腹膜炎 ·· 172

Case 62　精原细胞瘤后腹膜转移 ·· 175

Case 63　骨外尤因肉瘤 / 外周原始神经外胚层肿瘤 ·································· 178

Case 64　前列腺癌 ^{18}F–FDG PET/CT 和 PET/MR 双模态显像 ·················· 180

Case 65　前列腺癌 ^{18}F–PSMA PET/MR 显像 ·· 182

Case 66　前列腺癌多发转移 ··· 184

Case 67　阴道肝样腺癌 ··· 187

第四篇　肌肉与骨骼

Case 68　色素性绒毛结节性滑膜炎 ·· 193

Case 69　少见部位骨巨细胞瘤 ··· 195

Case 70　耻骨孤立性浆细胞瘤 ··· 199

Case 71　肩胛骨单发性骨髓瘤 ··· 200

Case 72　骨淋巴瘤（两例） ··· 205

Case 73　左股骨粗隆原发性平滑肌肉瘤 ··· 209

Case 74　长骨造釉细胞瘤 ·· 211

Case 75　朗格汉斯细胞组织细胞增生症（一） ·· 214

Case 76　多骨型纤维结构不良 ··· 217

Case 77　骶骨衰竭骨折 ··· 220

Case 78 SAPHO 综合征 …………………………………………………………… 222

Case 79 骨梅毒 …………………………………………………………………… 225

Case 80 布氏杆菌脊柱炎 ………………………………………………………… 228

Case 81 侵袭性 NK 细胞白血病 …………………………………………………… 231

Case 82 鼻咽癌放疗引起左肩部软组织巨细胞瘤 ……………………………… 234

第五篇 其 他

Case 83 鼻咽癌并肝转移 ………………………………………………………… 239

Case 84 原发性椎管内淋巴瘤 …………………………………………………… 241

Case 85 颅内胶质母细胞瘤＋结肠中分化腺癌 ……………………………… 244

Case 86 同时性三原发恶性肿瘤：胆总管下段腺癌、结肠癌和乳腺癌 ……… 246

Case 87 血管肉瘤 ………………………………………………………………… 249

Case 88 皮下脂膜炎样 T 细胞淋巴瘤（一）…………………………………… 252

Case 89 皮下脂膜炎样 T 细胞淋巴瘤（二）…………………………………… 256

Case 90 POEMS 综合征 ………………………………………………………… 259

Case 91 ANCA 相关血管炎合并肺奴卡菌感染伴脑内、皮肤广泛播散………… 263

Case 92 真菌感染累及脑组织、食管和骨骼 ………………………………… 267

Case 93 肝脏结核合并全身多处淋巴结结核 ………………………………… 270

Case 94 朗格汉斯细胞组织细胞增生症（二）………………………………… 274

Case 95 误诊为肺癌伴骨转移的朗格汉斯细胞组织细胞增生症 …………… 280

Case 96 Rosai-Dorfman 病 …………………………………………………… 285

Case 97 韦格纳肉芽肿 …………………………………………………………… 288

Case 98 组织坏死性淋巴结炎 …………………………………………………… 292

Case 99 Castleman 病（浆细胞型）……………………………………………… 294

Case 100 噬血细胞综合征 ……………………………………………………… 297

缩写词表…………………………………………………………………………… 301

索 引……………………………………………………………………………… 308

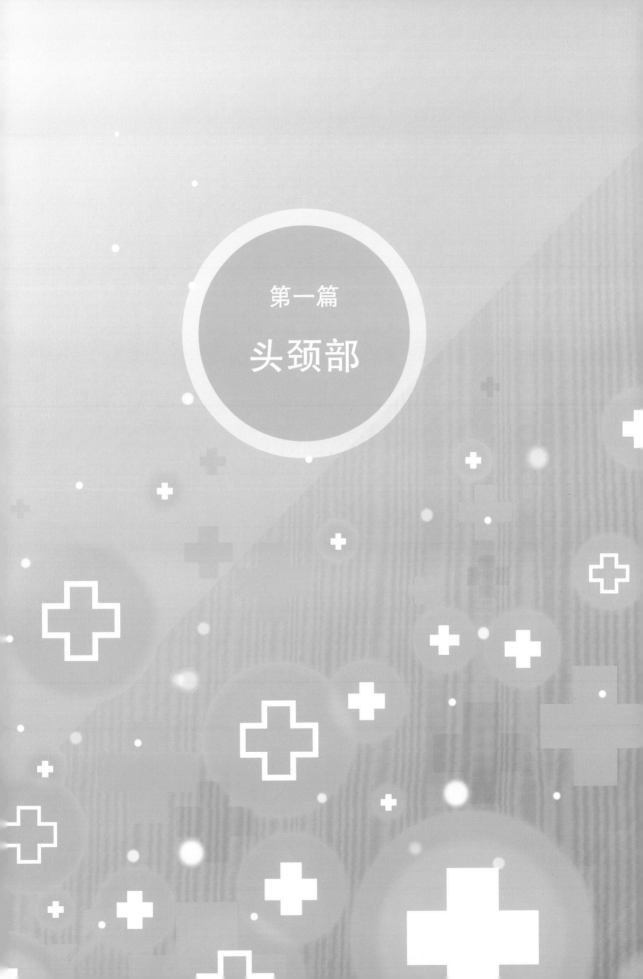

第一篇

头颈部

Case 1　阿尔茨海默病多模态显像

○ 简要病史

患者，73 岁，男性。因"记忆力下降、反应迟钝 1 年余"就诊。主诉从 2018 年开始无明显诱因逐渐出现记忆力下降、反应迟钝。主要表现为近事记忆力下降，无头痛、意识丧失或不清、肢体无力或瘫痪等症状。后患者症状进行性加重，至首都医科大学附属北京天坛医院就诊，考虑阿尔茨海默病（AD）的可能性大。后至中国人民解放军总医院就诊。

○ 影像学检查资料

淀粉样蛋白（PIB）显像图像见图 1-1。Tau 蛋白显像图像见图 1-2。脑葡萄糖代谢显像图像见图 1-3。

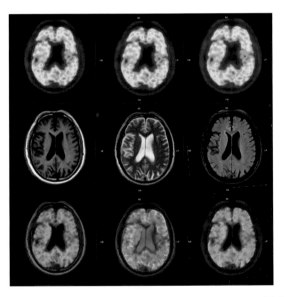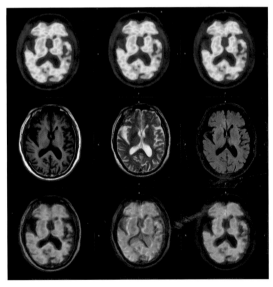

图 1-1

○ 影像解读

注射示踪剂 PIB 后行脑部 PET/MR 显像（图 1-1），显示大脑皮质各叶弥漫性显著滞留，考虑 PIB 显像阳性。

注射示踪剂 THK5317 后行脑部 PET/MR 显像（图 1-2），显示双侧前额叶、顶叶及颞叶皮质分布弥漫性滞留，考虑 Tau 蛋白显像阳性；双侧海马头部放射性摄取轻度增高。

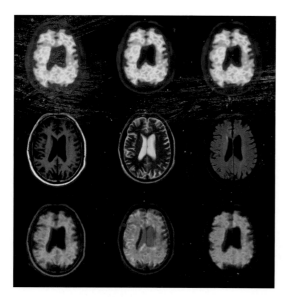
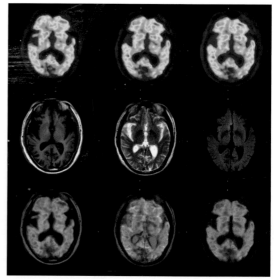

图 1-2

注射示踪剂 ^{18}F-FDG 后行脑部 PET 显像（图 1-3），显示双侧外侧颞叶皮质放射性分布减低，提示葡萄糖代谢减低，余皮质各叶放射性分布均匀。

同机 MRI 均显示大脑灰质沟回增宽、加深，脑室扩大，中线无移位，白质内未见异常信号影。

○ **最终诊断**

患者简易精神状态量表（MMSE）评分 23 分，临床痴呆评定量表（CDR）评分 1 分。根据患者年龄、临床症状、体征、淀粉样蛋白显像、Tau 蛋白显像及脑葡萄糖代谢显像，明确诊断为 AD。

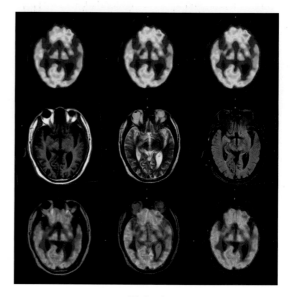

图 1-3

○ **诊断要点与鉴别诊断**

正电子发射体层显像（PET）能够在活体内进行早期以及无创伤的特异性神经显像和量化分析，目前已成为 AD 早期诊断的一种重要的辅助手段。寻找特异性的示踪剂是 PET 显像技术的关键所在。

不同的 PET 显像剂可从分子水平显示病变的不同病理改变。目前应用最广的 AD 显像剂是 ^{18}F-FDG，AD 患者病变部位的神经元减少，^{18}F-FDG 摄取也明显减低。病变常最先累及颞顶叶移行部，后向上至楔前叶、顶上小叶，然后向顶叶前部、颞叶上部，最后可累及额叶。早期病变可不对称，中后期多呈对称性；基底节及丘脑、小脑不受累。

2018 年，美国国家衰老研究院 - 阿尔茨海默病协会（NIA-AA）发布了 AD 生物学定义的研究框架，其特征生物标志物为 AT（N）。在分组中，A 代表 β 淀粉样蛋白（Aβ）沉积或相关的病理状态，包括脑脊液 Aβ 42 和 Aβ PET 显像；T 代表 Tau 沉积（神经纤维缠结）或相关的病理状态，包括脑脊液磷酸化 Tau（P-Tau）蛋白和 Tau 蛋白 PET 显像；N 代表神经变性或神经元损伤，包括结构 MRI、^{18}F-FDG PET 及脑脊液总 Tau（t-Tau）蛋白显像。研究框架规定只有 A 证据，没有 T 证据，称为"阿尔茨海默病的病理改变"；同时有 A 和 T 证据，定义为"阿尔茨海默病"。这两个概念并不是相互独立的，是 AD 连续谱系发展的早、晚期阶段。在定义方面，病理性 Tau 生物标志物确定 AD 病理谱系中的人是否患有 AD。

目前，应用于临床的 Aβ 特异性分子探针主要有 ^{11}C-PIB、^{18}F-AV 系列等。^{11}C-PIB 是国内外研究中应用最早且使用最多的 β 淀粉样蛋白显像剂，典型 AD 患者的 ^{11}C-PIB 脑内额前叶、内侧顶叶、外侧顶叶、部分外侧颞叶等区域呈高分布，丘脑、枕叶、初级视觉皮质、感觉 / 运动区域、小脑未见明显放射性分布。显像结果与尸检的病理结果基本一致，具有较高的灵敏性和特异性。另外，在其他神经变性疾病如额颞叶痴呆（FTD）、路易体痴呆（DLB）中同样存在 Aβ。因此，^{11}C-PIB 显像结果并不能完全实现对 AD 患者的特异性诊断。此外，^{11}C-PIB 合成复杂且物理半衰期较短（20min），故在很大程度上限制了其临床应用。

^{18}F-AV 类分子探针主要有 ^{18}F-AV1 和 ^{18}F-AV45 两种。AV45 具有合适的半衰期（110min）（便于药物的制备）及适中的能量（510MeV）；而且，AV45 与 Aβ 的亲和性很高，特异性结合更好，这有助于评价 Aβ 的细微变化（如 AD 严重性的评估），故是最理想的正电子显像药物。

目前，关于 Tau 蛋白显像剂的研究多采用国外开发的示踪剂。研究较多的显像剂有 ^{18}F-THK5105、^{18}F-THK5317、^{18}F-T807、^{18}F-T808 及 ^{18}F-PBB3 等，都与 Tau 蛋白有较高的亲和性。AD 患者 Tau 蛋白的分布特点是从内嗅皮质到杏仁核、海马的典型进展，最后广泛分布在大脑皮质。另有研究证实，Tau 蛋白与 AD 患者认知功能损害的关系较 Aβ 的沉积更为密切，且其异常聚集与 AD 病理分级成正相关。

2016 年，Ances 等使用 Tau 蛋白显像剂 ^{18}F–T807 对 36 名健康者（对照组）和 10 名 AD 患者脑内 Tau 蛋白的分布进行了研究。结果发现，对照组除基底节区外，整个大脑的 Tau 蛋白未见异常摄取；而 AD 患者表现为颞叶及大脑皮质 Tau 蛋白显著增加，并在外侧颞叶及顶叶出现 Tau 蛋白的沉积时，便会引发症状，且与认知测试中认知功能降低的相关性更加密切。因此，Tau 蛋白可以作为 AD 疾病进展的标志物。

参考文献

[1] Wolk D A, Klunk W E. Update on amyloid imaging: From healthy aging to Alzheimer's disease. Current Neurology & Neuroscience Reports, 2009, 9(5): 345-352.

[2] Wang L, Benzinger T L, Su Y, et al. Evaluation of Tau imaging in staging Alzheimer disease and revealing interactions between β-Amyloid and Tauopathy. JAMA Neurol, 2016, 73(9): 1070-1077.

[3] Kung H F, Choi S R, Qu W C, et al. [18]F stilbenes and styrylpyridines for PET imaging of Aβ plaques in Alzheimer's disease: a miniperspective. J Med Chem, 2010, 53(3): 933-941.

[4] Liu E, Schmidt M E, Margolin R, et al. Amyloid-β ^{11}C-PIB-PET imaging results from 2 randomized bapineuzumab phase 3 AD trials. Neurology, 2015, 85(8): 692-700.

[5] Saint-Aubert L, Payoux P, Hannequin D, et al. MR, (18)F-FDG, and (18)F-AV45 PET correlate with AD PSEN1 original phenotype. Alzheimer Dis Assoc Disord, 2013, 27(1): 91-94.

[6] Blazquez-Llorca L, Garcia-Marin V, Merino-Serrais P, et al. Abnormal Tau phosphorylation in the thorny excrescences of CA3 hippocampal neurons in patients with Alzheimer's disease. J Alzheimers Dis, 2011, 26(4): 683-698.

（中国人民解放军总医院：常　燕　徐白萱）

Case 2　阿尔茨海默病双示踪剂 PET 显像诊断

○ 简要病史

患者，57 岁，女性。因"进行性记忆力减退 6 年，加重 2 年，行为异常 6 个月"入院。患者 6 年前停经后出现记忆力减退，近事遗忘为主，远期记忆无显著下降。近 2 年症状加重，表现为不识家人、认路困难、说话明显减少。近 6 个月出现行为异常，目前生活不能自理。2019 年 10 月，外院 MRI 检查显示颞叶萎缩，脑积水。有高血压病史 10 年，现服药控制可。否认有相关家族史。门诊拟"痴呆待诊"收住入院。入院查体未见异常。MMSE 评分 2 分。

○ **实验室检查**

血常规、肝肾功能、电解质、脑脊液常规及生化检查均未见明显异常。

○ **影像学检查资料**

头颅 MR 平扫显示双侧额顶叶及侧脑室旁少许缺血梗死灶，脑萎缩。

^{18}F-AV45 PET/CT 图像见图 2-1。^{18}F-FDG PET/CT 图像见图 2-2。

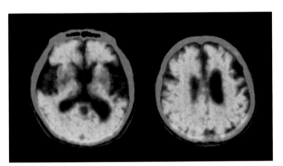

图 2-1

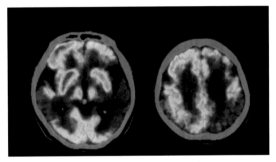

图 2-2

○ **影像解读**

大脑皮质弥漫性淀粉样蛋白异常沉积是阿尔茨海默病（AD）的典型病理改变之一，在疾病的早期即出现，特异性高。淀粉样蛋白 PET 显像阳性是目前诊断 AD 的重要支持性证据。本例 ^{18}F-AV45 PET/CT 图像（图 2-1）显示额叶、顶叶、颞叶皮质淀粉样蛋白异常沉积，符合 AD 脑内淀粉样蛋白异常沉积模式。

脑葡萄糖代谢减低可以反映神经元变性和损伤，属于 AD 病程进展中的下游病变。典型的异常低代谢脑区常为颞顶叶皮质、后扣带回。随着疾病的进展，额叶皮质也可出现低代谢，进展到疾病晚期，全脑皮质可弥漫性代谢减低。本例 ^{18}F-FDG PET/CT 图像（图 2-2）显示左侧额叶、双侧顶叶及颞叶 ^{18}F-FDG 代谢减低，左侧基底节、左侧丘脑代谢减低，符合 AD 脑葡萄糖异常代谢模式。

○ **最终诊断**

AD。

○ **诊断要点与鉴别诊断**

患者为中老年女性，慢性病程，进行性记忆力减退 6 年，伴日常生活能力下降。脑葡萄糖代谢 PET/CT 显像显示额叶、顶叶、颞叶代谢减低。淀粉样蛋白 PET/CT 显像显示大脑皮质弥漫性淀粉样蛋白异常沉积。

鉴别诊断：（1）正常压力性脑积水。支持点：中老年女性，有高血压病史，主要表现为认知功能下降，外院 MRI 提示脑积水。不支持点：外院脑脊液放液及腰大池引流术后无明显好转。脑葡萄糖代谢 PET/CT 显像显示额叶、顶叶、颞叶代谢减低。淀粉样蛋白 PET/CT 显像显示大脑皮质弥漫性淀粉样蛋白异常沉积。因此可排除。

（2）血管性痴呆。支持点：中老年女性，有高血压病史，主要表现为认知功能下降。淀粉样蛋白 PET/CT 显像显示大脑皮质弥漫性淀粉样蛋白异常沉积。不支持点：既往无脑血管疾病病史。头颅 MR 平扫显示双侧额顶叶及侧脑室旁少许缺血梗死灶，脑萎缩。脑葡萄糖代谢 PET/CT 显像显示额叶、顶叶、颞叶代谢减低。因此可排除。

（3）额颞叶痴呆。支持点：中老年女性，慢性病程，主要表现为认知功能下降，伴行为异常。脑葡萄糖代谢 PET/CT 显像显示额叶、顶叶、颞叶代谢减低。不支持点：淀粉样蛋白 PET/CT 显像显示大脑皮质弥漫性淀粉样蛋白异常沉积。因此可排除。

参考文献

[1] Braak H, Braak E. Neuropathological stageing of Alzheimer-related changes. Acta neuropathologica, 1991, 82(4): 239-259.

[2]Lin K J, Hsiao I T, Hsu J L, et al. Imaging characteristic of dual-phase (18)F-florbetapir (AV-45/Amyvid) PET for the concomitant detection of perfusion deficits and beta-amyloid deposition in Alzheimer's disease and mild cognitive impairment. Eur J Nucl Med Mol Imaging, 2016, 43(7): 1304-1314.

[3]Minoshima S, Frey K A, Koeppe R A, et al. A diagnostic approach in Alzheimer's disease using three-dimensional stereotactic surface projections of fluorine-18-FDG PET. J Nucl Med, 1995, 36(7): 1238-1248.

（复旦大学附属华山医院：管一晖）

Case 3　阿尔茨海默病 ^{18}F-FDG PET/CT 显像

○ 简要病史

患者，45 岁，女性。以近事记忆下降开始，记忆功能减退，进行性认知功能障碍 1 年余，计算能力下降，伴行为异常 3 个月余，尚可进行有效交流。另患者母亲 60 岁时、1 个妹妹 50 岁时均被诊断为阿尔茨海默病（AD），但均未行基因相关检查。

○ 实验室检查

血常规、大小便常规检查无异常，肝肾功能无明显异常，免疫五项、肿瘤标志物检查等均在正常范围。未行脑脊液检查。

○ 影像学检查资料

CT、MRI 检查考虑轻度脑萎缩，MRI 检查提示海马轻度萎缩，MRA 检查无异常。

^{18}F-FDG PET/CT 图像见图 3-1。

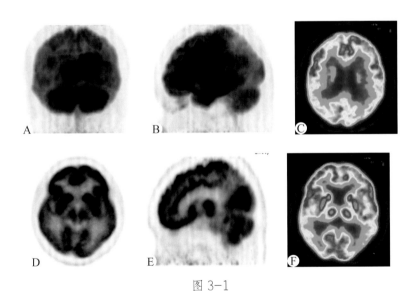

图 3-1

A. PET MIP 前位图像；B. MIP 右侧位图像；C. PET 伪彩横断位脑室体层面图像；
D. PET 横断位基底节层面图像；E. PET 旁正中矢状位图像；F. PET 伪彩横断位基底节层面图像

○ 影像解读

^{18}F-FDG PET/CT 图像（图 3-1）显示双侧顶叶、颞叶 ^{18}F-FDG 摄取明显减低，呈对

称性，额叶、枕叶、基底节、丘脑 ^{18}F-FDG 摄取未见明显异常，结合临床考虑 AD。

○ **最终诊断**

结合临床考虑 AD。

○ **诊断要点与鉴别诊断**

AD 是一种常见的神经系统变性疾病，起病多在 50～70 岁。AD 的发病率与年龄相关，年龄越大，发病率越高。在我国，近年来该病的发病率呈明显上升趋势。AD 发病隐匿，最先表现为记忆功能减退，且从近事记忆下降开始，而后逐渐出现其他认知功能障碍，最后表现为生活能力降低和精神行为异常。相关研究发现，早在临床症状出现前 10 余年，AD 脑病理变化就开始出现。当出现临床症状时，受损病变部位已不可逆。AD 的病理变化主要表现为受累区神经元减少，神经炎斑，神经元纤维缠结，颗粒空泡变性，细胞外淀粉样蛋白沉积。

不同的 PET 显像剂可从分子水平显示病变的不同病理改变。目前应用于 AD 显像的主要有以 ^{18}F-FDG 为代表的葡萄糖显像剂、以 ^{11}C- 匹兹堡复合物 B（^{11}C-PIB）为代表的 β 淀粉样蛋白显像剂（Aβ 显像剂）和 Tau 蛋白显像剂。^{18}F-FDG 目前应用最广，AD 患者病变部位的神经元减少，^{18}F-FDG 摄取也会明显减低。有研究显示，^{18}F-FDG 显像区分 AD 患者与健康者的灵敏度为 90%，特异度为 89%。AD 患者 ^{18}F-FDG PET/CT 显像的主要表现为颞叶、顶叶 ^{18}F-FDG 摄取减低，重症患者可累及额叶，病变呈逐渐发展过程，常最先累及颞顶叶移行部，后向上至楔前叶、顶上小叶，然后向顶叶前部、颞叶上部，最后可累及额叶。早期可不对称，中后期多呈对称性，基底节及丘脑、小脑不受累。本例表现为明显的顶叶、颞叶对称性 ^{18}F-FDG 摄取减低。

^{11}C-PIB 是目前临床应用较多且常作为首选的 Aβ 显像剂，它可通过血脑屏障与 Aβ 结合。目前认为轻度认知功能障碍（MCI）是脑老化与 AD 之间的过渡阶段，是 AD 的前驱期。部分 ^{11}C-PIB 显像阳性的患者可进展为 AD，故 ^{11}C-PIB 可作为 MCI 的首选显像剂并预测 AD，从而提前进行干预。目前，Tau 蛋白显像剂还处于研发之中，已应用于临床的其特异性较低。

尽管 AD 是老年最常见的痴呆病因，但在 PET 图像上需要与其他痴呆相鉴别，如额颞叶痴呆（FTD）、路易体痴呆（DLB）及血管性痴呆等。额颞叶痴呆发病年龄比 AD 早，临床特征是早期人格和行为改变，主要的语言变化是语义性痴呆和进行性非流利性失语；脑影像学表现多为不对称的额颞叶萎缩，常合并中脑萎缩呈喙状，病变部位 ^{18}F-FDG 摄取减低。路易体痴呆与帕金森病类似，但在出现帕金森病前一年或一年内有痴呆，认知和行为特征包括执行功能减退，注意力和空间视觉能力的异常，幻觉，抑郁和焦虑；脑 ^{18}F–FDG PET/CT 图像显示枕叶和后颞顶部代谢减低，后扣带皮质和内侧颞叶代谢正常。

参考文献

[1] Weiner M W, Veitch D P, Aisen P S, et al. The Alzheimer's disease neuroimaging initiative: a review of papers published since its inception. Alzheimers Dement, 2013, 9(5): e111-e194.

[2] Villemagne V L, Fodero-Tavoletti M T, Masters C L, et al. Tau imaging: early progress and future directions. Lancet Neurol, 2015, 14(1): 114-124.

[3] Caroli A, Prestia A, Chen K, et al. Summary metrics to assess Alzheimer disease-related hypometabolic pattern with ^{18}F-FDG PET: head to head comparison. J Nucl Med, 2012, 53(4): 592-600.

[4] Hatashita S, Yamasaki H. Diagnosed mild cognitive impairment due to Alzheimer's disease with PET biomarkers of beta amyloidand neuronal dysfunction. PloS One, 2013, 8(6): e66877.

（江西省人民医院：徐 荣）

Case 4 帕金森病多模态显像

○ 简要病史

患者，69岁，男性。因"行动迟缓伴双上肢静止性震颤4年，加重2年"就诊。主诉2015年7月无明显诱因出现四肢动作迟缓，表现为行走缓慢、步幅减小，扣纽扣、系鞋带等动作缓慢，伴双上肢静止性震颤，以双手为著，伴面部表情减少、大便干燥、便秘，程度较轻，同时有乏力、面具脸、全身不适等症状，未予以特殊治疗。2年前行动迟缓、乏力症状加重，同时出现肌张力增高，偶有轻度姿势性震颤。但患者仍可独立行走，未影响日常起居，未予以重视。2018年6月，患者行动迟缓逐渐加重，翻身、起坐均困难，且家属发现患者打鼾较前明显。肌电图检查显示"正常"，考虑"帕金森病"的可能性大。

○ **影像学检查资料**

多巴胺转运蛋白显像图像见图 4-1。多巴胺 D₂ 受体显像图像见图 4-2。脑葡萄糖代谢显像图像见图 4-3。

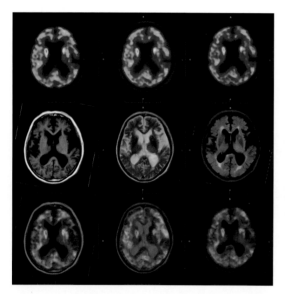

图 4-1

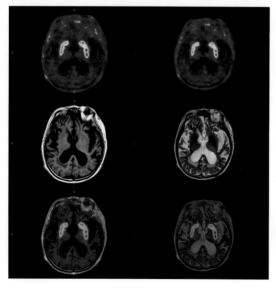

图 4-2

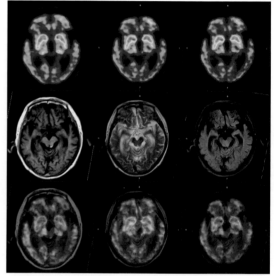

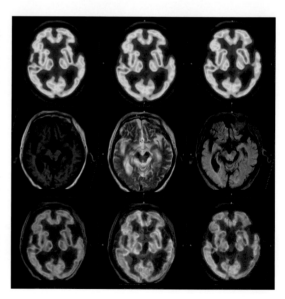

图 4-3

○ **影像解读**

注射 $^{11}C-\beta-CFT$ 后行脑部 PET/MR 显像（图 4-1），显示左侧尾状核放射性摄取较对侧减低，左侧壳核中后部放射性分布减低，提示多巴胺转运蛋白分布减低；双侧丘脑及小脑影显示尚可。

注射 $^{11}C-RAC$ 后行脑部 PET/MR 显像（图 4-2），显示双侧尾状核显影对称，双侧壳核放射性分布较尾状核增高，以左侧为著，提示双侧壳核多巴胺 D_2 受体水平上调。

注射 $^{18}F-FDG$ 后行脑部 PET/MR 显像（图 4-3），显示大脑形态如常，皮质各叶放射性分布均匀；皮质下各神经核团显影清晰，放射性分布对称。

同机 MRI 显示大脑灰质沟回明显增宽加深，脑室系统扩大，中线无移位，双侧大脑皮质下、半卵圆中心、侧脑室旁白质内多发长 T_1、长 T_2 信号。小脑显影如常，双侧小脑对称。

上述征象符合脑萎缩，脑内多发缺血灶。

○ **最终诊断**

根据患者年龄、临床症状、体征、多巴胺转运蛋白显像、多巴胺 D_2 受体显像及脑葡萄糖代谢显像结果，明确诊断为帕金森病。

○ **诊断要点与鉴别诊断**

帕金森病（PD）是一种以运动迟缓、静止性震颤、肌肉僵直及姿势步态异常等为主要临床表现的神经变性疾病，左旋多巴治疗有效。PD 的病理特征是黑质多巴胺神经元丢失，纹状体多巴胺减少和神经元内异常蛋白聚集路易小体的形成。目前发现 PD 的病理改变不仅仅局限于黑质致密带，而是累及全身广泛的神经系统。2003 年，德国 Braak H 将 PD 病理变化分为 6 期，PD 的发病是从延髓或嗅球向皮质发展的。PD 典型的运动症状发生在第 3 期后，临床诊断落后于病理诊断。目前 PD 的临床诊断主要依据 2015 年国际帕金森病与运动障碍学会的诊断标准，分为两个水平，包括临床确诊 PD 和临床很可能 PD。PD 诊断的先决条件是帕金森综合征的诊断，而诊断帕金森综合征又基于三个核心运动症状，其中运动迟缓是必备条件。突触前多巴胺能系统神经影像学检查结果正常首次出现在 PD 绝对排除标准中，强调了分子影像学检查在 PD 排除诊断中的重要性。

7.0T MRI 检查能够清晰显示 PD 患者黑质小体 -1 的成像缺失。动脉自旋标记灌注加权成像可存在顶枕叶后部、楔前叶、楔叶及额中回灌注减低。黑质超声也可用于辅助诊断 PD，异常黑质强回声增加提示老年人 PD 的发生风险明显增加。

$^{18}F-FDG$ PET 所提供的 PD 相关脑代谢网络模式（PDRP）是 PD 的影像类生物学标

志物，其产生与内侧苍白球神经元向丘脑投射神经元的病理性活动增加有关，丘脑接受来自豆状核的抑制性冲动增加而表现为代谢增强；中央前皮质的前额叶运动区以及顶枕部接受来自丘脑的兴奋性冲动减少而表现为代谢减低。因此，^{18}F-FDG PET 显像可作为 PD 诊断和鉴别诊断的良好生物学指标。

多巴胺转运体（DAT）是一种位于纹状体多巴胺能神经元突触前膜的膜转运蛋白，其主要功能是通过多巴胺神经元释放脉冲后，在突触空间重新摄取多巴胺来调节突触空间内多巴胺的浓度。DAT 功能或密度的改变与多巴胺能神经元数量的变化保持一致，因此是控制脑内多巴胺水平的重要环节因素。DAT 显像能够评价 DAT 的损害部位、密度及功能，并能对 PD 患者病情的严重程度进行分级。由于 PD 患者黑质纹状体多巴胺神经元的变性脱失伴随着突触前膜 DAT 数量及功能的下降，因此纹状体摄取显像剂的减少表明 PD 患者 DAT 功能减低。多巴胺转运蛋白显像剂（^{11}C-β-CFT）可以特异性地结合 DAT 来反映 PD 早期的病理改变，为分析 PD 患者脑内 DAT 分布信息及病情严重程度分级提供了重要的应用价值。有研究发现，DAT 功能减低区域主要位于尾状核及壳核，以壳核中后部为著，这提示 PD 的发展首先是在壳核中后部，然后是在壳核头及尾状核。在 ^{11}C-β-CFT PET 显像中，PD 患者若出现不对称的壳核后部代谢减缓，则应考虑有早期黑质纹状体通路损害。^{11}C-β-CFT PET 显像在结合视觉分析的同时，对 ^{11}C-β-CFT 摄取值进行分析测量，其结果是评估 PD 患者病情严重程度一个比较理想的指标。

^{11}C-RAC 是多巴胺 D_2 受体配体的一种拮抗剂，其与配体竞争性结合 D_2 受体，从而反映突触后膜 D_2 受体的功能。PET/MR 检查将 PET 的分子显像功能与 MR 的解剖成像功能相结合，克服了 CT 对软组织成像能力的不足，也在一定程度上减少了 PET/CT 检查带来的放射性损伤，其临床应用价值正日益受到关注。

目前，α-突触核蛋白是相关研究的热点之一，相比于 DAT 显像，它可以更准确地进行早期 PD 的诊断。

当前，PD 的诊断主要依靠临床症状、病史及体征，而多模态神经影像学在 PD 的研究机制、早期诊断、病程分析、疗效判断及鉴别诊断中发挥着重要作用。DAT 显像可用于震颤类疾病的鉴别，而 FDG 及 DAT 联合显像可用于 PD 及帕金森叠加综合征的鉴别。

参考文献

[1] Rinne J O, Ruottinen H, Bergman J, et al. Usefulness of a dopamine transporter PET ligand [^{18}F]beta-CFT in assessing disability in Parkinson's disease. J Neurol Neurosurg

Psychiatry, 1999, 67(6): 737-741.

[2] Nurmi E, Ruottinen H M, Bergnmn J, et al. Rate of progression in Parkinson's disease: a 6-[18F]fluoro-*L*-dopa PET study. Mov Disord, 2001, 16(4): 608-615.

[3] 房学梅. Micro PET/CT 脑显像评价左旋多巴、姜黄素治疗鼠帕金森病的疗效及对比研究. 石家庄: 河北医科大学, 2013.

[4] 吴平, 林春颖, 张慧玮, 等. 基于 18F-FDG PET 显像建立帕金森病脑代谢网络模式. 中华核医学与分子影像杂志, 2013, 33(4): 275-278.

（中国人民解放军总医院：常　燕　徐白萱）

Case 5　帕金森病双示踪剂 PET 显像诊断

○ **简要病史**

患者，62岁，女性。因"左侧下肢无力2年余，加重伴左侧上下肢抖动3个月"入院，初步诊断为"帕金森综合征"。入院查体可见眼球运动速度减慢；静止时左侧上下肢抖动，左上肢快复动作减慢；行走时左侧上肢连带动作受限，左侧上下肢肌张力轻度增高；余未见异常。

○ **实验室检查**

血常规、肝肾功能、电解质、脑脊液常规及生化检查均未见明显异常。

○ **影像学检查资料**

18F-DTBZ PET/CT 图像见图 5-1。18F-FDG PET /CT 图像见图 5-2。

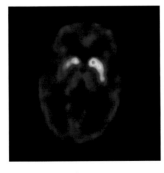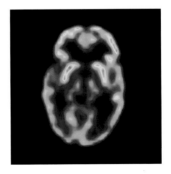

图 5-1　　　　　　　　　图 5-2

○ **影像解读**

^{18}F-DTBZ PET/CT 图像显示双侧尾状核及双侧壳核多巴胺囊泡转运体分布减少，以右侧明显（图 5-1）。

^{18}F-FDG PET/CT 图像显示双侧壳核代谢增高（图 5-2）。

○ **最终诊断**

帕金森病。

○ **诊断要点与鉴别诊断**

患者为中老年女性，慢性病程，左侧肢体动作减慢，伴静止性震颤和肌张力增高。多巴胺囊泡转运体 PET/CT 显像显示多巴胺水平减低；脑葡萄糖代谢 PET/CT 显像显示双侧壳核代谢增高。

鉴别诊断：（1）特发性震颤。支持点：慢性病程，左侧上下肢抖动。不支持点：多巴胺功能异常。特发性震颤无多巴胺功能受损，因此可排除。

（2）进行性核上性麻痹。支持点：中老年起病，慢性病程，运动障碍，多巴胺功能异常。不支持点：无核上性眼球运动障碍；无颈部肌张力增高、表情刻板、步态不稳、平衡障碍等锥体外系症状，无构音障碍、吞咽困难等假性延髓麻痹症状；^{18}F-FDG PET 显像显示双侧壳核代谢增高。进行性核上性麻痹 ^{18}F-FDG PET 显像的关键特征为脑干（中脑）代谢减低，额叶皮质中线部位代谢减低，且无多系统萎缩或者皮质基底节异常代谢特征。支持性特征为双侧运动皮质、顶叶代谢增高，双侧丘脑内侧、尾状核代谢减低，因此可排除。

（3）多系统萎缩（MSA）P 型。支持点：慢性病程，运动障碍，多巴胺功能异常。不支持点：无自主神经功能障碍。^{18}F-FDG PET 显像显示双侧壳核代谢增高。多系统萎缩 ^{18}F-FDG PET 显像的关键特征为双侧壳核低代谢，小脑低代谢。支持特征为双侧额叶和上顶叶皮质高代谢，双侧丘脑高代谢，脑干（脑桥）低代谢，因此可排除。

参考文献

[1] 罗蔚锋，包仕尧，吴锦昌，等. 多巴胺转运体显像对特发性震颤与早期帕金森病的鉴别诊断价值. 中国临床神经科学，2001, 9(4): 359-361.

[2] 李玲，吴平，邬剑军，等. 多巴胺转运体 PET 显像对帕金森病和进行性核上性麻痹的鉴别诊断价值研究. 中国临床神经科学，2018, 26(3): 262-268.

[3] 张玮珊，蒋承峰，吴平，等. ^{11}C-CFT PET 显像评价帕金森病与多系统萎缩 P 型患者

脑内多巴胺转运体分布特点的研究 . 中国临床神经科学 , 2017, 25(6): 652-658.

[4] 李玲 , 吴平 , 徐蒨 , 等 . ^{18}F-FDG PET 显像单病例统计参数图分析在帕金森综合征中的鉴别诊断价值 . 中华核医学与分子影像杂志 , 2019, 39 (6): 331-336.

[5] 左传涛 , 葛璟洁 , 蒋承峰 , 等 . ^{18}F-FDG PET 脑显像对帕金森病诊断及鉴别诊断价值的再认识 . 中华核医学与分子影像杂志 , 2019, 39 (6): 321-324.

（复旦大学附属华山医院：管一晖）

Case 6 多系统萎缩多模态显像

○ 简要病史

患者，67 岁，男性。因"进行性动作迟缓 22 个月，尿失禁 7 个月余"就诊。自诉 2017 年 7 月无明显诱因出现四肢动作迟缓，表现为行走缓慢、步幅减小，扣纽扣、系鞋带等动作缓慢，伴面部表情减少、大便干燥，无肢体静止性震颤，无嗅觉异常，偶有轻度姿势性震颤（在端盘子等物品时易出现）。患者仍可独立行走，生活不受影响，未予重视。2018 年 6 月，患者行动迟缓逐渐加重，翻身、起坐均困难，且家属发现患者打鼾较前明显。肌电图检查显示"正常"，考虑"帕金森病"。给予多巴丝肼、普拉克索、艾地苯醌治疗，症状缓解。随后调整多巴丝肼用量，患者间断出现头晕，表现为站立时明显，坐下后缓解，并间断出现双下肢抖动（慢频、大幅度），有灼烧感，夜间明显，下床活动后缓解，予以维生素 B_1、甲钴胺治疗后好转。2018 年 10 月，患者出现尿急、尿失禁（每天 1 ～ 2 次）、夜尿增多（每晚 4 ～ 5 次），大便干燥加重且排便费力，体位性头晕症状加重。2019 年 3 月，调整用药普拉克索、多巴丝肼、舍曲林治疗；4 月停用普拉克索。目前，患者仍有大便干燥、便秘，尿失禁症状较前缓解，2 ～ 3 天出现 1 次；睡眠较差，多梦、易醒。病程中无吞咽困难、饮水呛咳和睡眠行为异常，无记忆力减退、幻听、幻视等症状。

○ 影像学检查资料

多巴胺转运蛋白显像图像见图 6-1。多巴胺 D_2 受体显像图像见图 6-2。全脑葡萄糖代谢显像图像见图 6-3。

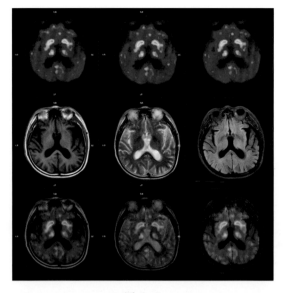

图 6-1

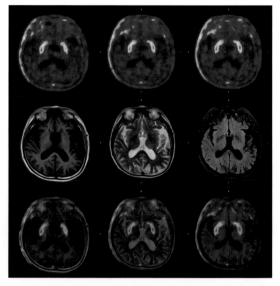

图 6-2

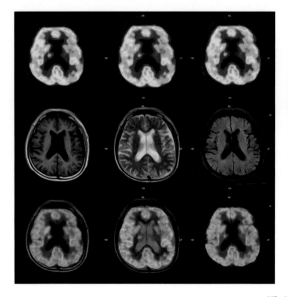

图 6-3

○ **影像解读**

　　静脉注射 ¹¹C-β-CFT 后行脑部 PET/MR 显像（图 6-1），显示双侧尾状核体部及壳核放射性分布减低，提示多巴胺转运蛋白分布减低；双侧丘脑及小脑影显示尚可。

　　注射 ¹¹C-RAC 后行脑部 PET/MR 显像（图 6-2），可见双侧尾状核显示尚可；双侧壳核放射性分布增高，提示多巴胺 D_2 受体水平上调；双侧丘脑及小脑影显示尚可。

静脉注射 ^{18}F-FDG 60 分钟后行脑部 PET/MR 显像（图 6-3），显示大脑形态如常，皮质各叶放射性分布均匀；双侧尾状核及左侧壳核放射性摄取减低，提示葡萄糖代谢减低。

同机 MRI 显示大脑灰质沟回增宽加深，脑室扩大，中线无移位，侧脑室旁多发小长 T_1、长 T_2 信号，各种示踪剂均未见异常摄取。

○ **最终诊断**

根据患者年龄、临床症状、葡萄糖代谢显像、多巴胺转运蛋白显像及多巴胺 D_2 受体显像结果，支持 MSA-P 型诊断。

○ **诊断要点与鉴别诊断**

多系统萎缩（MSA）是一种快速进展的运动不能 - 僵人综合征，其特征是进行性自主神经功能障碍（常见直立性低血压），伴帕金森样症状、小脑性共济失调症状及锥体束征等。病理特征是存在以异常折叠 α- 突触核蛋白为主要成分的胶质细胞包涵体。其发病机制尚不明确，而少突胶质细胞 α- 突触核蛋白聚集和线粒体功能障碍等可能是 MSA 相关病理生理的关键因素。

目前临床上将 MSA 分为 2 个亚型：以帕金森样症状为主的 MSA-P 型和以小脑性共济失调症状为主的 MSA-C 型。MSA-P 型以运动迟缓为主要表现，伴肌强直、震颤或姿势不稳，但 PD 的搓丸样震颤少见。MSA-C 型以小脑性共济失调症状为主，主要表现为步态共济失调、言语改变伴小脑性构音障碍、肢体共济失调或小脑性眼动障碍，晚期可出现自发性诱发性眼震，另常伴有不同程度的排尿困难、体位性低血压、性功能障碍、肌张力增高等多系统损害表现。

在头颅 MRI 中，MSA 患者可出现壳核、小脑中脚、脑桥萎缩并伴有第四脑室扩大，T_2WI 序列脑桥水平的十字形高信号（"十字征"）、壳核尾部低信号伴外侧缘裂隙状高信号（"裂隙征"）为 MSA 相对特异的影像学表现。有研究发现，出现双侧壳核"裂隙征"的 MSA 患者易转归为 MSA-P 型，而以脑桥"十字征"为主要特征的 MSA 患者大多易进展至 MSA-C 型。

王瑞民等研究 MSA 和 PD 患者头部多模态正电子成像的特点，发现 MSA 及 PD 患者的 DAT 显像均显示双侧壳核放射性分布降低，这是由于 MSA 的发病机制及成像表现与 PD 基本一致，因此单纯地依靠 DAT 显像难以鉴别 MSA 与 PD。^{11}C-RAC 是一种多巴胺 D_2 受体配体的拮抗剂，其与配体竞争性结合 D_2 受体，从而反映突触后膜 D_2 受体的功能。^{11}C–RAC PET/CT 显像研究结果显示 MSA 患者双侧壳核放射性分布降低，而 PD 患者的壳核放射性分布无明显变化。^{18}F–FDG PET/CT 显像显示 MSA 患者的减低区主要为双侧小脑、壳核及部分额颞叶，PD 患者则表现为扣带回代谢减低。因此，联合应用多模态显像技术可极大程度提高 MSA 诊断的准确率。

杨晖等通过 ^{11}C–β–CFT PET/CT 显像研究 PD 与 MSA 患者纹状体多巴胺能神经元退变情况，发现两者均表现为双侧尾状核、壳核代谢减低，但左右侧核团受累的程度不同，具有一定的鉴别诊断价值。

参考文献

[1] Graham J G, Oppenheimer D R. Orthostatic hypotension and nicotine sensitivity in a case of multiple system atrophy. J Neurol Neurosurg Psychiatry, 1969, 32(1): 28-34.

[2] Gilman S, Wenning G K, Low P A, et al. Second consensus statement on the diagnosis of multiple system atrophy. Neurol, 2008, 71(9): 670-676.

[3] Kollensperger M, Geser F, Ndayisap JP, et al. Presentation, diagnosis, and management of multiple system atrophy in Europe: final analysis of the European multiple system atrophy registry. Mov Disord, 2010, 25(15): 2604-2612.

[4] Peeraully T. Multiple system atrophy. Semin Neurol, 2014, 34(2): 174-181.

[5] Seppi K, Schocke M F H, Wenning G K, et al. How to diagnose MSA early: the role of magnetic resonance imaging. Journal of Neural Transmission, 2005, 112(12): 1625-1634.

[6] Brooks D J, Seppi K, Msa N W G O. Proposed neuroimaging criteria for the diagnosis of multiple system atrophy. Mov Disord, 2010, 24(7): 949-964.

[7] Horimoto Y, Aiba I, Yasuda T, et al. Longitudinal MRI study of multiple system atrophy–when do the findings appear, and what is the course. Journal of Neurology, 2002, 249(7): 847-854.

[8] 孙占芳, 江泓, 唐北沙. 多系统萎缩研究新进展. 中国神经精神疾病杂志, 2010, 36(10): 635-637.

[9] 王瑞民, 郭喆, 杨晖, 等. 帕金森病与多系统萎缩患者多模态正电子成像统计参数图对比分析. 中华神经科杂志, 2017, 50(7): 501-505.

[10] 杨晖, 沈智辉, 徐白萱. ^{11}C-CFT PET/CT 显像鉴别多系统萎缩与帕金森病的价值. 中国医学影像学杂志, 2017, 25(5): 349-353.

（中国人民解放军总医院：常　燕　徐白萱）

Case 7　胚胎发育不良性神经上皮瘤

○ **简要病史**

患者，22个月，女性。发现双上肢震颤20天（发作30余次），发作时神情呆滞，发作间期无明显异常，无发热，二便无殊。外院MRI检查提示"右侧额叶异常信号灶，注射对比剂后无异常对比强化"。10天后复查，提示"右额叶病灶大致相仿，SWI序列未见异常静脉和出血灶"。

○ **实验室检查**

脑电图提示"异常小儿脑电图：右侧半球较多δ活动，右侧额区尤著；癫痫样放电（右中颞区）——清醒和睡眠中。"自诉血液和脑脊液穿刺结果均为阴性。

○ **影像学检查资料**

^{18}F-FDG PET/MR图像见图7-1—图7-4。

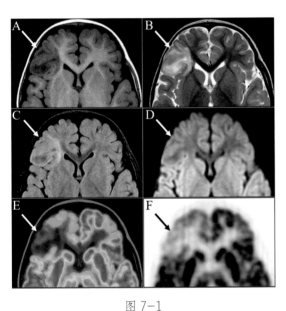

图7-1

A. T$_1$WI图像；B. T$_2$WI图像；C. T$_2$ FLAIR
图像；D. DWI图像；E. PET/MR融合图像；
F. PET图像

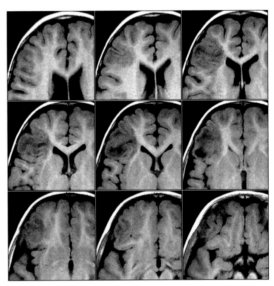

图7-2

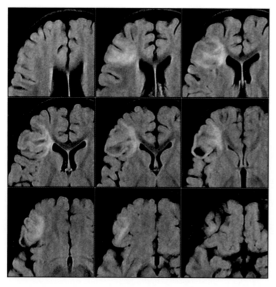

图 7-3

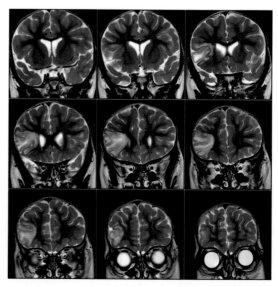

图 7-4

○ **影像解读**

^{18}F-FDG PET/MR 图像（图 7-1—图 7-4）显示：右侧额叶楔形异常信号灶，尖端指向脑室，呈不均匀稍长 T_1、稍长 T_2 信号，DWI 上信号略低，累及范围约 3.3cm×3.2cm，边界尚清，无明显包膜，其内信号不均，可见少量囊状液体信号；病灶主要累及脑白质，周围皮质变薄，^{18}F-FDG 代谢较周围及对侧脑组织减低（图 7-1E、F）。

○ **最终诊断**

患儿行右额叶病灶切除，术后恢复良好，癫痫症状消失。

术后病理示：胚胎发育不良性神经上皮瘤（复杂型），WHO Ⅰ级。

○ **诊断要点与鉴别诊断**

胚胎发育不良性神经上皮肿瘤（DNT 或 DNET）是中枢神经系统一种极为少见的良性肿瘤，1988 年由 Aumas-Duport 等提出。在 2007 年 WHO 脑肿瘤组织学分类中，DNET 被归为神经元和混合神经元 - 神经胶质肿瘤类（neuronal and mixed neuronal-glial tumors），WHO 分级为 Ⅰ级。以往人们对 DNT 缺乏认识，因此 DNT 常被误诊为囊肿、低级别星形细胞瘤或炎性肉芽肿等。随着影像学技术的不断提高，DNET 受到了越来越多的关注。

DNET 属良性肿瘤，生长缓慢，以引起癫痫发作为特征。该肿瘤通常累及大脑皮质，主要累及颞叶，常伴皮质发育不良。DNET 在 CT 图像上表现为皮质及皮质下边界较清晰的低密度病灶，病灶常呈楔形，多数无强化，少数可有局灶性强化，可合并钙化及囊变，部分肿瘤可见局部颅骨受压变形。典型的 MR 图像表现为皮质上界限清楚的楔形病变，在 T_1WI 上呈低信号，T_2WI 上呈高信号。病变多位于脑表面，可呈脑回状，可见单个或多个囊状改变或分隔区，若合并钙化，则呈混杂性低信号。灶周一般无水肿或有轻度水肿，有时可见邻近发育不良的皮质。增强后一般无明显强化，少数病灶可有周边局限性强化。功能影像学对 DNET 诊断及治疗意义更大，DWI 上可见 DNET 病灶呈低信号改变，这对鉴别炎症和梗死有帮助。DNET 的 $^{18}F-FDG$ 和 $^{11}C-$ 蛋氨酸显像通常表现为低摄取，有文献报道部分伴有癫痫的患者可表现为 $^{18}F-FDG$ 摄取增高。本例患者影像学表现相对比较典型，最终诊断仍依赖于病理。

鉴别诊断：主要与胶质瘤、皮质发育不良、原始神经外胚层肿瘤（PNET）相鉴别。

参考文献

[1] 王辅林, 乔广宇, 桂秋萍, 等 . 胚胎发育不良性神经上皮瘤的影像学与临床病理特征 . 中华放射学杂志 , 2006, 40(1): 41-45.

[2] 张旭妃, 朱明旺, 杜铁桥, 等 . 胚胎发育不良性神经上皮肿瘤的 MRI 分型及影像表现 . 中华放射学杂志 , 2019, 53(5): 341-344.

[3] Sunwoo J S, Kim J S. Cerebellar dysembryoplastic neuroepithelial tumor: report of a case and review of the literature. Journal of Neurology, 2017, 264(11): 2318-2321.

[4] Lee D Y, Chung C K, Hwang Y S, et al. Dysembryoplastic neuroepithelial tumor: radiological findings (including PET, SPECT, and MRS) and surgical strategy. Journal of Neuro-Oncology, 2000, 47(2): 167-174.

[5] Rosenberg D S, Demarquay G, Jouvet A, et al. [^{11}C]-methionine PET: dysembryoplastic neuroepithelial tumours compared with other epileptogenic brain neoplasms. Journal of Neurology, Neurosurgery & Psychiatry, 2005, 76(12): 1686-1692.

[6] Maehara T, Nariai T, Arai N, et al. Usefulness of [^{11}C]methionine PET in the diagnosis of dysembryoplastic neuroepithelial tumor with temporal lobe epilepsy. Epilepsia, 2004, 45(1): 41-45.

[7] Patira R, Nathan C, Zubkov S, et al. Occipital dysembryoplastic neuroepithelial tumor presenting as adult-onset temporal epilepsy. Epilepsy & Behavior Case Reports, 2017, 8: 92-95.

（杭州全景医学影像诊断中心：许远帆）

Case 8 自身免疫性脑炎——抗 LGI1 抗体相关脑炎

○ **简要病史**

患者，56 岁，男性。因"记忆异常 5 天，发作性抽搐 4 天，伴精神异常 3 天"入院。患者抽搐发作时表现为呼之不应答，双眼及牙关紧闭，面色苍白，头后仰，双上肢屈曲僵硬、双手握拳抖动，持续 10 分钟左右缓解，缓解后意识逐渐转清，立即于当地医院急诊。行头颅 CT 检查未见明显异常，考虑癫痫，故予以住院。住院后，患者不识家人，胡言乱语，四肢不自主间断性抽动，烦躁不安。为进一步治疗，转至浙江大学医学院附属第二医院就诊。

○ **实验室检查**

空腹血糖浓度在 12mmol/L 左右，口服降糖药控制血糖水平。

甲状腺功能正常，抗体水平和肿瘤标志物均在正常范围。

血清：LGI1 抗体＝ 1 ： 100，脑脊液：LGI1 抗体＝ 1 ： 3.2。

○ **影像学检查资料**

脑部 MR 图像见图 8-1。^{18}F-FDG PET/CT 图像见图 8-2。

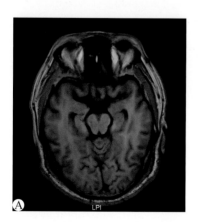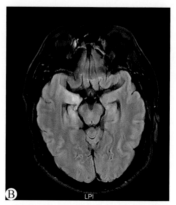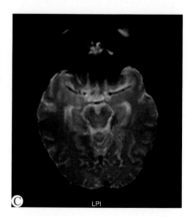

图 8-1

A. T$_1$WI 图像；B. FLAIR 图像；C. T$_2$WI 图像

○ **影像解读**

头颅 MR 图像显示右侧海马区 T$_1$WI 未见异常信号（图 8-1A），FLAIR（图 8-1B）

及 T$_2$WI（图 8-1C）见可疑异常高信号。

^{18}F-FDG PET/CT 图像（图 8-2）显示右颞叶内侧葡萄糖代谢异常增高，SUV$_{max}$ = 8.1，全身其他部位未见明显异常葡萄糖代谢增高灶。

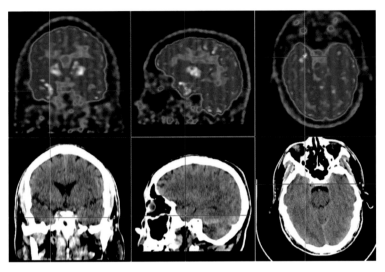

图 8-2

○ **最终诊断**

（1）抗富亮氨酸胶质瘤失活蛋白 1（LGI1）抗体相关脑炎。

（2）糖尿病。

○ **诊断要点与鉴别诊断**

脑炎是由脑实质的弥漫性或多发性炎性病变导致的一种神经功能障碍。自身免疫性脑炎（AE）是一类由自身免疫机制介导的脑炎，目前占脑炎病例的 10%～20%，其中以抗 N- 甲基 -D- 天冬氨酸受体（NMDAR）脑炎最为常见，其次为抗 LGI1 抗体相关脑炎与抗 γ- 氨基丁酸 B 型受体（GABA$_B$R）抗体相关脑炎等。临床上，抗 NMDAR 抗体相关脑炎常表现为症状多样且全面的弥漫性脑炎。而抗 LGI1 抗体、抗 GABA$_B$R 抗体与抗 α- 氨基 -3- 羟基 -5- 甲基 -4- 异唑丙酸受体（AMPAR）抗体相关的脑炎主要累及边缘系统。AE 的诊断需要结合患者的临床表现、脑脊液检查、神经影像学和脑电图检查等结果。已有文献指出 ^{18}F-FDG PET 显像在自身免疫性脑炎（包括抗 LGI1 抗体脑炎）临床诊断中的重要性，但抗神经元抗体阳性仍然是确诊的主要依据。

抗 LGI1 抗体相关脑炎多见于中老年人，男性多于女性。临床急性或者亚急性起病，进行性加重，这与本例患者相符，最后确诊依靠血清和（或）脑脊液抗 LGI1 抗体阳性。

有文献报道，对抗 LGI1 抗体相关脑炎患者治疗前后的 ^{18}F–FDG PET/CT 检查系列结果进行分析发现，在疾病活动状态下，双侧边缘系统 ^{18}F–FDG 摄取显著增高，临床改善后降低，并最终恢复正常。因此，人们提出 ^{18}F–FDG PET/CT 检查可用于评估脑炎的治疗反应。

鉴别诊断：（1）桥本脑病。桥本脑病可表现为智能异常、精神行为异常等，可见甲状腺功能异常、抗体异常，完善相关检查后可明确排除。

（2）脑梗死。脑梗死患者急性起病，既往有糖尿病病史。但本例患者头颅 MRI 检查未见明确梗死灶，故不考虑。

参考文献

[1] 中华医学会神经病学分会. 中国自身免疫性脑炎诊治专家共识. 中华神经科杂志，2017, 50(2): 91-98.

[2] Morbelli S, Arbizu J, Booij J, et al. The need of standardization and of large clinical studies in an emerging indication of [^{18}F] FDG PET: the autoimmune encephalitis. Eur J Nucl Med Mol Imaging, 2017, 44 (3): 353-357.

[3] Park S, Choi H, Cheon G J, et al. ^{18}F-FDG PET/CT in anti-LGI1 encephalitis: initial and follow-up findings. Clin Nucl Med, 2015, 40(2): 156-158.

[4] Solnes L B, Jones K M, Rowe S P, et al. Diagnostic value of ^{18}F-FDG PET/CT versus MRI in the setting of antibody-specific autoimmune encephalitis. J Nucl Med, 2017, 58(8): 1307-1313.

（浙江大学医学院附属第二医院：张　莺）

Case 9　抗 N- 甲基 -D- 天冬氨酸受体脑炎

○ 简要病史

患者，21 岁，男性。因"精神行为异常、记忆下降伴肢体抽搐 1 个月"入院。患者 1 个月前突发精神、行为异常，表现为幻觉、怀疑自己不存在，伴有阵发性反应迟钝，意识模糊无法交流，至当地医院就诊。住院期间出现肢体抽搐及烦躁不安，口周反复吸吮样动作，考虑"病毒性脑炎"，给予抗病毒、脱水治疗，效果不佳，后转入复旦大学附属华山医院。入院后，行头颅 MRI 检查未见明显异常。脑电图显示左侧半球大量慢波活动。

○ **实验室检查**

脑脊液常规及生化检查无明显异常，但血液和脑脊液 NMDAR 抗体均为阳性。

○ **影像学检查资料**

^{18}F-FDG PET/CT 图像见图 9-1。

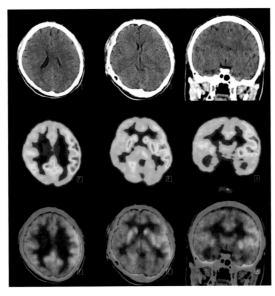

图 9-1

○ **影像解读**

^{18}F-FDG PET/CT 图像（图 9-1）显示左侧额叶、顶叶及颞叶皮质（部分累及左侧岛叶及左侧基底节区）弥漫性代谢明显增高，伴双侧枕叶代谢减低。

○ **最终诊断**

自身免疫性脑炎（NMDAR 抗体阳性）。

○ **诊断要点与鉴别诊断**

自身免疫性脑炎以抗 NMDAR 脑炎最为常见，其次为抗 LGI1 抗体相关脑炎与抗 $GABA_BR$ 抗体相关脑炎等。抗 NMDAR 脑炎常表现为症状多样且全面的弥漫性脑炎，诊断需要结合脑脊液检查、神经影像学和脑电图检查等结果。^{18}F-FDG PET 显像在自身免疫性脑炎的鉴别诊断中有较重要作用，但抗神经元抗体阳性目前仍然是确诊的主要依据。

鉴别诊断：病毒性脑炎、边缘性脑炎等。

参考文献

[1] 中华医学会神经病学分会 . 中国自身免疫性脑炎诊治专家共识 . 中华神经科杂志，2017, 50(2): 91-98.

[2] Dalmau J, Graus F. Antibody-mediated encephalitis. N Engl J Med, 2018, 378(9): 840-851.

[3] Leypoldt F, Buchert R, Kleiter I, et al. Fluorodeoxyglucose positron emission tomography in anti-*N*-methyl-*D*-aspartate receptor encephalitis: distinct pattern of disease. J Neurol Neurosurg Psychiatry, 2012, 83(7): 681-686.

（复旦大学附属华山医院：张慧玮　管一晖）

Case 10　脑胶质瘤 ^{18}F-FET 及 ^{18}F-FDG 联合 PET/CT 显像

○ 简要病史

患者，33 岁，女性。头晕 5 个月，视物重影 3 个月，饮水呛咳 1 个月。2019 年 2 月，患者无明显诱因感到头晕，无恶心、呕吐，无肢体无力等表现，遂至医院就诊。当地医院按照颈椎病变诊治，无明显好转。2019 年 4 月下旬，出现视物重影，并逐渐进展为右侧眼睛外展受限，并伴饮水呛咳。2019 年 8 月，出现左侧肢体乏力，偶有麻木，头晕伴头痛加重，复视较前加重，呛咳明显。

系统回顾无明显异常。

○ 实验室检查

2019 年 8 月 5 日，行血常规检查，其中白细胞计数 9.13×10^9/L，中性粒细胞绝对值 7.27×10^9/L（↑），中性粒细胞占比 79.7%（↑），淋巴细胞占比 15.3%（↓）。

2019 年 8 月 7 日，行血糖检测（干式法），血糖浓度为 6.3mmol/L（↑）。

余无明显异常。

○ 影像学检查资料

^{18}F-FET PET/CT 显像横断面、矢状面、冠状面图像见图 10-1。^{18}F-FDG PET/CT 显像横断面、矢状面、冠状面图像见图 10-2。

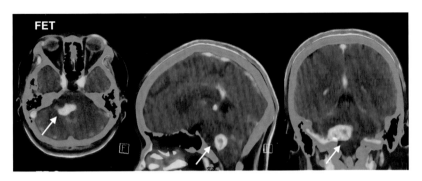

图 10-1

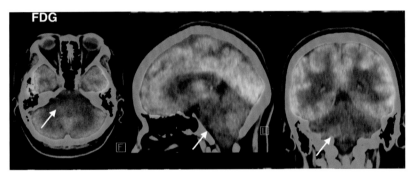

图 10-2

○ **影像解读**

脑部 ^{18}F-FET PET/CT 显像（图 10-1）显示：大脑各部显像清晰，CT 示脑干右背侧混杂密度影，PET 示其放射性摄取异常增高，$SUV_{max} = 4.4$（T/N = 3.38），摄取范围约 2.7cm × 1.5cm；余颅内呈本底样放射性分布，$SUV_{max} = 1.3$，未见明显放射性摄取异常增高灶。

脑部 ^{18}F-FDG PET/CT 显像（图 10-2）显示：脑干低密度灶未见 ^{18}F-FDG 代谢异常增高，结合病史，考虑颅内原发低代谢病变。体部 PET 显像未见 ^{18}F-FDG 代谢明显异常增高灶。

○ **最终诊断**

行立体定向穿刺活检。①巨检：灰白脑样组织 1cm × 1cm × 0.5cm。②镜检：卵圆核瘤细胞弥漫分布，突触纤细，核分裂象易见，核略异型，血管内皮轻度增生。

免疫组化结果：GFAP（＋），Olig-2（＋），P53（＋），ATRX（＋），IDH1（－），NeuN（－），Ki-67（30%＋），H3K27M（＋），CIC（＋），FUBP1（＋），BRAF

V600E（－）。

最终诊断：（脑干）弥漫性中线胶质瘤，H3K27M 突变型，WHO Ⅳ级。

○ **诊断要点与鉴别诊断**

诊断要点：患者为年轻女性，是胶质瘤的好发年龄段，出现与脑干占位相匹配的神经系统症状。葡萄糖代谢全身显像体部无其他阳性发现，提示颅内原发单发病灶。CT检查显示脑干略低密度影，葡萄糖代谢未见明显放射性摄取增高，^{18}F-FET 代谢明显增高，提示该病灶为脑肿瘤性病变。胶质瘤为脑内常见的原发肿瘤之一，因此首先考虑。胶质瘤氨基酸显像通常表现为放射性摄取增高。

^{18}F-FDG PET 在脑胶质瘤的诊断、分级、鉴别复发与假性进展中有广泛应用。但 ^{18}F-FDG PET 在诊断胶质瘤方面存在不足：①由于正常脑组织与低级别胶质瘤的 ^{18}F-FDG 摄取值差异不大，使 ^{18}F-FDG PET 在低级别胶质瘤成像中敏感性不高；②因为 ^{18}F-FDG 摄取增高在炎性占位中也可被观察到，所以 ^{18}F-FDG 摄取增高无特异性；③ ^{18}F-FDG 在灰质中有较高的摄取，故很难显示肿瘤确切的边界以及侵入正常细胞的肿瘤部分。^{18}F-FDG PET 的局限性使其在低级别胶质瘤诊断中的临床应用价值受限。

为了弥补糖代谢显影剂 ^{18}F-FDG PET 的不足之处，以氨基酸代谢为基础的示踪剂被用于颅内病灶 PET 诊断。细胞增殖和蛋白质合成有着密切关系，而氨基酸是蛋白质合成的重要底物，因此氨基酸的跨膜运输也是表达细胞增殖的一个重要特征，氨基酸跨膜运输和糖代谢升高一样被发现与早期致癌作用密切相关。此外，由于氨基酸在正常脑组织中的吸收偏低，核素标记的氨基酸在肿瘤组织与正常脑组织之间的对比性优于 ^{18}F-FDG PET 显像。

本例为 WHO Ⅳ级的高级别胶质瘤，高级别胶质瘤的葡萄糖代谢 PET 显像可表现为阳性，本例患者仍表现为 ^{18}F-FDG 代谢阴性。

鉴别诊断：（1）转移瘤。患者行全身 ^{18}F-FDG PET/CT 检查，无阳性发现，并且患者无其他肿瘤病史，因此不首先考虑转移瘤。

（2）中枢系统淋巴瘤。中枢系统淋巴瘤是原发于颅内的淋巴瘤，通常表现为脑葡萄糖代谢明显增高，且多位于脑中心附近。本例患者病灶累及脑干，位于脑中心，但葡萄糖代谢显像为阴性，不支持淋巴瘤的诊断。

（3）中枢系统感染。患者为年轻女性，隐匿性感染可能累及中枢系统而出现相关神经系统症状，并且部分中枢感染灶可表现为葡萄糖代谢阳性。但本例患者葡萄糖代谢为阴性，而 ^{18}F-FET 显像为阳性，不支持感染的诊断。

参考文献

[1] 尼加提·库都来提, 姚成军, 邱天明, 等. 磁共振波谱和 [11]C- 蛋氨酸正电子发射显像联合检查在早期诊断幕上非强化胶质瘤中的应用. 中国临床神经科学, 2017, 25(3): 252-258.

[2] Kudulaiti N, Qiu T M, Lu J F, et al. Combination of magnetic resonance spectroscopy and ^{11}C-methionine positron emission tomography for the accurate diagnosis of non-enhancing supratentorial glioma. Korean J Radiol, 2019, 20(6): 967-975.

[3] Puranik A D, Boon M, Purandare N, et al. Utility of FET-PET in detecting high-gradegliomas presenting with equivocal MR imaging features. World J Nucl Med, 2019,18(3): 266-272.

（复旦大学附属华山医院：张慧玮　管一晖）

Case 11　蝶窦嗅神经母细胞瘤

○ **简要病史**

患者, 64 岁, 女性。双眼视力下降半月余。曾行节育术, 有乙肝病史, 否认其他病史。

○ **实验室检查**

血常规（ — ）, 尿常规（ — ）, 凝血常规（ — ）。CEA、CA19-9、SCCA（ — ）。EB 病毒抗体衣壳 CA 抗原 IgA（ + ）, EB 病毒抗体早期 EA 抗原 IgA（ — ）, EB 病毒 DNA（ — ）。

○ **影像学检查资料**

鼻旁窦 CT 图像见图 11-1。[18]F-FDG PET/CT 图像见图 11-2。

○ **影像解读**

CT 图像显示右蝶窦内见软组织密度肿块影（图 11-1, 箭头所指）, 增强后肿块呈轻度不均匀强化, CT 值约为 64HU, 邻近骨质吸收破坏。

^{18}F-FDG PET/CT 图像显示右蝶窦内见软组织密度肿块影填塞（图 11-2, 箭头所指）, 大小约 3.2cm × 2.2cm, 蝶窦左壁、下壁、后壁（斜坡）及蝶鞍下壁可见骨质吸收破坏, 肿块葡萄糖代谢增高, SUV_{max} 约为 10.0。

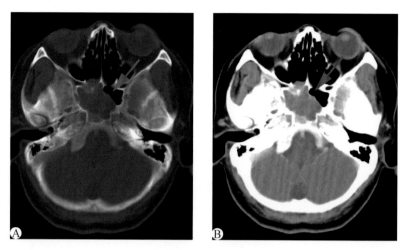

图 11-1

A.骨窗图像；B.CT 增强图像

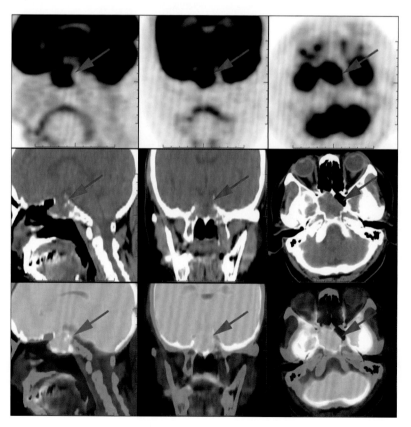

图 11-2

最终诊断

行鼻内镜下鼻腔鼻窦肿瘤切除术。术后病理（图 11-3）示：蝶窦肿物（HE 染色，40×）。

免疫组化结果：CK（＋），Vim（－），S-100（－），CgA（＋），Syn（＋），Ki-67（1%＋），PGP9.5（＋），NSE（＋），CD99（＋），Myogenin（－），SMA（－），Desmin（－），MelanA（－），HMB45（－），CD34（血管＋），GFAP（－），CAM5.2（－）。

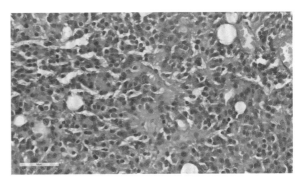

图 11-3

结合 HE 形态和免疫组化结果，符合嗅神经母细胞瘤。

诊断要点与鉴别诊断

诊断要点：①中老年，女性。②双眼视力下降半月余。③实验室检查肿瘤标志物均未见异常。④ CT 检查显示蝶窦内软组织密度肿块，增强后呈轻度不均匀强化，CT 值约为 64HU，邻近骨质吸收破坏。⑤ ^{18}F-FDG PET/CT 检查显示蝶窦内软组织密度肿块影填塞，邻近骨质吸收破坏，肿块葡萄糖代谢增高。

鉴别诊断：嗅神经母细胞瘤（ONB）的发病高峰年龄为 11～20 岁及 50～60 岁，起源于筛骨、筛板或鼻腔嗅区黏膜的嗅神经细胞，仅发生于蝶窦的病例较少见，一般认为是嗅神经上皮异位所致。ONB 早期可无明显症状，随着病变的进展，可出现涕中带血、鼻塞、进行性嗅觉丧失等临床表现。CT 图像表现为肿块密度较均匀，少数有钙化，增强扫描肿块强化明显，邻近骨质一般呈侵蚀性或膨胀性骨质破坏。有文献报道，蝶窦内嗅神经母细胞瘤的葡萄糖代谢明显增高。位于蝶窦内的嗅神经母细胞瘤一般需要与蝶窦癌相鉴别。蝶窦癌非常少见，常发生于中老年人，早期临床症状隐匿，类似鼻窦炎。CT 图像表现为肿块常不规则，密度不均匀，可伴有出血、囊变，少数可有钙化，边界不清，一般邻近骨质弥漫性破坏，广泛累及邻近结构。

参考文献

[1] 杨冠英，曹然．不典型嗅神经母细胞瘤的 MRI 诊断——附 3 例报告．罕少疾病杂志，2006, 13(1): 4-6, 9.

[2] Jannin A, Turpin A, Baillet C, et al. High ^{18}F-FDG avidity of low-grade esthesioneuroblast. Clin Nucl Med. 2018, 43(3): e101-e102.

[3] 卢光明 . 临床 CT 鉴别诊断学 . 南京 : 江苏科学技术出版社 , 2011.

（上海交通大学附属第一人民医院：刘长存　赵晋华）

Case 12　眼黑色素瘤

○ **简要病史**

患者，50 岁，女性。左肺上叶肺癌术后 1 个月余。左眼视力下降，发现左眼内占位。

○ **实验室检查**

肿瘤标志物阴性。

○ **影像学检查资料**

^{18}F-FDG PET/MR 图像见图 12-1。

○ **影像解读**

^{18}F-FDG PET/MR 图像（图 12-1）显示左眼球外上象限短 T_1、短 T_2 信号占位，宽基底，长径约 1.2cm，放射性摄取增高，$SUV_{max} = 3.4$。

○ **最终诊断**

左眼中间级别黑色素肿瘤细胞，局部有向恶性黑色素瘤进展趋势。

○ **诊断要点与鉴别诊断**

MR 信号特征与一般肿瘤信号相反，表现为短 T_1、短 T_2 信号，当病灶直径＜ 1cm 时，PET 检查显示葡萄糖代谢可轻度增高或与本底一致；当病灶直径≥ 1cm 时，PET 图像可表现为高代谢。

本例患者有肿瘤病史，发现左眼内占位，且葡萄糖代谢增高，首先考虑转移灶；但 MR 信号具有黑色素瘤特征，与转移灶不同，诊断时已考虑黑色素瘤可能。术后证实为黑色素瘤。

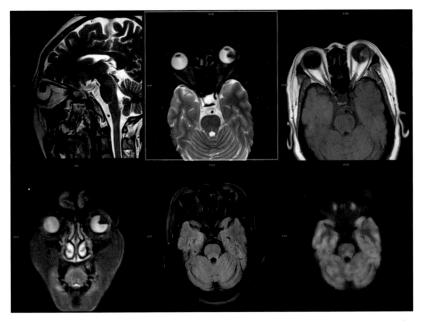

图 12-1

（空军军医大学附属唐都医院：魏龙晓）

Case 13　甲状旁腺腺瘤致甲状旁腺功能亢进症

○ **简要病史**

患者，54 岁，男性。因"全身骨痛半年余，加重 1 周"入院。外院行胸腹部 CT 检查，提示多发肋骨、左锁骨、胸腰椎骨质破坏，考虑转移性肿瘤可能。既往肾结石手术史，余无殊。

○ **实验室检查**

甲状旁腺素 973.6pg/ml（↑）（正常值为 15.0 ～ 65.0pg/ml）；碱性磷酸酶 755U/L（↑）（正常值为 35 ～ 135U/L）；血钙 2.96mmol/L（↑）（正常值为 2.10 ～ 2.60mmol/L），血磷 0.62mmol/L（↓）（正常值为 0.81 ～ 1.60mmol/L）。

○ **影像学检查资料**

超声检查显示甲状腺右叶下极背侧低回声结节（大小约 20.6mm×11.3mm），考虑甲状旁腺腺瘤。

^{18}F–FDG PET/CT 图像见图 13–1—图 13–4。

○ **影像解读**

图 13–1 和图 13–2 显示左锁骨、两侧部分肋骨、脊柱多椎体、左髂骨、左股骨上段等骨质破坏，葡萄糖代谢增高，SUV$_{max}$ = 17.1。图 13–3 显示甲状腺右侧叶后缘区可见直径约 10mm 的稍高密度小结节，葡萄糖代谢稍增高，SUV$_{max}$ = 2.9。图 13–4 显示双肾多发结石。

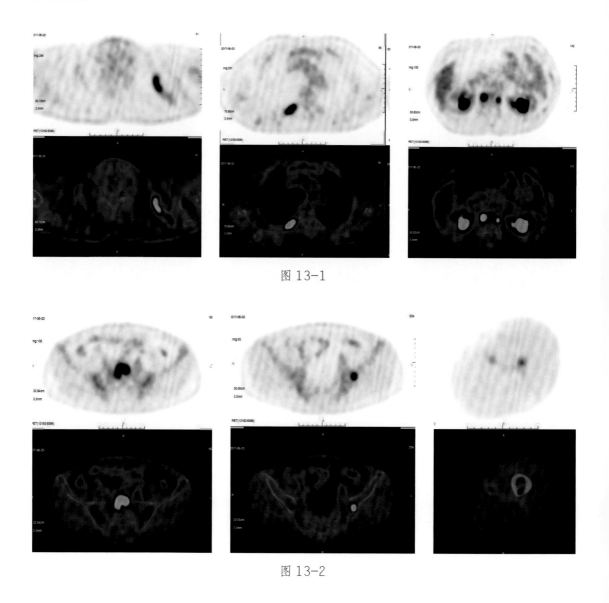

图 13–1

图 13–2

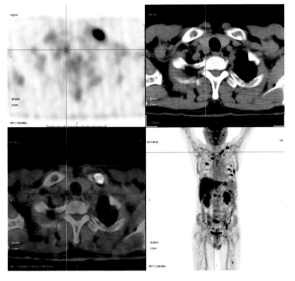

图 13-3

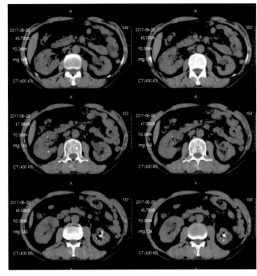

图 13-4

○ **最终诊断**

B 超定位下行"右侧甲状旁腺腺瘤射频消融术"，术中常规取病理组织送检，进一步证实甲状旁腺腺瘤。

预后：出院时血钙浓度为 2.2mmol/L，甲状旁腺素浓度为 26.6pg/ml；后期电话随访，诉全身骨痛明显好转。

○ **诊断要点与鉴别诊断**

当各种因素导致甲状旁腺功能亢进时，甲状旁腺激素（PTH）分泌过多就会引起钙、磷代谢紊乱，可累及多个器官和系统，严重时可发生骨病、骨折、泌尿系结石，甚至出现诸如"玻璃人"、高血钙危象等更为严重的并发症。

本病骨质破坏的特点是出现骨皮质脱钙变薄、骨皮质吸收、骨囊性改变（纤维囊性骨炎或棕色瘤）等表现，而纤维囊性骨炎或棕色瘤葡萄糖代谢增高，此时可发挥 PET/CT 一次性全身大视野成像优势，检出全身病变累及范围，指导临床后续诊疗决策。

本例提示我们日常工作中要重视收集和联系临床病史，并进行深入、合理的分析，如本例患者病史中所提及的既往肾结石手术史，结合此次双肾多发结石表现，说明此患者有反复肾结石的特点，然后考虑甲状旁腺功能亢进症可能。另外，一般情况下，甲状旁腺腺瘤的体积小，葡萄糖代谢稍增高，故易发生漏诊。

鉴别诊断：转移瘤、多发性骨髓瘤、代谢性骨病、骨结核。

参考文献

[1] 王丽娟，袁鹰. 原发性甲状旁腺功能亢进症 44 例临床分析. 青岛大学医学院学报，2016, 52(1): 83-84,88.

[2] 吴兆书，斯岩，金臻，等. 甲状旁腺功能亢进症术后 PTH 变化规律及其临床意义. 南京医科大学学报（自然科学版），2015, 35(6): 849-853.

[3] 李丽琴，王争明，李德鹏. 甲状旁腺腺瘤继发甲状旁腺功能亢进症 PET/CT 显像 1 例. 中国介入影像与治疗学，2010, 7(3): 300.

（杭州市肿瘤医院：沈小东　赵春雷）

Case 14　右锁骨上神经鞘瘤

○ **简要病史**

患者，36 岁，女性。发现右锁骨上淋巴结肿大 4 年，活动度可，伴隐痛不适，近一周增大。右乳 15 年前发现 12 点钟位置小结节，自诉无变化。有乙肝病史，否认其他病史。

○ **实验室检查**

CA153 11.20U/ml，CA125 9.50U/ml，CEA 1.03ng/ml，SCCA 0.60ng/ml。

血细胞分析（五分类）：嗜酸性粒细胞百分比为 0.40%，余均在正常范围内。

○ **影像学检查资料**

超声检查显示：右锁骨上区富血供结节（考虑病变淋巴结，淋巴结结核？恶性肿瘤？）。双侧乳腺病；右侧乳房实性结节（BI-RADS 3 类）。

乳腺摄影见图 14-1。^{18}F-FDG PET/CT 图像见图 14-2。

○ **影像解读**

乳腺摄影（图 14-1）显示：右乳中央区上方结节伴多发钙化［BI-RADS：4 类（恶性的可能性大于 2%，但小于 95%，建议活检）］。

^{18}F-FDG PET/CT 图像显示：右锁骨上见类圆形实性结

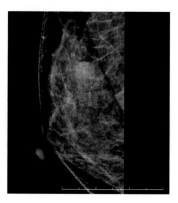

图 14-1

节，大小约 1.8cm×1.5cm，密度均匀，CT 值约为 17HU，SUV_{max} 约为 4.4（十字交叉）（图 14-2A），结合患者病史，首先考虑转移淋巴结的可能性大；同时右乳内上象限见稍低密度结节，大小约 1.2cm×1.0cm，葡萄糖代谢略增高，$SUV_{max}=2.0$（十字交叉）（图 14-2B）；C_7 右侧附件葡萄糖代谢轻度增高，SUV_{max} 约为 3.9（十字交叉）（图 14-2C）。

结合乳腺钼靶，考虑为 4 类结节，同时伴有右锁骨上 ^{18}F-FDG 代谢增高的淋巴结及颈椎的 ^{18}F-FDG 代谢增高灶，从一元论首先考虑右乳腺癌伴淋巴结转移及骨转移。但是，乳腺癌多见于双腋窝及内乳淋巴结转移，较少见直接转移至锁骨上淋巴结，且该结节边缘较光整，无分叶毛刺等征象。[18]F-FDG 轻度增高的乳腺结节除乳腺癌外，最常见的良性疾病为乳腺纤维腺瘤。锁骨上的富血供结节除淋巴结外，还要考虑神经源性肿瘤，如神经鞘瘤可能。

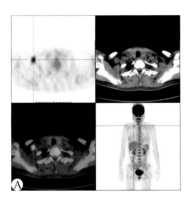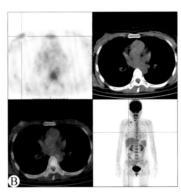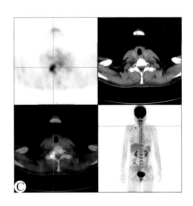

图 14-2

○ **最终诊断**

右锁骨上肿块穿刺病理：（右锁骨上肿块穿刺）涂片中见多量炎症细胞及少量短梭形细胞，梭形细胞核呈栅栏状排列。结合穿刺症状，倾向为神经源性肿块，神经鞘瘤的可能性大，需结合临床做出诊断。

右乳肿块穿刺病理：（右乳 12 点钟方向结节穿刺）涂片中见多量成片导管上皮细胞，细胞大小一致、排列规整，倾向为乳腺纤维腺瘤，注意随访。后行右乳象限切除术，病理：（右乳肿块）乳腺纤维腺瘤，大小约 1.5cm×1.0cm×0.6cm，表面光滑，切面灰黄、灰红色，质韧。

○ **诊断要点与鉴别诊断**

崔天娇等对 62 例锁骨上区肿瘤进行分析，发现锁骨上区肿瘤以良性为主，臂丛神经鞘瘤最为常见，恶性肿瘤中以淋巴结转移癌为主。神经鞘膜瘤为神经系统常见的良性肿瘤之一，来源于神经鞘，可发生于周围神经、颅神经或交感神经。通常单发，有时多发。神经鞘膜瘤通常无明显症状，有时伴疼痛及压痛，肿瘤累及神经组织时可出现神经支配部位的放射性疼痛和麻木，这有利于鉴别诊断。CT 图像常表现为边界清晰的圆形或椭圆形肿块，密度介于水和软组织之间，因神经鞘瘤的细胞构成不同，故增强后为不均质强化。PET/CT 检查常用于多种肿瘤的良恶性鉴别，但良性或恶性神经鞘瘤均可表现为 ^{18}F–FDG 摄取增高，而转移病灶的发现有利于恶性神经鞘瘤的诊断。良性神经鞘瘤的 ^{18}F–FDG 摄取值较低，相关文献报道，良性神经鞘瘤的 SUV_{max} 范围为 0.33 ～ 3.70。

锁骨上区神经鞘瘤需要与转移性淋巴结相鉴别。转移性淋巴结常有明确的原发病灶，PET/CT 全身显像的优势有利于发现原发病灶。

鉴别诊断：淋巴结转移癌。

参考文献

[1] 崔天娇, 崔建礼, 李秀存, 等. 锁骨上区肿瘤的临床诊断与治疗. 中华手外科杂志, 2015, 31(6): 436-438.

[2] Hu S, Chen Y, Wang Y, et al. Clinical and CT manifestation of pleural Schwannoma. Acta Radiologica, 2012, 53(10): 1137-1141.

[3] Aoki J, Watanabe H, Shinozaki T, et al. FDG-PET for preoperative differential diagnosis between benign and malignant soft tissue masses. Skeletal Radiology, 2003, 32(3): 133-138.

[4] Ahmed A R, Watanabe H, Aoki J, et al. Schwannoma of the extremities: the role of PET in preoperative planning. European Journal of Nuclear Medicine, 2001, 28(10): 1541-1551.

（上海交通大学附属第一人民医院：陈　香　赵晋华）

Case 15　颈部淋巴上皮癌

○ 简要病史

患者，71 岁，男性。发现左侧颈部淋巴结无明显诱因肿大 1 个月余，质韧，无明显疼痛，表面皮肤无红肿、破溃。

○ **实验室检查**

血常规、尿常规、大便常规、生化、凝血功能、乙肝三系、肿瘤标志物等均未见明显异常。

○ **影像学检查资料**

颈部 B 超检查显示左侧颈部淋巴结肿大，大小约 2.6cm×1.6cm，内见血流。

颈部 MRI 检查显示左侧颈深部呈类圆形稍长 T_1、长 T_2 信号，DWI 上呈高信号，最大径达 1.7cm，上下相互融合，增强后中度强化。

^{18}F-FDG PET/CT 图像见图 15-1。

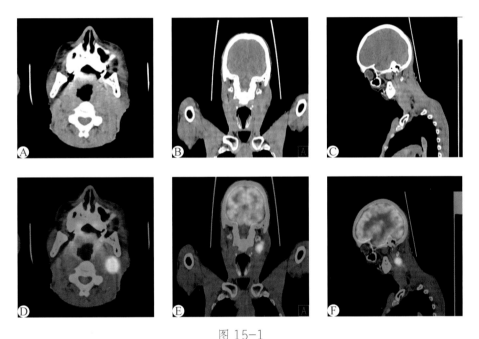

图 15-1

A、B、C.分别为横断位、冠状位、矢状位 CT 图像；

D、E、F.分别为横断位、冠状位、矢状位 PET/CT 融合图像

○ **影像解读**

^{18}F-FDG PET/CT图像(图 15-1)显示左侧颈部多发肿大淋巴结,大者约2.4cm×2.6cm,^{18}F-FDG 代谢均异常增高，SUV_{max} = 14.4；余全身未见明显异常 ^{18}F-FDG 代谢增高灶。

○ **最终诊断**

左侧颈部淋巴结活检病理：淋巴上皮癌。

免疫组化结果：TTF-1 (-)，CK (pan) (+)，P63 (+)，EBER (+)。

○ **诊断要点与鉴别诊断**

淋巴上皮癌（LELC），又称恶性淋巴上皮病变，是一种上皮分化程度极差的罕见恶性肿瘤。LELC 与 EB 病毒感染密切相关，以淋巴组织显著增生、浸润并包绕未分化癌组织为特征。LELC 具有明显的种族和地域偏好，好发于亚洲和北极地区的居民。LELC 可发生于任何年龄，国外文献报道其中位发病年龄为 50 岁，国内报道则好发于 35 ～ 50 岁；国外男女发病比例约为 2：3，国内则以男性多见。

LELC 主要发生于鼻咽部，其次可发生于胸腺、胃、涎腺、肺、甲状腺等部位。LELC 早期病变较为局限，晚期则多向周围组织浸润，包膜不完整。发生于鼻咽部、涎腺的晚期 LELC 多伴有颈深部及颌下淋巴结转移。涎腺 LELC 的主要发病部位在腮腺，其次为颌下腺和舌下腺。LELC 的影像学诊断较为困难，目前大多依靠术前细针穿刺细胞学检查和手术中快速冰冻切片病理学检查做出诊断。

LELC 的治疗方式主要包括手术治疗及术后放疗。手术时应扩大切除＋颈部淋巴结清扫，术后对原发病灶及颈部区域在内的部位行放疗以预防局部复发。

本例患者经颈部淋巴结活检证实为 LELC，但全身 ^{18}F–FDG PET/CT 检查并未发现原发病灶，鼻咽部及腮腺、颌下腺等均未见明显异常。颈部 CT 增强及 MR 增强扫描亦未检出原发病灶。随后，对颈部病灶行放疗，病灶明显缩小、减退。1 年后复查 CT，左侧颈部淋巴结未见明确显示。

参考文献

[1] 殷学民，徐国翔，张磊涛，等 . 17 例涎腺淋巴上皮癌临床病理分析 . 临床耳鼻咽喉头颈外科杂志，2013, 27(21): 1171-1174.

[2] 高丽，赵海华，唐新萍，等 . 涎腺淋巴上皮癌 5 例临床病理分析 . 现代肿瘤医学，2017, 25(8): 1213-1216.

[3] 沈显军，周素丹，汪鹏，等 . 原发性颌下腺淋巴上皮癌 1 例 . 中国乡村医学，2018, 25(16): 52-53.

（宁波明州医院：于 军 任东栋）

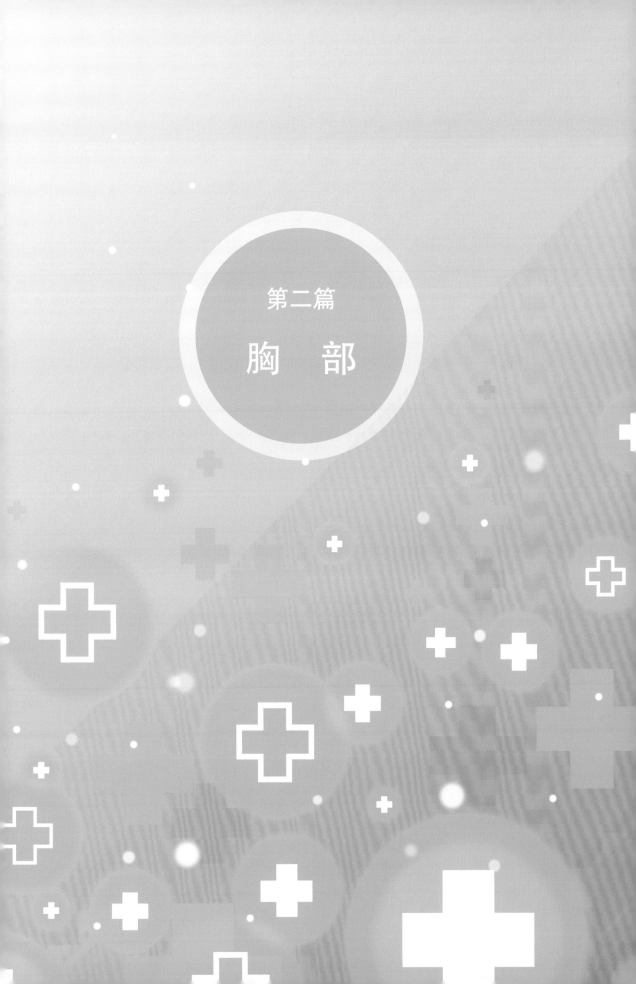

第二篇

胸　部

Case 16　肺部非结核分枝杆菌感染

○ 简要病史

患者，19岁，女性。1个月余前无明显诱因出现咳嗽、咳痰，咳黄色浓痰，伴咽痛、四肢乏力。后出现发热，体温最高39.2℃，无寒战，伴活动后胸闷，右下胸痛，呈针刺样。经静脉输液治疗后发热症状好转。2周后患者再次出现发热，体温最高39℃。胸部CT检查提示肺结核可能。

○ 实验室检查

ESR 20mm/h，HIV、HCV及梅毒螺旋体（TP）均为阴性。流行性感冒病毒抗原及痰抗酸杆菌检查均为阴性。血常规：白细胞计数 12.54×10^9/L，中性粒细胞百分比81.5%。血清总补体5069.6 U/ml，IgA 4.53g/L，IgM 2.80g/L。血管炎二项、自身抗体十四项、环瓜氨酸抗体正常。痰培养示表面葡萄球菌，菌落计数 1×10^4/ml，占60%。骨髓穿刺病理提示符合感染骨髓象。

○ 影像学检查资料

^{18}F–FDG PET/CT 图像见图16-1。

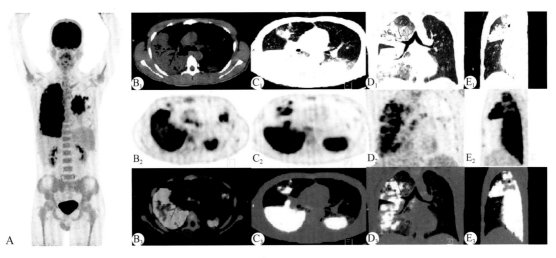

图 16-1

○ 影像解读

MIP图像（图16-1A）可见双肺多发异常浓聚影，脾及骨髓代谢增高。断层扫描（图

16-1B—E）显示双肺多发大块状、结节状和片絮状实性病灶，以右肺尤明显，内见空气支气管征及多发小空泡，未见明显钙化；病灶周边见片状磨玻璃密度阴影，边界不清。PET 检查显示大部分病灶内不均匀明显浓聚影，最浓处 $SUV_{max} = 14.1$，$SUV_{ave} = 9.5$。双肺门、纵隔内（上纵隔、上腔静脉后、主动脉弓旁、主肺动脉窗、气管隆突前及气管隆突下）及双侧腋窝见多发增大淋巴结，最大者约 $1.5cm \times 0.9cm$，PET 检查显示相应部位结节状浓聚影，以纵隔内淋巴结较明显，最浓处 $SUV_{max} = 5.6$，$SUV_{ave} = 3.1$。脾明显增大，形态饱满，达 12 个肋单元；脾内放射性分布弥漫增高，$SUV_{max} = 2.5$，$SUV_{ave} = 2.2$。CT 检查显示相应部位未见明显异常密度影。骨髓腔内放射性分布弥漫略增高，最浓处 $SUV_{max} = 3.2$，$SUV_{ave} = 2.4$。CT 检查显示相应部位未见异常密度。

○ **最终诊断**

支气管镜右肺下叶基底段活检病理（HE 染色），提示：右下叶基底活检见肺组织实变，肺泡间隔增宽，纤维组织增生，肺泡腔内大量泡沫样组织细胞渗出、聚集，伴散在淋巴细胞、浆细胞及灶状中性粒细胞浸润（图 16-2）。

右肺下叶基底段活检病理（抗酸染色）：抗酸染色阳性，可见大量抗酸杆菌（蓝染）（图 16-3）。

病理诊断：符合非结核分枝杆菌感染。

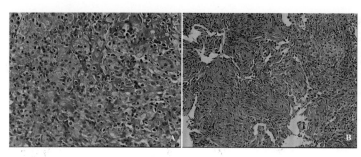
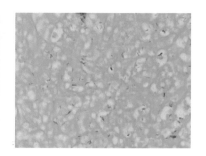

图 16-2　　　　　　　　　　　　　　　　　　图 16-3

○ **诊断要点与鉴别诊断**

非结核分枝杆菌（NTM）是分枝杆菌属中除结核分枝杆菌复合群和麻风分枝杆菌以外的其他分枝杆菌，感染时病变多累及上叶尖段和前段。该病的病理所见与结核病非常相似，但病灶内干酪化较结核病少，类上皮细胞聚集呈繁殖型肉芽肿倾向。空洞较多，形态多样，常为多房性，内壁高低不平。肉芽肿可累及大气道和细支气管而导致气道狭窄，并破坏气道的肌肉层，形成支气管扩张。位于细支气管腔内的散在肉芽肿或坏死物可形成小叶中心结节，可能是坏死物经支气管播散的结果。典型的影像学表现如下：X线胸片显示炎性病灶及单发或多发的薄壁空洞，而纤维硬结灶、球形病变及胸膜渗出相对少见。胸部CT，尤其是高分辨力CT可清楚显示NTM肺病的肺部病灶，可有结节影、斑片及小斑片样实变影、空洞（尤其是薄壁空洞）影、支气管扩张、树芽征、磨玻璃影、线状及纤维条索影、胸膜肥厚粘连等表现，且通常以多种形态病变混杂存在。

本例的特点有：①青少年女性，主诉为发热伴咳嗽，经普通抗感染和抗病毒治疗后未见明显好转；②实验室检查及骨髓穿刺提示感染性病变；③病变主要累及双肺；④肺部病灶大部分呈斑片样，内见含气支气管影，呈炎症样改变。

该病需与以下疾病相鉴别。

（1）结核。由于NTM与结核杆菌引起的病理改变类似，故两者的影像学表现也相近。而NTM感染病程较长、肺组织破坏较重，一般NTM肺病患者的肺通气功能减退较肺结核更为明显。两者的鉴别诊断需依靠病原学检查，排除结核后可诊断为NTM感染。

（2）淋巴瘤。淋巴瘤的影像学表现为炎症样改变的NTM肺部病灶，在影像学诊断上难以与肺淋巴瘤相鉴别，两者都可以表现为大片状实变影，常能见到含气支气管影，且都不会对支气管有明显侵犯或压迫，鉴别诊断需结合全身表现及实验室检查结果。

（3）肺炎性肺癌。肺炎性肺癌的影像学表现也可为炎症样改变，但该病的含气支气管常常较为僵直、狭窄、粗细不均，这可以作为鉴别点。

上述疾病均可表现为 ^{18}F-FDG 高代谢病灶，CT 表现也相似，故在鉴别诊断时需要参考全身情况及临床资料。

参考文献

[1] 中华医学会结核病学分会，《中华结核和呼吸杂志》编辑委员会．非结核分枝杆菌病诊断与治疗专家共识．中华结核和呼吸杂志，2012, 35(8): 572-580.

[2] 贺伟，潘纪戍，周新华．非结核分枝杆菌肺病的影像学表现．中华结核和呼吸杂志，2004, 27(8): 553-556.

[3] 孙宇新，邵池，李珊，等．慢性阻塞性肺疾病并发非结核分枝杆菌肺病临床分析．中华结核和呼吸杂志，2019, 42(11): 826-831.

[4] Aksamit T R, Philley J V, Griffith D E. Nontuberculous mycobacterial (NTM) lung disease: the top ten essentials. Respir Med, 2014, 108(3): 417-425.

（南方医科大学南方医院：张　胤　吴湖炳）

Case 17　左肺上叶不典型结核

○ **简要病史**

患者，58 岁，女性。患者于半月余前行健康体检，发现左上肺占位，稍有咳嗽，少痰，无痰中带血，无低热、盗汗，无全身乏力，无头晕、头痛。入院行支气管镜检查，示左肺上叶上支一亚段管腔外压性狭小。"左肺上叶上支刷检"：未见肿瘤细胞。

○ **实验室检查**

血常规：白细胞计数 $8.5 \times 10^9/L$，中性粒细胞计数 $7.0 \times 10^9/L$，红细胞计数 $3.20 \times 10^{12}/L$，血红蛋白 9.2g/dl，血小板计数 $113 \times 10^9/L$。

肿瘤标志物 CA125、AFP、CEA、CA19-9 均为阴性。

○ **影像学检查资料**

^{18}F-FDG PET/CT 图像见图 17-1—图 17-3。

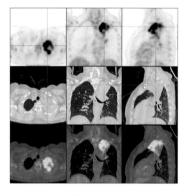 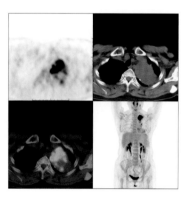 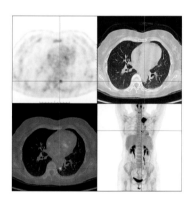

图 17-1　　　　　　　　　图 17-2　　　　　　　　　图 17-3

○ **影像解读**

^{18}F-FDG PET/CT 图像显示左肺上叶尖后段一不规则肿块影，最大截面约为 5.2cm×5.9cm，边缘不规则，边界欠清，平扫密度相对均匀，与周围胸膜相连，放射性分布异常浓聚，SUV_{max} 约为 15.0，肿块周围见片状稍高密度影（图 17-1 和图 17-2）。左肺下叶主动脉后方小片状影，内见充气支气管影，伴放射性分布异常浓聚，SUV_{max} 约为 10.6（图 17-3）。纵隔主动脉弓旁、左肺门多发淋巴结肿大，较大者短径约 1.0cm，伴放射性分布异常浓聚，SUV_{max} 约为 7.0。

○ **最终诊断**

穿刺病理（图17-4）提示：（左上）肺肉芽肿性炎伴凝固性坏死及炎症细胞浸润，倾向结核感染性病变。

免疫组化单克隆抗体及癌基因检测结果：ALK（D5F3）（－），ALK-NC（－），ROS1（－），c-Met（－），CK7（肺泡上皮＋），Napsin A（肺泡上皮＋），P40（－），P63（－），TTF-1（肺泡上皮＋），CK5/6（－）。

○ **诊断要点与鉴别诊断**

肺结核感染多见于肺上叶或下叶背段，本例呈不规则肿块伴不均匀放射性分布浓聚，大致呈类环形浓聚，考虑与结核灶内上皮样细胞和郎格汉斯细胞等病灶周边的炎症细胞代谢活跃有关，特别是病灶远心端，^{18}F-FDG代谢活跃程度相对更高，而结核灶中心的干酪性坏死区无代谢。另外，因同

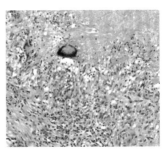
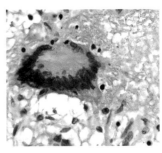

图 17-4

样常出现^{18}F-FDG不同程度的摄取，故肺结核感染有时与周围型肺癌较难鉴别，还应结合高分辨力CT、增强CT或动态增强CT表现与临床病史及生化检查结果进行综合鉴别，如CT或高分辨力CT表现为结节内钙化、结节周边"卫星灶"、肺门侧引流支气管、小结节伴空洞形成或出现支气管散播，应考虑结核感染可能。其他肺部感染亦与肺结核感染相鉴别，主要包括机化性肺炎、急性肺脓肿等。机化性肺炎多呈不规则或多边形，密度较高而不均匀，部分可见小透亮区，边缘清晰，可见粗长毛刺，长期随访变化缓慢，^{18}F-FDG代谢呈中等程度增高（SUV_{max}范围为4～6）。临床上急性肺脓肿具有相应的症状，在PET/CT显像时可表现为葡萄糖代谢明显增高，尤其是脓腔内出现显著高代谢具有一定特征性，与其脓液中含有大量炎症细胞摄取大量葡萄糖有关。

参考文献

[1] Sánchez-Montalvá A, Barios M, Salvador F, et al. Usefulness of FDG PET/CT in the management of tuberculosis. PLoS One, 2019,14(8): e0221516.

[2] 伍建林,王云华,吴宁.肺癌综合影像诊断学.北京:科学出版社,2019.

[3] Yu W Y, Lu P X, Assadi M, et al. Updates on ^{18}F-FDG-PET/CT as a clinical tool for tuberculosis evaluation and therapeutic monitoring. Quant Imaging Med Surg, 2019, 9(6): 1132-1146.

（浙江省肿瘤医院：靳　水　庞伟强　李林法）

Case 18　后纵隔旁局灶性机化性肺炎

○ **简要病史**

患者，49 岁，女性。1 周前体力活动时出现左肩及背部胀痛不适，休息及按摩后无明显缓解，偶有咳嗽、咳痰，无畏寒、发热，无胸闷、气急，无胸痛、心悸，无腹痛、腹泻等不适。随后背部酸痛感逐渐加重，夜间无法入睡。体格检查无殊。

○ **实验室检查**

中性粒细胞百分比升高（79.5%），中性粒细胞绝对值升高（7.04×10⁹/L），ESR升高（94mm/h），淋巴细胞百分比升高（12.8%）。肝肾功能、肿瘤指标（CA153、CA125、CEA、CA19-9、AFP 及铁蛋白）、涂片真菌、通用细菌革兰染色、抗酸染色均为阴性。

支气管镜检查：双侧支气管未见腔内新生物。左下肺背段支气管予毛刷，后予生理盐水局部灌洗，结果提示：（灌洗液及纤维支气管镜毛刷）均未找到明确的恶性肿瘤细胞。

○ **影像学检查资料**

胸部 CT 图像见图 18-1。¹⁸F-FDG PET/CT 图像见图 18-2—图 18-4。

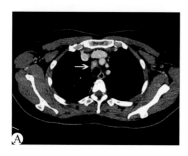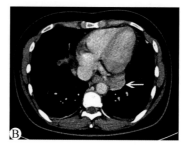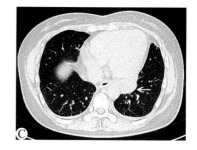

图 18-1

○ **影像解读**

胸部 CT 图像显示：纵隔 2R 区一枚肿大淋巴结，短径约 12mm，增强扫描示明显强化（图 18-1A，箭头所指）；后纵隔旁宽基底软组织影，大小约 33mm×33mm，边缘模糊，与邻近食管、胸膜分界欠清，增强扫描强化明显（图 18-1B，箭头所指）；肺窗可见后纵隔软组织影（图18-1C，箭头所指）。

^{18}F-FDG PET/CT 横断位及 MIP 图像可见纵隔 2R 区肿大淋巴结伴 ^{18}F-FDG 代谢增高（图18-2，白色及黑色箭头所指），大小约12mm×13mm，^{18}F-FDG 代谢增高，$SUV_{max} = 2.7$；^{18}F-FDG PET/CT 横断位及 MIP 图像（图18-3），^{18}F-FDG PET/CT 横断位、冠状位及矢状位图像（图18-4）示后纵隔左侧（约左心房下缘水平）见宽基底软组织密度影，最大截面约30mm×37mm，边缘模糊，肿块内缘与邻近左后纵隔似见脂肪线影，肿块外缘与肺组织分界尚清，肿块凸向肺的部分轮廓尚光整，左下肺段支气管未见明显狭窄、闭塞，^{18}F-FDG 代谢增高，$SUV_{max} = 3$。

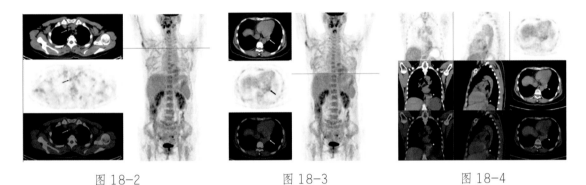

图 18-2　　　　　　　　　图 18-3　　　　　　　　　图 18-4

○ **最终诊断**

病理诊断：（左下）楔形肺切除标本，符合机化性肺炎；淋巴结均呈反应性增生改变（0/6），自检（0/5）；送检"第9组"（0/1）。

镜检示：肺泡间隔增宽，部分肺泡腔内见纤维母细胞增生，间质疏松、黏液样变，淋巴浆细胞及泡沫细胞聚集，局灶肺泡细胞增生，病变周围纤维及脂肪组织增生。

○ **诊断要点与鉴别诊断**

局灶性机化性肺炎是机化性肺炎的一种亚型，其影像学表现为孤立性结节或肿块，约占所有机化性肺炎的10%。局灶性机化性肺炎分为特发性和继发性，且继发性中以急性感染和肉芽肿性炎症为主。大部分局灶性机化性肺炎患者仅表现为轻微咳嗽或胸痛，影像学表现与周围型肺癌相似，易导致误诊。影像学上局灶性机化性肺炎多见于胸膜下，形态不规则，边缘磨玻璃模糊影，以无分叶及浅分叶为主，且以棘突征、长毛刺征、邻近胸膜增厚、支气管充气征多见，这间接体现了机化性肺炎转归过程中的病理变化，即炎症渗出、纤维增生和瘢痕形成等。而短毛刺征及血管集束征较少。本例患者起病隐匿，在整个病程中无咳嗽、气促、发热等症状，以左肩及背部胀痛不适为主就诊。本例病灶部位不同于机化性肺炎常见部位，^{18}F-FDG PET/CT 图像表现为后纵隔左侧宽基底软组织密度影伴 ^{18}F-FDG 代谢增高，另外纵隔 2R 区一枚肿大淋巴结伴 ^{18}F-FDG 代谢增高，这种影像学表现极易误诊为纵隔肿瘤，尤其是纵隔恶性肿瘤。

鉴别诊断：（1）纵隔型肺癌。纵隔型肺癌是一种临床较为少见的肺癌，其病灶贴近纵隔生长，在疾病早期即可出现纵隔内淋巴结肿大、融合呈肿块影；纵隔旁肿块病灶内缘紧贴纵隔，内缘可见脂肪线影，外缘与肺组织界限欠清，对应肺段支气管狭窄、闭塞，^{18}F-FDG 代谢表现为高代谢。

（2）肺隔离症。肺隔离症是一种较罕见的先天性支气管肺发育畸形。该病可发生于儿童及成年人，临床上以叶内型多见。叶内型隔离肺和正常肺支气管相通可导致隔离肺反复、慢性感染，临床上可出现咳嗽咳痰、发热等临床表现，^{18}F-FDG 代谢可表现为高代谢，影像学上主要表现为双肺下叶基底段、脊柱旁软组织密度影伴囊变，左侧多见，增强扫描无强化，可见异常体循环（主要为胸主动脉、腹主动脉及腹腔干）供血。

（3）后纵隔神经源性肿瘤。在成年人中，75% 的后纵隔肿瘤是神经源性肿瘤，其起源于周围神经和神经鞘，常见的包括神经鞘瘤、神经节细胞瘤、神经母细胞瘤、神经节神经母细胞瘤及神经纤维瘤。神经鞘瘤和神经纤维瘤更易发生于成年人，而神经节神经母细胞瘤和神经母细胞瘤更易发生于儿童。大部分肿瘤表现为边界锐利，在脊柱旁沿交感神经链方向垂直分布的梭形肿块。椎旁肿块可侵入神经孔使其扩大并扩展至椎管内。邻近椎体及肋骨可有光滑的压迫性侵蚀。CT 增强扫描可见不均匀强化或轻度强化，少数不强化。

总结：本例局灶性机化性肺炎病灶位于左后纵隔旁，首先需要对肿块来源进行定位，究竟是来源于纵隔还是肺内，需综合分析影像征象。由于该肿块内缘呈宽基底紧贴纵隔，肿块与纵隔夹角呈钝角，故易误诊病变来源于纵隔。但是，该肿块内缘似见脂肪线影，因此尽管病灶外缘与肺组织界限尚清，仍需考虑肿块可能来源于肺组织。局灶性机化性肺炎可伴 ^{18}F-FDG 代谢增高，CT 增强图像亦表现为明显强化，因此通过 ^{18}F-FDG 代谢及增强 CT 的强化程度鉴别肺部疾病的良恶性仍存在一定难度。此外，纵隔 2R 区肿大淋巴结 ^{18}F-FDG 代谢程度与左后纵隔病灶代谢相仿，因此除了结合临床资料、肿瘤标志物等指标，并对 ^{18}F-FDG PET/CT 影像学特征进行综合分析外，必要时需行经皮肺组织病理活检以明确诊断。

参考文献

[1] 肖辉，叶熊，金宇飚，等 . 局灶性机化性肺炎误诊为肺癌一例并文献复习 . 国际呼吸杂志，2019, 39(9): 663-667.

[2] 吴建伟，卢海波，艾书跃，等 . PET/CT 在诊断局灶性机化性肺炎中的作用 . 临床放射学杂志，2014, 33(10): 1506-1509.

[3] 林永平 . 纵隔型肺癌 CT 及 MRI 的临床表现及诊断效果分析 . 中国 CT 和 MRI 杂志，2015, 13(2): 24-26.

[4] 王玉霞，于露，曾庆萃，等 . 成人肺隔离症患者的误诊分析 . 临床肺科杂志，2019, 24(7): 1225-1229.

[5] 洪居陆，胡国栋 . 后纵隔神经内分泌癌一例 . 放射学实践，2009, 24(5): 552.

（浙江大学医学院附属邵逸夫医院：黄中柯　刘　瑶　黄华城）

Case 19　肺浆细胞淋巴瘤

○ **简要病史**

患者，68 岁，女性。咳嗽、咳痰数年，曾诊断为间质性肺炎。既往有溶血性贫血病史。

○ **实验室检查**

肿瘤标志物与血常规检查均无异常。

○ **影像学检查资料**

^{18}F-FDG PET/CT 图像见图 19-1 和图 19-2。

○ **影像解读**

^{18}F-FDG PET/CT 图像（图 19-1 和图 19-2）显示双肺弥漫性分布实变与磨玻璃影，以中轴间质周围及双肺下叶分布为主，边缘可见渗出性改变，病灶呈收缩性，内可见多发支气管扩张与空泡影，^{18}F-FDG 代谢轻度增高，$SUV_{max} = 2.88$。

○ **最终诊断**

行右下叶外基底段活检，结合免疫组化结果，符合淋巴浆细胞淋巴瘤。

骨髓穿刺：考虑非霍奇金 B 细胞淋巴瘤累犯骨髓。

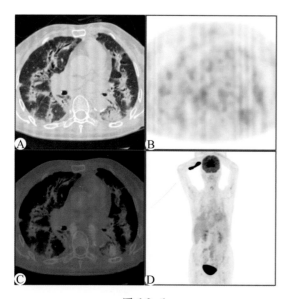

图 19-1
A. CT 轴位图像；B. PET 轴位图像；
C. PET/CT 轴位融合图像；D. PET MIP 图像

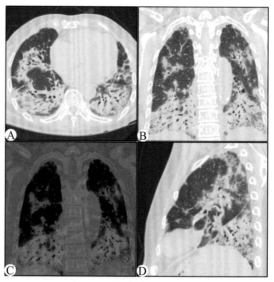

图 19-2
A. CT 轴位图像；B. CT 冠状位图像；
C. PET/CT 冠状位融合图像；D. CT 矢状位图像

○ 诊断要点与鉴别诊断

肺淋巴瘤指淋巴瘤对肺的浸润，根据始发部位和病因不同分为原发性肺淋巴瘤、继发性肺淋巴瘤和与免疫缺陷相关的肺淋巴瘤三类。原发性肺淋巴瘤指仅有肺的淋巴浸润而不伴纵隔肺门及其他部位的淋巴结病变，临床非常少见，占整个肺部肿瘤的比例小于1%，占整个结外淋巴瘤的比例约为 3.6%。原发性肺淋巴瘤的发病年龄高峰在 60～70 岁，男女发病比例接近 1：1。原发性肺淋巴瘤多来源于支气管相关淋巴样组织（BALT）。原发性肺淋巴瘤包括霍奇金淋巴瘤（HL）和非霍奇金淋巴瘤（NHL），其中大部分是NHL。有临床症状者可有咳嗽、咳痰、痰中带血、发热、胸痛、胸闷等症状。全身淋巴结或肝、脾无肿大。绝大多数原发性肺淋巴瘤有病程长、发展慢、症状轻等特点。

淋巴瘤肺内病变主要是侵犯肺的间质和支气管黏膜下组织，病变呈浸润性发展，可侵犯支气管壁，但更倾向于侵犯管壁外的肺间质，因而支气管腔通常仍保持通畅或仅轻度狭窄。支气管黏膜下淋巴瘤侵犯可形成管腔内的结节状突起，或环绕支气管壁生长造成局限或广泛的支气管管腔变窄甚至管腔完全阻塞，并发肺的实变和不张。侵犯肺泡间隔时，先使肺间隔增厚，随着病变发展，肺泡腔逐渐变小以致完全闭塞。侵犯胸膜时表现为胸膜的增厚、斑块或结节，并趋向分散而非聚集。

肺淋巴瘤的影像学表现多样，可分为结节、肿块型，肺炎或肺泡型，支气管血管淋巴管型（间质型），粟粒型，混合型。肺淋巴瘤在 ^{18}F-FDG PET/CT 图像上通常表现为高摄取，检查可以较准确地显示病灶大小、形态和分布及肿瘤活性，为淋巴瘤的诊断、分期、预后与疗效评价提供帮助。原发性肺淋巴瘤的影像学诊断较为困难，与肺部感染及其他肿瘤鉴别较难，需活检获得病理依据。

鉴别诊断：真菌感染、间质性肺炎、黏液腺癌等。

参考文献

[1] 刘彦立，周志刚，高剑波，等 . 原发性肺淋巴瘤 CT 特征分析 . 放射学实践，2017，32(8)：843-846.

[2] 彭刚，朱晓华，孙兮文，等 . 原发性肺非霍奇金淋巴瘤的 CT 表现 . 中华放射学杂志，2008，42(2)：141-144.

[3] Saitoh Y, Ohnishi-Amemiya A, Asano M, et al. Unique radiological features of two cases of primary pulmonary diffuse large B-cell lymphoma. Thorax, 2017, 72(9): 859-860.

[4] Xu H, Xu K, Wang R, et al. Primary pulmonary diffuse large B-cell lymphoma on FDG PET/CT-MRI and DWI. Medicine, 2015, 94(29): e1210.

[5] Albano D, Borghesi A, Bosio G, et al. Pulmonary mucosa-associated lymphoid tissue lymphoma: ^{18}F-FDG PET/CT and CT findings in 28 patients. British Journal of Radiology, 2017, 90(1079): 20170311.

[6] Bai Y, Liang W. CT and PET/CT findings of primary pulmonary diffuse large B-cell lymphoma. Medicine, 2017, 96(47): e8876.

[7] 尹吉林，王欣璐，李向东，等 . 肺内淋巴瘤的 PET/CT 影像表现分型 . 中华核医学杂志，2008，28(3)：167-170.

（杭州全景医学影像诊断中心：许远帆）

Case 20　肺淋巴瘤样肉芽肿

○ **简要病史**

患者，55 岁，男性。2 个月前体检，胸部 CT 检查发现"肺部结节"，当时无胸闷、气喘，无畏寒、发热，无咳嗽、咳痰，无咯血。使用头孢菌素类抗感染治疗后，复查 CT，病灶未明显吸收。

○ **实验室检查**

CA125（CLEIA）53.6U/ml（↑）（正常范围为 0 ～ 35.0U/ml），NSE 21.4ng/ml（↑）（正常范围为 0.0 ～ 15.0ng/ml），其余实验室检查无殊。

○ **影像学检查资料**

^{18}F-FDG PET/CT 图像见图 20-1。

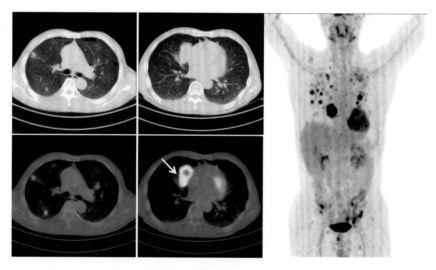

图 20-1

○ **影像解读**

^{18}F-FDG PET/CT 图像（图 20-1）示：右肺中叶内侧段见一肿块，大小约 55mm×33mm，边界尚清，其内见液化坏死，肿块实质代谢异常增高（箭头所指），SUV$_{max}$ = 18.0；双肺可见多发结节，直径为 2 ～ 16mm，多沿支气管、血管分布，部分边界欠清，部分伴空洞，代谢不均匀性增高，SUV$_{max}$ = 18.9。

○ **最终诊断**

肺穿刺病理（图 20-2）：见坏死及淋巴样细胞增生、浸润，细胞显示异型。结合形态、免疫组化及基因重排（IgH 阳性、IgK 阳性）结果，符合肺淋巴瘤样肉芽肿，3 级。

○ **诊断要点与鉴别诊断**

淋巴瘤样肉芽肿（LyG）是一种少见的结外淋巴组织增生性疾病。其发病原因不明，常与 EB 病毒感染或机体免疫功能缺陷所导致的淋巴组织细胞增殖有关。根据 WHO 肿

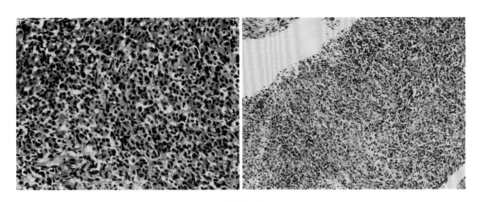

图 20-2

瘤组织学分类，LyG 可根据 EB 病毒及 B 淋巴细胞的数量和坏死程度分为三级，病理学上 1 级为增生性疾病，2 级为交界性疾病，3 级为肿瘤性疾病，这与侵袭性淋巴瘤的表现具有一定的相似性。该病好发于男性，男女发病比例约为 2 : 1，常见发病年龄为 40～60 岁。LyG 好发于结外组织器官，其中 80% 以上的病灶累及肺部，主要表现为咳嗽，以干咳为主。肺内影像学表现为双肺多发结节影，以双肺下野外带为主，多沿支气管或血管分布，大小不一，边缘模糊；部分患者表现为炎症型、肿块型及混合型，病灶内可见空洞、支气管征，病灶游走及易变为其特点，增强扫描后可出现中心轻度强化、边缘较中心明显强化。Chung 等认为边缘强化是肺淋巴瘤样肉芽肿的 CT 影像学特征，可能与其血管侵袭性有关。肺淋巴瘤样肉芽肿的 ^{18}F-FDG 代谢往往显著增高，本例病灶 ^{18}F-FDG 代谢 SUV_{max} 为 18.9。

鉴别诊断：需与韦格纳肉芽肿、侵袭性肺曲菌病、肺癌、肺淋巴瘤等相鉴别。

韦格纳肉芽肿与肺淋巴瘤样肉芽肿类似，表现为多发结节、肿块，但其空洞、反晕征等特征更多见，而支气管血管束分布等特征相对缺乏。侵袭性肺曲霉菌具有侵蚀血管性，可与肺淋巴瘤样肉芽肿表现类似，部分病灶伴有晕征、空气半月征等。肺淋巴瘤表现多样，可表现为结节、肿块型，肺炎、实变型、支气管血管及淋巴管型等，部分病灶形态可与 LyG 相仿，但大部分病灶内可见支气管充气征，强化不明显，且无明显气管血管束分布特点。肺淋巴瘤 ^{18}F-FDG 代谢程度不一，其中肺黏膜相关淋巴瘤代谢程度通常偏低，可与 LyG 相鉴别。此外，本例 ^{18}F-FDG PET/CT 检查显示右肺中叶肿块及双肺多发结节伴代谢异常增高，尚需与肺癌伴双肺转移鉴别。但本例结节多为不规则形态、部分边界不清伴支气管征，且对比既往影像资料，病灶短期变化明显，故更倾向感染性、肉芽肿性病变，但具体定性仍有一定困难，需依据穿刺病理检查。

参考文献

[1] Yang M, Rosenthal A C, Ashman J B, et al. The role and pitful of ^{18}F-FDG PET/CT in surveillance of high grade pulmonary lymphomatoid granulomatosis. Curr Probl Diagn Radiol, 2019, S0363-0188(18)30302-5.

[2] 孙翀鹏，严承功，李新春. 肺淋巴瘤样肉芽肿的 CT 影像表现. CT 理论与应用研究，2017, 26(3): 335-341.

[3] Chung J H, Wu C C, Gilman M D, et al. Lymphomatoid granulomatosis: CT and FDG PET findings. Korean Journal of Radiology, 2011, 12(6): 671-678.

（温州医科大学附属第一医院：唐　坤　郑祥武　林　洁　纪晓微）

Case 21　肺黏液表皮样癌

○ **简要病史**

患者，60 岁，男性。无明显诱因左侧胸痛 1 年，隐痛不剧，无咳嗽、咳痰，无潮热、盗汗。胸部 CT 提示"左上肺继发性肺结核、空洞形成"，在某医院行抗结核治疗 2 个月余，复查提示左上肺病灶进展。

○ **实验室检查**

抗结核分枝杆菌抗体（TB-Ab）弱阳性。

浓缩集菌抗酸菌检测（－），真菌、一般细菌涂片、培养及鉴定（－）。

中性粒细胞计数 9.5×10^9/L，红细胞计数 3.7×10^{12}/L，淋巴细胞百分比 11.9%，C 反应蛋白（CRP）未见明显异常。

CEA、CA19-9、CA153、CA125、鳞状上皮细胞癌抗原均未见明显异常。

○ **影像学检查资料**

胸部 CT 平扫图像见图 21-1。复查胸部增强 CT 图像见图 21-2。SPECT/CT 图像见图 21-3—图 21-5。

○ **影像解读**

薄层 CT 图像（图 21-1）示：左肺上叶不规则空洞形成，周围可见不规则斑片条索影，考虑继发性肺结核伴空洞形成。

复查增强 CT 图像（图 21-2）示：左肺上叶团块，增强扫描显示轻度强化，内可见不规则厚壁空洞，考虑慢性感染（结核？）。

SPECT/CT 图像（图 21-3—图 21-5）示：左肺上叶厚壁空洞，代谢异常增高，T/N 值（病灶比纵隔血池）约为 4.86；左锁骨下见代谢轻度增高淋巴结；余部代谢未见明显异常。

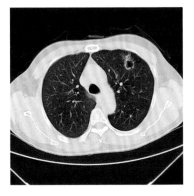 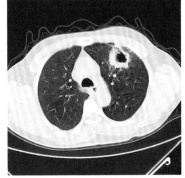

图 21-1　　　　　　　　　　　　　　　图 21-2

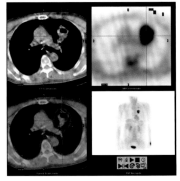 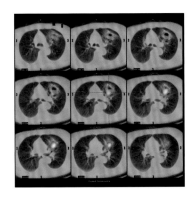 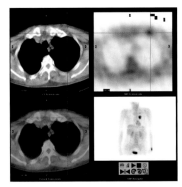

图 21-3　　　　　　　　　图 21-4　　　　　　　　　图 21-5

○ 最终诊断

左肺穿刺活检病理（图 21-6）：见小条穿刺组织，有增生的肺泡上皮残留腔隙，有间叶组织实变，为梭形、上皮样，局灶有黏液样腔隙及角化样改变的异型瘤组织成分。结合免疫组化结果，符合恶性肿瘤，黏液表皮样癌可有此表现。

免疫组化结果：TTF-1（肺泡上皮＋），SPA（增生的肺泡上皮＋），CK5/6（部分散在＋），P63（部分散在＋），

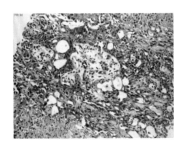

图 21-6

CK8（大部分＋），CEA（小区＋），Ki-67（35%＋），S-100（少数反应性细胞＋）。

特殊染色：抗酸染色未查见阳性菌，AB 小区灶性（＋）。

○ **诊断要点与鉴别诊断**

黏液表皮样癌是一种由不同比例的表皮样细胞、黏液细胞和中间细胞组成的恶性肿瘤，好发于涎腺，尤其是腮腺。肺黏液表皮样癌（PMEC）较少见，所占比例不到所有原发性肺肿瘤的 1%。PMEC 好发于大、中支气管，可引起呼吸道刺激，阻塞支气管管腔，继而引起阻塞性肺炎和肺不张。

PMEC 的临床表现和影像学表现缺乏特异性，其诊断主要依据组织病理形态特点。^{18}F-FDG SPECT/CT 显像提高了对肺部占位良恶性判断的准确性，目前诊断主要以目测病灶 ^{18}F-FDG 代谢程度，或最常用的半定量阈值 SUV_{max} ≥ 2.5 为主。有条件的医院可通过双时相显像，测定病灶早期及延迟期（2h）的 SUV_{max}，计算代谢滞留指数（RI）来辅助判断良恶性。另一种较为创新的观察方法是测量并计算病灶近心端与远心端的 SUV_{max} 比值（P/D），将比值分为两种类型，即 P/D ＞ 1 或 P/D ＜ 1，结果显示肺癌 ^{18}F-FDG 代谢分布多为近心端高于远心端，炎性病变代谢分布多为远心端高于近心端。本例近心端 ^{18}F-FDG 代谢高于远心端，有助于良恶性的判断。有文献报道，PMEC 的病理学基础与血供有关，肺癌的血供主要为支气管动脉，多起源于降主动脉，近心端血供更加丰富。炎症性病变则更易刺激肺外体循环动脉参与供血，这些血管多位于远心端，故 ^{18}F-FDG 的代谢亦在远心端更高；但当肿瘤较大侵犯胸膜时，由于刺激反应，则可能出现远心端代谢更高。

PMEC 是肺癌中一种罕见的肿瘤，发病率低且缺乏特异性，故当常规体检发现肺部占位时应予以重视。病理学组织分级、TNM 分期、手术是影响预后的重要因素，而性别、年龄、吸烟史不是影响预后的因素。目前，手术治疗仍是 PMEC 的主要治疗手段，针对表皮生长因子受体（EGFR）突变、ALK 融合基因等的靶向治疗逐渐成为肺癌治疗中新的研究领域和热点，EGFR-TKI 有望成为改善 PMEC 预后最具潜力的药物之一，但仍需进一步论证。

鉴别诊断：肺结核、真菌感染、类癌及常见类型的肺癌（鳞状细胞癌、小细胞癌）等。

参考文献

[1] 周妮娜, 李囡, 于江媛, 等. ^{18}F-FDG 代谢分布特点对高代谢肺占位病变的鉴别诊断价值. 肿瘤防治研究, 2017, 44(12): 823-826.

[2] 林洁, 郑祥武, 殷薇薇, 等. PET/CT 双时相显像对孤立性肺结节诊断价值的 ROC 曲

线分析 . 肿瘤学杂志 , 2015, 21(4): 292-296.

[3] 侯晶晶 , 王慧娟 , 张国伟 , 等 . 29 例肺黏液表皮样癌的临床分析 . 中国肺癌杂志 , 2017, 20(3): 168-174.

[4] 乔艳俊 , 王梦雨 , 叶立群 , 等 . 31 例肺黏液表皮样癌的临床分析及文献复习 . 国际呼吸杂志 , 2019, 39(4): 269-273.

[5] Garcia-Velloso M J, Bastarrika G, de-Torres J P, et al. Assessment of indeterminate pulmonary nodules detected in lung cancer screening: diagnostic accuracy of FDG PET/CT. Lung Cancer, 2016(97): 81-86.

（杭州市中医院：姜远才　严　凯）

Case 22　硬化性肺泡细胞瘤

○ **简要病史**

患者，51 岁，女性。体检发现右肺占位 1 个月，无明显相关症状与体征。

○ **实验室检查**

肿瘤标志物：CA19-9 水平稍高（55.7U/ml），其余 CEA、CA125、CA211、CA242、NSE 等未见异常。

○ **影像学检查资料**

^{18}F-FDG PET/CT 图像见图 22-1 和图 22-2。CT 图像见图 22-3。

○ **影像解读**

^{18}F-FDG PET/CT 全身显像（图 22-1 和图 22-2）示：右肺下叶内基底段见一大小约 27mm×31mm 的椭圆形肿块，边缘较光整，病灶贴近下腔静脉；放射性摄取异常增高，早期 SUV_{max} = 6.03，延迟 SUV_{max} = 8.23；右肺下叶外基底段见一混杂磨玻璃结节，大小约 7mm×9mm，内见血管穿行、浅分叶及细毛刺，放射性摄取不高。

胸部 CT 图像（图 22-3）示：右肺下叶内基底段见一大小约 27.0mm×31.5mm 的椭圆形肿块，边缘较光整，病灶贴近下腔静脉；增强后明显强化，CT 值平扫为 44HU，动脉期为 7344HU，静脉期为 82HU；右肺下叶外基底段见一混杂磨玻璃结节，大小约 7.5mm×8.9mm，内见血管穿行、浅分叶及细毛刺，增强纵隔窗未见显示。

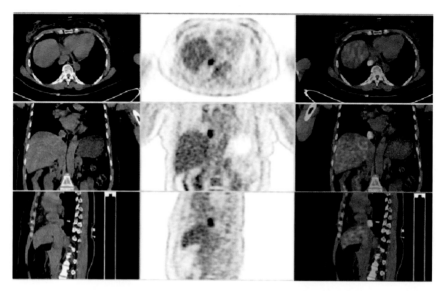

图 22-1

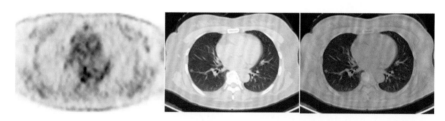

图 22-2

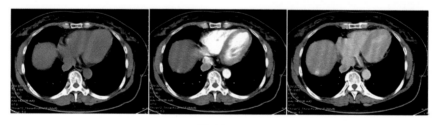

图 22-3

○ **最终诊断**

　　术后病理：①右下肺内基底段肿物，大小约 2cm×2cm，硬化性肺泡细胞瘤；②右下肺前基底段病变，大小约 0.8cm×0.5cm，微浸润性腺癌，贴壁型为主，部分为腺泡型（直径 <5mm）。层粘连蛋白（LN）阴性。

◦ **诊断要点与鉴别诊断**

硬化性肺泡细胞瘤（PSP）是一种不确定组织发生的、具有复杂结构的良性上皮肿瘤，最常发生于亚洲地区的中年女性，男女发病比例约为1：5。PSP发生于青年者也有报道，儿童罕见。其临床可表现为咳嗽、咯血、发热、胸背痛等，缺乏特异性。

PSP的CT图像表现为大小不一的边界清晰的孤立性类圆形结节或肿块，各叶均有分布。可有晕征、空气新月征、肺动脉为主征、尾征、贴边血管征、假包膜征，还可表现为囊性、囊变坏死，或出现气－液平面。可见钙化，多为点状、砾样钙化，较大者呈斑片状钙化。由于含有血管瘤成分，故PSP直径小于3cm的病灶CT增强扫描呈均匀广泛强化，直径大于3cm的病灶多呈不均匀强化。

在 ^{18}F-FDG PET 或 ^{18}F-FDG PET/CT 检查中，部分PSP为轻度、斑片样摄取，约有50%的病灶摄取程度较高，$SUV_{max} > 2.5$。当PSP的形态不规则或伴有纵隔淋巴结肿大时，与肺癌难以鉴别。PSP病灶呈轻或中度代谢增高的原因可能包括：①肿瘤内含有慢性炎症细胞、泡沫细胞、含铁血黄素等成分；②肿瘤内立方细胞体积较大，细胞膜面积大，所含葡萄糖转运体含量丰富；③立方细胞与炎性假瘤中的Ⅱ型肺泡上皮细胞类似；④多边形细胞缺乏分化，细胞具有潜在的侵袭性。

鉴别诊断：需与早期周围型肺癌、错构瘤、肺结核球、肺曲霉球、炎性假瘤、转移瘤等相鉴别，当PSP表现典型时，鉴别诊断不难，^{18}F-FDG PET/增强CT是鉴别诊断的一种有效手段。当PSP表现不典型时，如呈多发性、簇状分布、空洞样改变、肺炎样改变、肺隔离症样表现等，鉴别诊断需特别注意。

参考文献

[1] Hsu P K, Cheng H F, Yeh Y C, et al. Pulmonary sclerosing haemangioma mimicking lung cancer on PET scan. Respirology, 2009, 14(6): 903-906.

[2] Dai S D, Zhang X W, Qi F J, et al. Expression of E-cadherin, beta-catenin and p120ctn in the pulmonary sclerosing hemangioma. Lung Cancer, 2007, 57(1): 54-59.

[3] Park C Y, Rho J Y, Yoo S M, et al. Unusual location of sclerosing haemangioma in the mediastinum: clinical and radiological characteristics. Clinical radiology, 2011, 66(8): 792-794.

（浙江大学医学院附属第二医院：占宏伟）

Case 23　具有肺癌形态学特征的肺错构瘤

○ **简要病史**

患者，72 岁，男性。患者 1 年前无明显诱因出现两侧前胸部阵发性隐痛，不剧，每次持续约 20s，每月发作 2 ～ 3 次；无他处放射痛，无胸闷、气促、心悸，无恶心、呕吐，与活动或深呼吸无关，未诊治。9 个月前在外院体检，胸片检查发现右肺结节，未做进一步处理。1 年来胸痛性质同前，无加重或减轻，至绍兴市人民医院复查胸部 CT，提示右肺上叶结节，拟"肺占位"收住入院。患者既往有高血压病史 10 年。10 年前行脑部手术，2 年前行阑尾炎手术，1 年前行肾结石手术。

○ **实验室检查**

血常规：红细胞计数 4.28×10^{12}/L。凝血谱：国际标准化比值为 0.92。传染病检查阴性。生化、乙肝三系定量、糖化血红蛋白、男性肿瘤指标、甲状腺功能、B 型利钠肽、动态红细胞沉降率、D- 二聚体、尿常规＋尿流式、肌钙蛋白检查均未见异常。

○ **影像学检查资料**

高分辨力 CT 图像见图 23-1。^{18}F-FDG PET/CT 图像见图 23-2 和图 23-3。

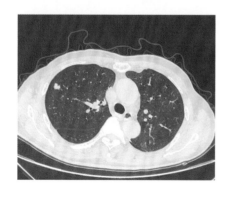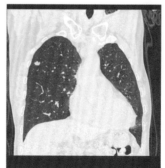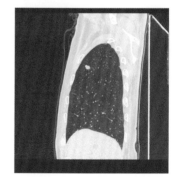

图 23-1

○ **影像解读**

高分辨力 CT 图像（图 23-1）示：右肺上叶前段见结节状高密度影，范围约 15mm × 13mm，形态不规则，可见分叶，未见明显毛刺征象，未见钙化；邻近胸膜未见明显粘连、增厚征象。

^{18}F–FDG PET/CT 图像（图 23-2 和图 23-3）示：右肺上叶前段见结节状高密度影，范围约 15mm×13mm，形态不规则，可见分叶，伴 ^{18}F–FDG 摄取轻度增高，常规显像及延迟显像 SUV_{max} 分别为 1.70、1.83；结节与邻近胸膜未见明显粘连征象；结节周围见少量小斑片状模糊影；邻近肋骨未见明显骨质破坏征象。

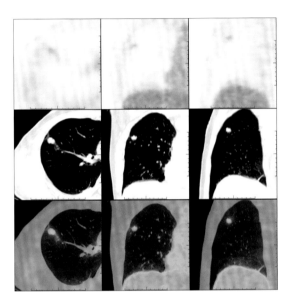

图 23-2

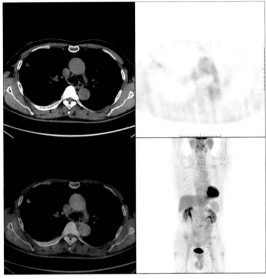

图 23-3

○ **最终诊断**

病理（图 23-4）诊断：①（右上肺）错构瘤（大小约 1.5cm×1.4cm×1.3cm）。②（手术断端）阴性。

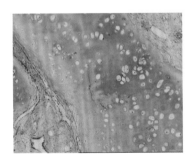

图 23-4

○ **诊断要点与鉴别诊断**

肺错构瘤是最常见的肺良性肿瘤之一，约占孤立性肺结节的 8%、良性肺结节的

75%。如 CT 检出瘤内的脂肪成分和（或）典型"爆米花状"钙化灶，则即能确诊。但部分患者在 CT 图像上表现不典型，仅有约 34% 的肺错构瘤内能够检出脂肪成分，脂肪成分和钙化同时出现的肺错构瘤约为 21%，鉴别诊断相对困难，甚至误诊为肺癌。

^{18}F-FDG PET/CT 检查目前广泛应用于肺结节的良恶性诊断，具有较高的敏感性、特异性和准确性。一般行 ^{18}F-FDG PET/CT 检查，肺错构瘤在 CT 图像上表现不典型，内部没有脂肪成分和钙化，或者内部脂肪含量少，不仔细测量易忽略，鉴别诊断相对困难。此外，少数肺错构瘤还可为分叶状，甚至有毛刺、胸膜牵拉和跨叶生长等恶性征象。大部分错构瘤 ^{18}F-FDG 摄取无明显增高，但有部分错构瘤 ^{18}F-FDG 摄取轻度增高，可能与病灶大小、生长速度有关。于长海等分析了 47 例良性肺结节病例的 ^{18}F-FDG PET/CT 检查结果，包括 2 例错构瘤和其他良性病变在内的 21 例病变无摄取。De Cicco 等研究发现，部分体积较大的错构瘤在 PET/CT 图像上会有摄取增高，这对能否准确判断病变的良恶性提出了一定挑战，但大部分患者在延迟显像上摄取未增高。

本例肺错构瘤在形态学上具有肺癌的一些特征，如形态不规则，分叶状，无明显的钙化及脂肪密度，且 ^{18}F-FDG 摄取轻度增高，与低代谢恶性病变鉴别较困难。与肺癌的可鉴别之处在于：病灶与胸膜邻近，却无胸膜增厚、粘连征象；无毛刺；无纵隔、肺门淋巴结肿大等。

鉴别诊断：周围型肺癌、肺结核球等。

参考文献

[1] 刘瑛，吴宁，郑容，等. 肺错构瘤的正电子发射计算机体层摄影 -CT 表现. 中华放射学杂志，2013, 47(6): 513-516.

[2] 刘瑛，吴宁，郑容，等. ^{18}F-FDG PET/CT 结合胸部屏气螺旋 CT 对肺结节的诊断价值. 中国医学影像技术，2010, 26(1): 18-21.

[3] 于长海，汪涛，孙玉鹗，等. 肺部良性结节性病变 [18]F- 脱氧葡萄糖正电子发射体层摄影术检查. 中华外科杂志，2006, 44(2): 90-92.

[4] De Ciceo C, Bellomi M, Bartolomei M, et al. Imaging of lung hamartomas by multidetector computed tomography and positron emission tomography. Ann Thomc Surg, 2008, 86(6): 1769-1772.

（绍兴市人民医院：赵振华　张雅萍）

Case 24　纵隔原始神经外胚层肿瘤

- ○ **简要病史**

  患者，11岁，男性。左侧胸痛1周，CT检查示左肺巨大肿块。

- ○ **实验室检查**

  实验室检查无异常。

- ○ **影像学检查资料**

  ^{18}F–FDG PET/CT图像见图24–1和图24–2。

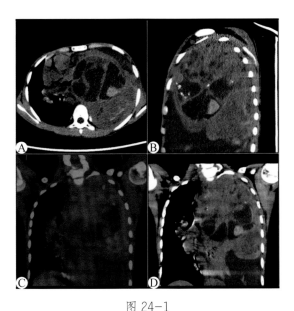

图 24–1

A. CT轴位图像；B. CT矢状位图像；
C. PET/CT冠状位融合图像；D. CT冠状位图像

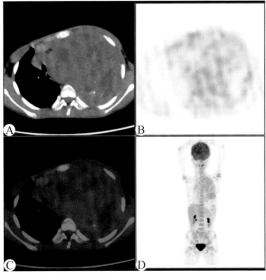

图 24–2

A. CT轴位图像；B. PET轴位图像；
C. PET/CT轴位融合图像；D. PET MIP图像

- ○ **影像解读**

  ^{18}F–FDG PET/CT图像（图24–1和图24–2）显示：左侧胸腔巨大分叶状囊实性肿块，内见多发囊状低密度影及多发小斑片状钙化，实性成分的平均CT值约为51.4HU，^{18}F–FDG摄取轻微增高，$SUV_{max} = 2.60$；肿块边界大致清楚，大小约11.4cm×15.2cm×18.0cm，上达胸廓入口左锁骨上窝，下达第2腰椎水平，内侧与纵隔广基底接触。纵隔

器官、大血管和心包、食管均向右侧移位。

○ **最终诊断**

穿刺病理：（左纵隔）原始神经外胚层肿瘤。

○ **诊断要点与鉴别诊断**

原始神经外胚层肿瘤（PNET）是一种少见的高度恶性软组织肿瘤，好发于儿童及青少年。PNET 可发生于神经系统及全身软组织。起源于外周神经系统的 PNET 被称为外周性 PNET，以躯干、四肢和中轴软组织多见；发生于纵隔的 PNET 较为罕见。PNET 以胸痛、胸闷气促和咳嗽三大症状为特征。PNET 的病理学表现为大小、形态一致的小圆形细胞，其诊断依靠特征性的镜下表现，但还需结合免疫组化结果来明确诊断。1991 年，Schmidtl 提出了 PNET 的诊断标准：至少表达两个不同的神经性标记或有 Homer-Wright 菊形团。CD99 是 PNET 敏感而具有诊断价值的标记，其阳性率可达 80%。纵隔 PNETD 的影像学表现为轮廓清楚、边缘光滑的巨大胸内软组织影，密度不均匀，常有液化区。CT 增强扫描见肿物有不均匀性增强，有时与周围脏器或组织界限不清，侵犯胸膜或心包者出现胸腔积液或心包积液。

^{18}F-FDG PET/CT 检查具有形态学与功能代谢相结合的优势，根据 ^{18}F-FDG 摄取值的不同可以推测 PNET 的病理分级、恶性程度及增殖能力，同时还可以发现转移灶等，这对全面评估肿瘤颇具优势。

鉴别诊断：肺母细胞瘤、生殖细胞肿瘤、胸腺来源肿瘤等。

参考文献

[1] Chawla A, Emmanuel J V, Seow W T, et al. Paediatric PNET: pre-surgical MRI features. Clinical Radiology, 2007, 62(1): 43-52.

[2] 陈自谦，张碧云，肖慧，等. 外周性原始神经外胚层肿瘤的 CT、MRI 表现与病理对照分析. 中华放射学杂志, 2006, 40(12): 1299-1302.

[3] 萨日，赵红光，代玉银，等. 胸壁原始神经外胚层瘤/尤文肉瘤 ^{18}F-FDG PET/CT 显像二例. 中华医学杂志, 2019, 99(23): 1831-1833.

（杭州全景医学影像诊断中心：许远帆）

Case 25　凸入食管腔的纵隔神经鞘瘤

○ **简要病史**

　　患者，59 岁，男性。自 2017 年 8 月起无明显诱因出现进食哽噎感，无胸背痛、腹痛，无反酸、嗳气，无恶心、呕吐，无发热，无明显消瘦。2017 年 11 月外院胃镜示：食管占位。病理活检示：少许黏膜慢性炎急性活动及片状坏死，未查见明显恶性证据。

○ **实验室检查**

　　AFP、CEA、CA19-9 及 CA125 水平均在正常范围。血常规及肝肾功能基本正常。

○ **影像学检查资料**

　　^{18}F-FDG PET/CT 图像见图 25-1—图 25-3。

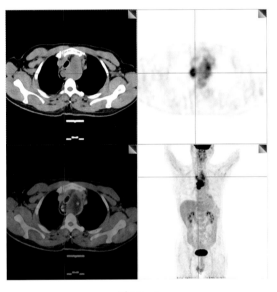

图 25-1

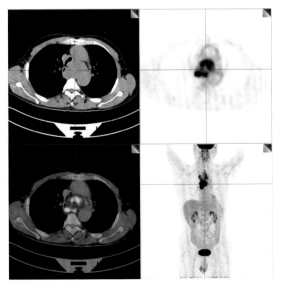

图 25-2

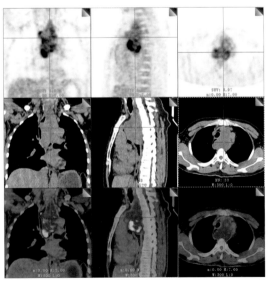

图 25-3

○ **影像解读**

^{18}F-FDG PET/CT 横断位、MIP 及三维图像（图 25-1—图 25-3）示：中上纵隔（食管走形区）巨大分叶状软组织肿块，范围约 88mm×62mm×21mm，密度欠均匀，病灶局部与食管分界不清并凸入食管腔内（十字线处），并致管腔狭窄，病灶不同区域 ^{18}F-FDG 代谢增高程度不同，SUV_{max} 为 6.4 ～ 12.6；区域淋巴结未见肿大或 ^{18}F-FDG 代谢增高。

○ **最终诊断**

^{18}F-FDG PET/CT 检查示纵隔内巨大占位伴 ^{18}F-FDG 代谢不均匀增高，考虑恶性肿瘤性病变的可能性大，伴局部食管受侵。

行胸腹腔镜下食管肿瘤切除＋食管胃颈部吻合＋空肠造瘘术。术后病理："食管旁"神经鞘瘤，大小约 12.0cm×7.0cm×4.5cm。

免疫组化结果：CD117（－），CD34（－），S-100（＋），Dog-1（－），Ki-67（－），CK（－），Vim（＋），SMA（－），Desmin（－），SOX10（＋），β-Catenin（－），Caplonin（－）。

○ **诊断要点与鉴别诊断**

患者病灶大部分位于纵隔间隙内，小部分凸入食管腔内，故定位于纵隔，非食管黏膜来源的可能性大。病灶巨大，其内密度欠均匀，边缘光整，除食管外邻近结构未见侵犯，因此考虑肿瘤性病变，间叶性肿瘤或神经源性肿瘤可能。病灶部分区域 ^{18}F-FDG 代谢增高显著，不除外局部恶性病变可能。

神经源性肿瘤如神经纤维瘤、神经鞘瘤、神经节细胞瘤、恶性神经鞘瘤、神经母细胞瘤等，好发于后纵隔脊柱旁，倾向于膨胀性缓慢生长。良性肿瘤直径一般超过 6cm，早期肿瘤较小，多无症状，不易被发现。恶性肿瘤生长快，易侵犯周围结构，其中神经母细胞瘤多见于儿童。神经源性肿瘤影像学上可见圆形、椭圆形或分叶状肿块，增强后肿瘤多呈轻中度强化，可缓慢强化，其中神经鞘瘤易坏死囊变。多数神经源性肿瘤的影像学表现为 ^{18}F-FDG 低代谢，亦有少数为高代谢，这与肿瘤大小及恶性程度存在一定相关性。间叶源性肿瘤（如间质瘤、平滑肌瘤、平滑肌肉瘤等）多为单发，其中间质瘤出血、坏死、囊变多见，增强时肿块呈不均匀强化；平滑肌瘤密度较均匀，轻度强化；平滑肌肉瘤强化通常较间质瘤明显，尤其在门脉期。

参考文献

[1] Pavlus J D, Carter B W, Tolley M D, et al. Imaging of thoracic neurogenic tumors. American Journal of Roentgenology, 2016, 207(3): 552-561.

[2] Miyake K K, Nakamoto Y, Kataoka T R, et al. Clinical, morphologic, and pathologic features associated with increased FDG uptake in Schwannoma. American Journal of Roentgenology, 2016, 207(6): 1288-1296.

[3] den Bakker M A, Marx A, Mukai K, et al. Mesenchymal tumours of the mediastinum—part Ⅱ. Virchows Archiv, 2015, 467(5): 501-517.

（上海交通大学医学院附属仁济医院：徐　莲　刘建军）

Case 26　后纵隔及胸膜多发孤立性纤维瘤（两例）

○ 简要病史

患者，67 岁，女性。2 个月前体检发现"后纵隔及左侧胸膜多发肿块"，无胸闷、气促、胸痛等不适。患者 16 年前行纵隔左侧肿瘤切除术（具体不详），病理示"考虑促纤维增生性间皮瘤，建议行免疫组化以明确诊断"，未做进一步处理。患者否认高血压、糖尿病、肝炎、结核等病史。

○ 实验室检查

NSE、ProGRP、SCCA、CYFRA21-1、CEA、CA125、AFP、CA153、CA19-9 水平均未见异常；CRP 36.10mg/L（0～8.00mg/L），D-二聚体 1.17mg/L（0～0.50mg/L）。血常规、肝肾功能等均未见异常。

○ 影像学检查资料

CT 图像见图 26-1。^{18}F-FDG PET/CT 图像见图 26-2 和图 26-3。

○ 影像解读

CT 图像示：后纵隔脊柱左旁见一等、低密度软组织肿块影，界清（图 26-1A，箭头所指）；增强后动脉期见轻度强化，肿块内及边缘可见血管影（图 26-1B，粗箭头所指）；增强静脉期病灶渐进性强化，可见包膜样结构（图 26-1C，箭头所指）；左侧胸膜另见多发长梭形、丘状软组织密度灶，增强后见渐进性强化（图 26-1D，箭头所指）。

^{18}F-FDG PET/CT 图像示：后纵隔脊柱左旁见类圆形软组织肿块影，大小约 75mm×60mm，密度欠均匀，放射性摄取轻度增高，$SUV_{max}=3.1$（图 26-2）；左侧胸膜见多发长梭形、扁丘状软组织密度结节及肿块影，大者约 50mm×17mm，上述病灶放射性摄取轻度增高，SUV_{max} 为 2.0 ～ 2.3（图 26-3）。

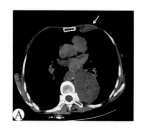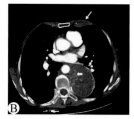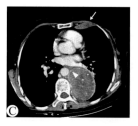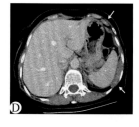

图 26-1

A. CT 平扫图像；B. 动脉期图像；C. 静脉期图像（一）；D. 静脉期图像（二）

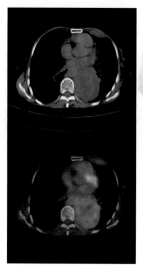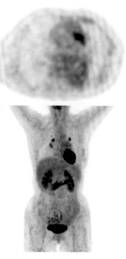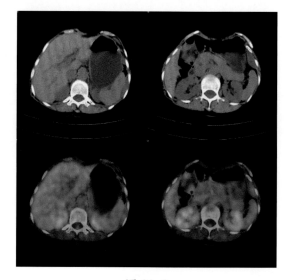

图 26-2

图 26-3

○ 最终诊断

病理（图 26-4）：HE 染色镜下见短梭形细胞伴胶原纤维增生。

免疫组化结果：Bcl-2（＋），CD117（－），CD34（＋），CD99（＋），CK（－），CK5/6（－），Desmin（－），Dog-1（－），Ki-67（2%＋），S-100（－），SMA（－），

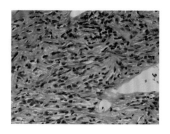

图 26-4

WT-1（－）。

病理诊断：结合免疫组化结果［CD34（＋）、CD99（＋）、Bcl-2（＋）］，符合孤立性纤维性肿瘤。

最终诊断：后纵隔及左侧胸膜多发孤立性纤维性肿瘤。

○ **诊断要点与鉴别诊断**

诊断要点：孤立性纤维性肿瘤（SFT）是一种临床上少见的起源于表达 CD34 抗原的树突状间质细胞的软组织肿瘤。SFT 好发于胸膜，也可发生于其他部位，如颅内、腹膜、腹膜后、肾脏、盆腔等。胸膜孤立性纤维性肿瘤（SFTP）约占所有胸膜肿瘤的5%，局部有复发倾向，生物学行为介于良、恶性肿瘤之间。SFTP 以 40～70 岁多见，平均年龄约 50 岁，无明显性别差异。SFTP 生长较缓慢，早期瘤体较小时，患者无明显临床症状。随着肿块不断增大，对肺组织和纵隔造成压迫，可出现胸痛、胸闷、咳嗽、气促、呼吸困难等症状。SFTP 常单发，以宽基底附着于胸膜表面，少数肿块边缘可带蒂，因此可在胸膜腔内滑动。巨大的 SFTP（最大径＞10cm）多以膨胀性、铸形生长，分界较清，偶可见包膜，一般不形成浸润、破坏征象。CT 平扫呈等或略低密度，肿瘤较小时密度均匀，肿瘤较大时可因黏液变性、出血、坏死、囊变、钙化而密度不均匀。CT 增强表现为动脉期轻度强化，部分肿瘤内及边缘可见粗大、扭曲血管影；静脉期和延迟期具明显强化的"渐进性"强化特点，较大肿瘤可出现特征性的"地图样"强化。^{18}F-FDG PET/CT 扫描，大多数 SFTP ^{18}F-FDG 的摄取类似于纵隔血池。有研究者指出，可以依据 ^{18}F-FDG SUV_{max} 值来区分 SPFP 的良恶性，并提出 $SUV_{max} ＞ 2.5$ 可作为诊断恶性 SFTP 的依据。如图 26-5 所示是一例 49 岁男性 SFT 患者的 PET/CT 图像，可见左下胸腔大小约 65mm×97mm 的软组织肿块，左肺下叶膨胀不全，与胸壁间脂肪线存在，肿块密度欠均匀，^{18}F-FDG 轻度摄取，浓聚程度与纵隔血池相仿。

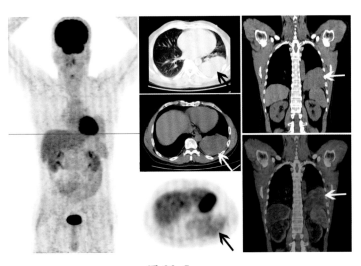

图 26-5

本例 SFTP 发生于后纵隔及左侧胸膜，为多发病灶，较为罕见，较难与胸膜神经纤维瘤病、胸膜间皮瘤鉴别。胸膜神经纤维瘤病是一种显性遗传性疾病，多数有明显家族史，以年轻人多见。80% 的胸膜间皮瘤与石棉接触史有关，这是帮助鉴别诊断的临床特点。本例各病灶的 SUV_{max} 为 2.0～3.1，体积相对小的病灶 SUV_{max} 相对较低（2.0），体积大的病灶 SUV_{max} 相对较高（3.1），超过 2.5，本例病理诊断为良性，故 $^{18}F-FDG$ PET/CT 检查 SUV_{max}（以 2.5 为界）预测 SFTP 良恶性，有待进一步的临床验证。

总之，SFTP 是一种少见的间质细胞来源肿瘤，CT 表现为胸腔内多发软组织肿块，以宽基底与胸膜相连，呈丘状或铸形生长，增强呈"地图样"不均匀强化及渐进性强化，部分肿瘤内及边缘见血管影，$^{18}F-FDG$ 代谢增高，应考虑 SFTP 可能。由于 SFTP 具有复发倾向，本例患者 16 年前行纵隔左侧肿瘤切除术，病理示"考虑促纤维增生性间皮瘤，建议行免疫组化以明确诊断"，本次不能完全排除 SFTP 复发可能，故 SFTP 术后的患者应进行长期随访观察。

鉴别诊断：胸膜神经纤维瘤病、胸膜间皮瘤等。

参考文献

[1] 白峻虎，张永海，汪静静，等．胸膜孤立性纤维瘤的 MSCT 诊断与鉴别诊断．实用放射学杂志，2016, 32(9): 1364-1366.

[2] 王同明，任月勤，刘新爱．胸部孤立性纤维性肿瘤的 MSCT 表现与手术病理．放射学实践，2016, 31(10): 934-937.

[3] Migliore M, Okateya V, Calvo D, et al. Two cases of giant solitary fibrous tumor of the pleura: a not-so-rare tumor? Asian Cardiovasc Thorac Ann, 2014, 22(2): 226-228.

（温州医科大学附属第一医院：纪晓微　郑祥武　唐　坤　林　洁）
（中国人民解放军联勤保障部队第 903 医院：潘建虎　陈泯涵　张宝燕　方　元）

Case 27 食管憩室 – 支气管瘘所致肺部感染、肺脓肿形成

○ **简要病史**

患者，63 岁，男性。3 年前开始出现受凉后咳嗽，阵发性，咳少许白痰，伴右侧胸背部隐痛不适，无放射痛，无胸闷、气闭，无恶心、呕吐，无畏寒、发热等不适，自服抗生素后好转。2 个月前，症状再发，咳嗽，咳少许白痰，伴右胸背部隐痛，无咯血，无畏寒、发热。支气管镜示"右下肺背段炎症可能，肺结核待排"。支气管肺泡灌洗液培养示"肺炎克雷伯杆菌（＋＋），氨苄西林耐药，余敏感"。诊断为"肺部感染"，予左氧氟沙星抗感染治疗 6 天，症状好转出院。患者 10 天前无明显诱因咳脓血性痰，有时鲜红色，有时暗红色，吞咽刺激性食物时，有向右下胸壁放射痛不适，无畏寒、发热，无声音嘶哑，无心慌、心悸。至丽水市中心医院就诊，诊断为"肺部感染"，予头孢地尼抗感染及止血治疗 6 天，症状无明显好转。

○ **实验室检查**

白细胞计数 7.6×10^9/L，中性粒细胞百分比 75.5%，中性粒细胞绝对值 5.7×10^9/L。肿瘤标志物：CEA 1.2ng/ml，CA125 9.5U/ml，CA19–9 4.2U/ml。

○ **影像学检查资料**

CT 图像见图 27–1 和图 27–2。^{18}F–FDG PET/CT 图像见图 27–3 和图 27–4。食管造影见图 27–5。

○ **影像解读**

初始第一次行胸部 CT 平扫（图 27–1），示右肺下叶脊柱旁斑片状密度增高影，边界模糊。

2 个月后复查胸部增强 CT（图 27–2），示右肺下叶脊柱旁病灶实变，增强扫描可见渐进性强化，内见斑片状低密度坏死区，坏死边缘强化较明显。

5 个月后行 ^{18}F–FDG PET/CT 检查（图 27–3），示右肺下叶近脊柱旁见不规则团块影，肺窗约 4.1cm×2.5cm，其内密度不均，^{18}F–FDG 代谢不均匀增高，$SUV_{max} = 7.6$，中央缺损改变。

^{18}F–FDG PET/CT 薄层 CT 重组（图 27–4）清晰显示食管憩室 – 气管瘘。

食管造影（图 27-5）提示食管中下段囊袋突出影。

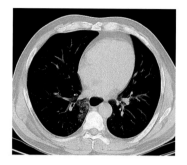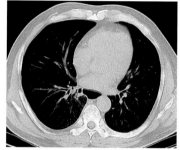

图 27-1

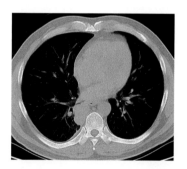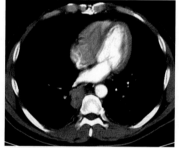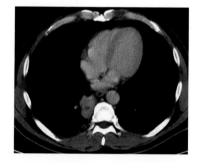

图 27-2

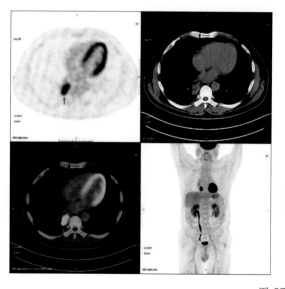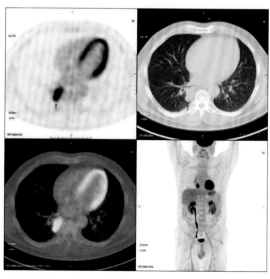

图 27-3

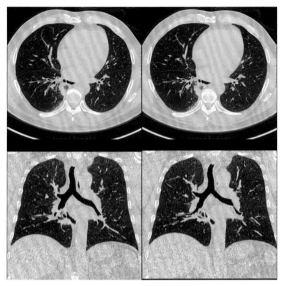 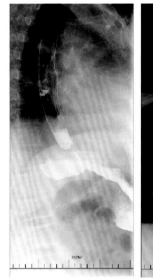 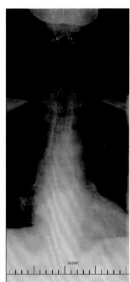

图 27-4   图 27-5

○ 最终诊断

手术资料：右下肺与胸腔局部粘连致密，未见胸腔积液，叶间裂发育不完全；食管下段与右下肺粘连致密，呈慢性炎症表现，探查食管下段可见憩室，大小约2.0cm×2.0cm，底部见小瘘口，大小约0.5cm，与支气管相通，右下肺局部肺脓肿形成，可见脓液溢出。

右肺下叶切除组织病理（图27-6）："右肺下叶"支气管肺炎伴多灶肺脓肿形成，脓肿旁肺组织呈机化性肺炎改变。

前后两次胃镜检查（图27-7）提示食管下段憩室，但最后一次仔细观察发现周围0.4cm×0.5cm瘘口，验证PET/CT诊断。

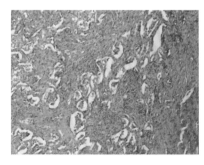

图 27-6

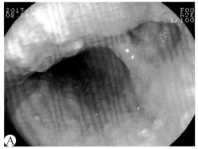

图 27-7

A.第一次胃镜；B.第二次胃镜

最终诊断为食管憩室 – 气管瘘所致肺部感染、肺脓肿形成。

○ **诊断要点与鉴别诊断**

食管憩室多见于青年人及成年人，可以单个或多个，常发生于食管中下段，上段少见。食管中段憩室多属牵引型憩室，常由纵隔慢性炎性瘢痕或支气管旁结核性淋巴结炎牵引食管壁形成。食管憩室常见的并发症是憩室内潴留食物反流至咽部或憩室与支气管之间形成瘘道而引起误吸性肺炎，可出现饮水后呛咳等典型临床表现。食管憩室无症状者无须进行特殊治疗，如有并发感染、瘘管形成或疑有癌变，宜积极进行手术治疗。

多数食管憩室可经 X 线食管钡餐检查发现，并可显示其形态、位置和大小，但对确定瘘的病因有一定难度。CT 检查易发现食管憩室 – 支气管瘘引发的肺内感染，若吞服含碘对比剂，发现对比剂进入肺内，则可以间接推断食管 – 支气管瘘的存在。但当其合并感染或食管 – 气管瘘时，^{18}F-FDG PET/CT 检查亦表现为高摄取，其影像学诊断及鉴别诊断有时较困难。胃镜检查能进一步明确食管 – 支气管瘘的发生原因，如发现食管憩室与气管支气管之间形成瘘道的憩室底部小瘘孔，并能明确憩室伴发情况及活检确诊有无恶变。

本例患者 3 年来经对症治疗后，病情仍反复发作，先后在国内多家医院就诊，行多次 CT 及胃镜检查，行一次气管镜检查及 2 次肺部病变穿刺活检，均未确诊。我们通过询问患者病史、症状，对比系列老片，结合食管造影、胃镜检查，以及患者吞咽刺激性食物时向右下胸壁放射特征，考虑食管憩室 – 气管存在瘘口可能；再通过 ^{18}F-FDG PET/CT 薄层重组图像观察到瘘口，并且经再次胃镜检查，证实憩室 – 气管存在瘘口。

鉴别诊断：（1）肺癌。肺癌影像学上可表现为肺内规则或不规则肿块，边缘分叶及毛刺；^{18}F-FDG PET/CT 表现为高摄取，肿瘤内部坏死不规则，无明显脓腔壁强化特点；位于胸膜下的病灶常侵犯毗邻胸膜，可合并纵隔及淋巴结肿大或远处转移表现。

（2）肺隔离症。肺隔离症属于先天发育畸形，分为肺叶内型和肺叶外型。多数病变发生于下肺区域且较偏后，常位于下叶基底段，以左侧偏多，CT 表现为囊状、不规则团状、大片影；CTA 可显示来源于体循环的血供进而确诊。如合并感染，内可见液 – 液平面，^{18}F-FDG PET/CT 表现为高摄取。本例未见明确体循环供血，可予以鉴别。

参考文献

[1] Tomiyama K, Ishida H, Miyake M, et al. Benign acquired bronchoesophageal fistula in an adult. Jpn J Thorac Cardiovasc Surg, 2003, 51(6): 242-245.

[2] 平育敏 , 白世祥 , 孟宪利 , 等 . 膈上食管憩室并发支气管瘘 2 例 . 中华胸心血管外科杂志 , 1999, 15(5): 307.

[3] Braghetto I, Cardemil G, Schwartz E, et al. Videothoracoscopic management of middle esophageal diverticulum with secondary bronchoesophageal fistula: report of a case. Surg Today, 2008, 38(12): 1124-1128.

[4] 孙晓艳 , 孙宇田 , 赵继红 , 等 . 2 例食管憩室支气管瘘影像学表现 . 中国临床医学影像杂志 , 2010, 21(3): 225.

（丽水市中心医院：程　雪　王祖飞）

Case 28　心脏滑膜肉瘤

○ **简要病史**

患者 , 35 岁 , 男性。因 "发热 15 天 , 胸闷 3 天" 就诊。主诉 2017 年 12 月 14 日受凉后出现发热 , 最高体温 38℃ , 连续发热 5 天 , 伴咳嗽、咳痰 , 于当地医院就诊 , 诊断为 "肺炎" , 并给予抗感染治疗（具体不详）, 后患者症状有所缓解。12 月 22 日 , 开始出现胸闷、憋气、心慌等不适 , 当地医院行胸部 CT 检查 , 示心包大量积液。12 月 27 日 , 行心包穿刺置管引流术 , 术后胸闷症状缓解 , 未再发热。为进一步诊治 , 12 月 28 日至北京协和医院就诊。血常规示：白细胞计数 10.74×10^9/L , 血红蛋白 144g/L。给予抗感染、补液等对症治疗 , 建议择期完善结核相关检查。检验结果示：自身免疫抗体、抗线粒体、平滑肌抗体、抗核抗体五项、抗心磷脂抗体两项均正常。超声心动图检查示右心室肿物性质待定 , 三尖瓣轻度反流 , 少量心包积液。请中国人民解放军第 309 医院会诊 , 考虑心包积液结核可能 , 建议给予抗结核药物治疗。口服利福喷丁、乙胺丁醇、异烟肼治疗结核 , 并加用甲泼尼龙、雷尼替丁。经请示上级医师 , 考虑请心外科会诊。后考虑患者心脏占位诊断明确 , 有手术指征 , 遂转心外科监护室继续治疗。转入心外科后 , 积极完善术前相关检查。

○ **实验室检查**

见 "简要病史"。

○ **影像学检查资料**

心脏 CTA 图像见图 28-1。心脏 ^{18}F-FDG PET/MR 图像见图 28-2。

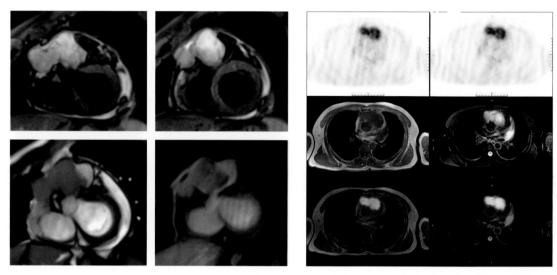

图 28-1　　　　　　　　　　　　　　　　　　　　图 28-2

○ **影像解读**

心脏 CTA 图像（图 28-1）示：肺动脉主干前壁恶性富血供肿块，以血管肉瘤的可能性大。

^{18}F-FDG PET/MR 图像（图 28-2）示：右心室上方见等 T_1、稍长 T_2 信号影，形态不规则，大小约 6.7cm×3.6cm，病变部位与主肺动脉及右心室界限不清，注射 MR 对比剂后强化显著；右心室上方异常高代谢肿块，放射性摄取异常增高，SUV_{max} = 6.3。考虑肿瘤性病变，恶性的可能性大（肉瘤？），病变与主肺动脉及右心室界限不清，不能排除病变周围结构受侵。

○ **最终诊断**

患者在完善术前检查后行右心室及肺动脉肿瘤切除＋右心室流出道重建＋心包剥脱手术。

病理：（右心室）梭形细胞恶性肿瘤，部分呈上皮样，细胞异型明显，可见核分裂象，部分呈腺样排列。结合形态、免疫组化及分子病理学检查结果，符合滑膜肉瘤。

免疫组化结果：CK（＋），EMA（＋），CK5/6（个别细胞＋），Bcl-2（局部＋），CD56（＋），Ki-67（60%＋），MyoD1（－），Myogenin（－），Actin（HHF35）（－），Desmin（－），PAX-5（－），CD34（－），CD117（－），Vim（＋），SMA（－），

Nestin（－），S-100（－）。

分子病理学检查结果：FISH 检测显示 *SS18* 基因染色体易位，阳性细胞比例为 25/100。

○ **诊断要点与鉴别诊断**

原发性心脏肿瘤较为罕见，发病率为 0.001%～0.028%，且可分为良性、恶性、原发性和继发性肿瘤。原发性良性肿瘤包括不同类型的肌瘤、错构瘤、黏液瘤、脂肪瘤和纤维瘤，占 75%～80%。常见的原发性恶性肿瘤包括不同类型的肉瘤、间皮瘤和淋巴瘤，其中血管肉瘤是最常见的心脏恶性肿瘤，滑膜肉瘤更为少见。继发性心脏恶性肿瘤是由乳腺癌、肺癌、黑色素瘤和淋巴瘤引起的最常见的转移瘤。滑膜肉瘤多好发于右心房，易破裂出血，且预后差，临床表现无特异性。超声心动图和 CT 能提供心脏占位性病变的形态学特征，MRI 检查的软组织分辨力高，可明确肿瘤的大小、形态、边缘和邻近器官受侵情况，能更好地评价心肌浸润的范围，是重要的诊断方法。PET/MR 在解剖影像的基础上加入肿瘤细胞代谢信息，可以从分子水平直观评价肿瘤组织的葡萄糖代谢状况，通常作为常规影像的补充方法。绝大部分滑膜肉瘤具有高代谢特点，多表现为 ^{18}F-FDG 的高摄取。由于心脏肿瘤罕见，故 ^{18}F-FDG PET/MR 相关的临床研究并不多见。

鉴别诊断：（1）原发性心脏淋巴瘤。该病多发于右心房，心脏 MR 平扫和首过灌注与原发性心脏滑膜肉瘤表现相似，但心脏 MR 延迟扫描未强化。

（2）右心房黏液瘤。该病好发于右心房，以中青年男性患者多见。MRI 是诊断右心房黏液瘤的最佳方法，可见房间隔附着黏液瘤且带蒂的黏液瘤会伴随瘤体大小、形态和心动周期运动发生变化。而原发性心脏滑膜肉瘤则发生于心脏游离壁且无以上变化。

参考文献

[1] Schur S, Hamacher R, Brodowicz T. Pazopanib in primary cardiac angiosarcoma of the right atrium: a case report. Case Rep Oncol, 2016, 9(2): 363-367.

[2] Patel S D, Peterson A, Bartczak A, et al. Primary cardiac angiosarcoma - a review. Med Sci Monit, 2014 (20): 103-109.

[3] Colin G C, Symons R, Dymarkowski S, et al. Value of CMR to differentiate cardiac angiosarcoma from cardiac lymphoma. JACC Cardiovasc Imaging, 2015, 8(6): 744-746.

[4] 李杰，魏廷举，马宁，等. 心脏肿瘤 103 例的诊断与治疗. 中国胸心血管外科临床杂志, 2016, 23(5): 440-443.

（中国人民解放军总医院：常 燕 徐白萱）

Case 29 原发性心包间皮瘤

○ **简要病史**

患者，53 岁，女性。5 天前无明显诱因出现胸闷、气急，偶有干咳，无发热、咯血等症状，双下肢轻度水肿。

○ **实验室检查**

血常规：血红蛋白 101g/L（115～150g/L），余均正常。涂片查抗酸杆菌（－）。肿瘤指标：CA125 83.3U/ml（≤ 15U/ml）。心包液穿刺常规：外观血性。细胞计数 1600/μl（< 100μl）。李凡他试验（＋）。心包液穿刺生化：总蛋白 48.6g/L（18～30g/L），乳酸脱氢酶 709U/L（65～200U/L），腺苷脱氨酶 14U/L（0～35U/L），超敏 C 反应蛋白 15.39mg/L（0～8mg/L）。

○ **影像学检查资料**

^{18}F-FDG PET/CT 图像见图 29-1 和图 29-2。

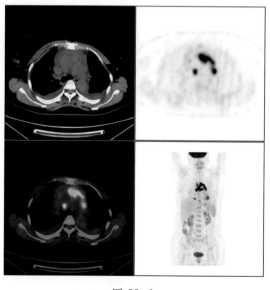
图 29-1

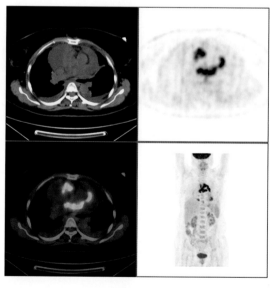
图 29-2

○ **影像解读**

^{18}F-FDG PET/CT 图像（图 29-1 和图 29-2）显示：心包不规则结节状增厚，最厚处

约 17mm，放射性摄取增高，SUV$_{max}$ = 13.02，以心包脏层为主；心包大量积液，两侧胸腔中等量积液；余全身未见异常 ^{18}F-FDG 高代谢病变。

○ **最终诊断**

心包穿刺液病理：心包液细胞块见多堆恶性肿瘤细胞。

免疫组化结果：Calretinin（＋），Wilms tumor（＋），TTF-1（－），Napsin A（－），CK5/6（＋），MC（HBME-1）（－），CK7（＋），CK20（－），Villin（－），PAX-8（－），ER（－），PR（－）。

结合免疫组化结果，考虑恶性间皮瘤。

○ **诊断要点与鉴别诊断**

原发性心包间皮瘤（PPM）是一种致死率高且极为罕见的疾病，约占所有间皮瘤的1%，病因尚不清楚。PPM 的诊断非常困难，国内外文献常为个案报道，临床症状无特异性，心包积液细胞学检查常为阴性，B 超、CT 及 MRI 等影像学表现也不特异。肿瘤最常表现为包裹心脏的弥漫性生长模式。本例心包病变表现为多发不均结节状、条片状包绕心脏生长的 ^{18}F-FDG 高代谢灶。PET/CT 的优势在于全身显像，能对病灶范围、其他全身情况进行评估。另外，PET/CT 对病灶活检部位有提供参考的价值。本例患者其他部位未见异常高代谢病灶，基本排除转移性肿瘤，也清晰显示病灶的累及范围。

鉴别诊断：（1）心包转移瘤。心包转移瘤也可表现为心包结节及心包积液，^{18}F-FDG 代谢摄取亦可增高，但心包转移瘤多表现为单发性结节改变，大部分无弥漫性心包增厚。

（2）心包结核。心包腔炎性反应刺激可导致心包反应性增生，有时临床表现及体格检查与恶性间皮瘤相似，但心包腔炎性反应起病急，影像学表现迟于临床表现，心包增厚程度多不严重，多呈轻度弥漫、均匀增厚及摄取，无外周侵犯表现。而且心包结核往往有肺内结核的依据，实验室检查可能有提示。

参考文献

[1] 石华铮，杨春山，洪骥，等. ^{18}F-FDG PET/CT 诊断原发性心包间皮瘤三例. 中华核医学与分子影像杂志, 2012, 32(1): 67-68.

[2] Sivrikoz İ Ak, Önner H, Dündar E K, et al. F-18 FDG PET/CT images of a rare primer cardiac tumour: primary pericardial mesothelioma. Anatol J Cardiol, 2016, 16(8): 635-636.

[3] Ost P, Rottey S, Smeets P, et al. F-18 fluorodeoxyglucose PET/CT scanning in the diagnostic work-up of a primary pericardial mesothelioma: a case report. J Thorac Imaging 2008, 23(1): 35-38.

（中国科学院大学宁波华美医院：金银华　高巧灵　郭修玉）

Case 30　原发胸膜弥漫大 B 细胞淋巴瘤

○ **简要病史**

患者，64 岁，女性。反复间歇性右后胸背部刀割样疼痛 4 个月余，无咳嗽、咳痰，无咯血，无发热、乏力等其他不适。

○ **实验室检查**

血常规、大小便常规均正常。生化：白蛋白 36.7g/L（40.0 ~ 55.0g/L），白蛋白 / 球蛋白为 1.03（1.20 ~ 2.40），超敏 C 反应蛋白 19.64mg/L（0 ~ 8.00mg/L）。肿瘤标志物全套均为阴性。

○ **影像学检查资料**

^{18}F–FDG PET/CT 图像见图 30–1 和图 30–2。

○ **影像解读**

^{18}F–FDG PET/CT 图像（图 30–1 和图 30–2）显示：右后下胸膜局部呈肿块样增厚，密度不均，放射性摄取明显增高，$SUV_{max} = 16.38$，范围约 56mm×21mm；余两侧胸膜不均匀轻度增厚伴条带状钙化，放射性摄取未见明显增高。

○ **最终诊断**

右侧胸膜活检病理：结合免疫组化结果，符合非霍奇金淋巴瘤，EB 病毒（＋）的弥漫大 B 细胞型。

免疫组化结果：CD10（部分＋），CD2（部分＋），CD20（－），CD3（部分＋），CD30（＋），CD43（＋），CD79a（＋），CD38（部分＋），CD138（灶＋ / －），EBER（＋），CK（pan）（－），Ki–67（70%＋），CK5/6（－），Calretinin（－），Bcl–6（－），Bcl–2（＋），MUM1（＋），PAX–5（＋）。

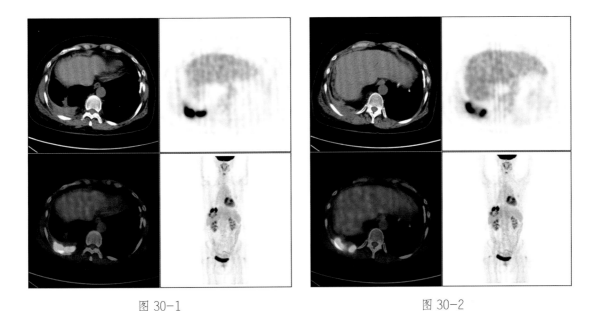

图 30-1   图 30-2

○ 诊断要点与鉴别诊断

胸膜原发性淋巴瘤分为与人类免疫缺陷病毒（HIV）感染有关的原发性渗出性淋巴瘤和脓胸相关淋巴瘤两种类型。本例是以胸膜原发性病变为唯一表现的淋巴瘤，极为罕见。本例患者 CT 检查显示两侧胸膜多发增厚伴钙化，追踪病史发现患者年轻时有石棉接触史，提示可能与慢性胸膜疾病所引起的 B 细胞的长期炎症刺激有关。

胸膜原发性弥漫大 B 淋巴瘤的 ^{18}F-FDG PET/CT 检查病例罕见报道。本例患者 ^{18}F-FDG PET/CT 图像表现为右后下胸膜局部呈肿块样增厚，呈明显高代谢，SUV_{max} 达 16.38，符合淋巴瘤的表现。胸膜原发性淋巴瘤的确诊最终需要依靠组织病理学，本例开胸术后获得病理确诊。胸膜淋巴瘤可以是任何病理类型，但弥漫大 B 细胞淋巴瘤（DLBCL）是迄今引起胸膜恶性淋巴瘤最常见的类型。^{18}F-FDG PET/CT 检查可基本排除其他部位存在病变，因此本例患者可排除其他部位来源淋巴瘤累及胸膜可能。此外，本例还需鉴别胸膜恶性间皮瘤及胸膜转移瘤。

参考文献

[1] 吴文，王黎，沈杨，等 . 原发性胸膜弥漫大 B 细胞淋巴瘤伴免疫性血小板减少症一例并文献复习 . 白血病·淋巴瘤，2018, 27(4): 238-242.
[2] 孙美玲，刘学萍，姜淑娟，等 . 胸膜原发性弥漫大 B 细胞淋巴瘤一例并文献复习 . 中

华结核和呼吸杂志 , 2014, 37(11): 835-839.

[3] Oikonomou A, Giatromanolaki A, Margaritis D, et al. Primary pleural lymphoma: plaque-like thickening of the pleura. Japanese Journal of Radiology, 2010, 28(1): 62-65.

（中国科学院大学宁波华美医院：金银华　高巧灵　郭修玉）

Case 31　双侧乳腺癌

○ **简要病史**

患者，54 岁，女性。发现右乳肿块 1 个月余。超声示两侧乳腺多发病灶，右侧肿块 BI–RADS 5 类。

○ **实验室检查**

血常规及肿瘤指标均正常。

○ **影像学检查资料**

^{18}F–FDG PET/CT 与 ^{18}F–FDG PET/MR 图像见图 31–1。

○ **影像解读**

^{18}F–FDG PET/CT 图像（图 31–1）显示：右乳外上象限肿块（20.5mm），边界欠清，密度欠均匀，边缘可见毛刺，^{18}F–FDG 摄取显著增高，$SUV_{max} = 9.21$；左乳 2 枚病灶，左乳外上象限病灶（6.5mm），左乳内上象限病灶（7.8mm），边界模糊，与正常纤维腺体分界欠清，内部密度较均匀，^{18}F–FDG 摄取轻度增高，SUV_{max} 分别为 1.56、1.95。

^{18}F–FDG PET/MR 乳腺扫描图像（图 31–1）显示：右乳肿块呈等 T_1、混杂 T_2 信号，DWI 序列明显弥散受限，周围脂肪呈推压改变，邻近腺体结构紊乱，皮肤局限性增厚，^{18}F–FDG 摄取增高，$SUV_{max} = 14.41$；左乳 2 枚病灶，边界清晰而不光整，内部信号欠均匀，呈环形高 T_2 信号，边缘可见毛刺，SUV_{max} 分别为 3.86、3.49。

○ **最终诊断**

3 枚病灶穿刺病理均为浸润性导管癌。

○ **诊断要点与鉴别诊断**

PET/CT 检查在乳腺癌的分期、疗效评价方面已得到临床广泛认可，但其对乳腺微小病灶检出的敏感性较低，易造成假阴性。

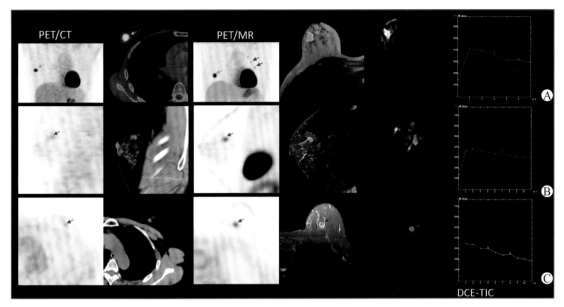

图 31-1

A. 右乳外上象限病灶（20.5mm）：从左向右依次为 PET/CT MIP 图像、PET/CT 轴位融合图像、PET/MR MIP 图像、PET/MR T_1WI 轴位融合图像、DWI 轴位图像、MR 动态增强曲线；B. 左乳外上象限病灶（6.5mm）：从左向右依次为 PET/CT 矢状位图像、CT 矢状位图像、PET/MR 矢状位图像、MR T_2WI 矢状位图像、DWI 轴位图像、MR 动态增强曲线；C. 左乳内上象限病灶（7.8mm）：从左向右依次为 PET/CT 轴位图像、CT 轴位图像、PET/MR 轴位图像、MR T_2WI 轴位图像、DWI 轴位图像、MR 动态增强曲线

　　MRI 检查目前是乳腺检查的重要手段之一，能精确显示乳腺病灶的形态、大小、数目，是目前术前评价病灶范围、术后或放化疗后疗效评价等方面的重要影像学手段。

　　一体化 PET/MR 实现了 PET 与 MR 真正的生理同步，具有更低的辐射剂量，又很好地保留了两者独立的诊断功能。与 PET/CT 常规仰卧位的显像方式不同，PET/MR 乳腺显像采用了俯卧位的方式，并将双侧乳腺置于专用线圈内，有效避免了呼吸运动对 PET 图像的影响，可更长时间采集信息，获得高信噪比图像，同时可获得高质量的 MR 图像，在乳腺肿瘤的诊治中有着独特的优势。比较本例患者的 PET 图像，PET/MR 图像上病灶边界更为清晰，浓聚更显著，而作为参考的正常背景组织摄取更低。半定量结果中，PET/MR 图像的 SUV_{max} 和 T/B 值显著高于 PET/CT。

　　Grueneisen 等研究显示，PET/MR 对乳腺癌诊断的灵敏度、特异度、准确率分别为 78%、94%、88%，高于 MR 与 PET/CT 的 67%、87%、80% 和 78%、90%、86%。许远

帆等对 59 例怀疑乳腺癌患者进行了全身 PET/CT 和乳腺 PET/MR 局部扫描，对 94 个病灶进行了对比分析，结果显示 PET/MR 的灵敏度、特异度及准确率（95.2%、90.6%、93.6%）高于 PET/CT（75.8%、93.8%、81.9%）；对于直径 ≥ 10mm 的病灶，两者的灵敏度、特异度及准确率比较，均无统计学意义；而对于直径 < 10mm 的病灶，PET/MR 的灵敏度（90.9%）和准确率（92.7%）明显高于 PET/CT（45.5%、68.3%）。

本例患者右乳外上象限结节，[18]F-FDG 摄取较高，两者诊断无差异。左乳 2 枚结节，[18]F-FDG PET/MR MIP 图像可清晰显示，而 ^{18}F-FDG PET/CT MIP 图像未见显示，CT 图像观察病灶特征较困难，诊断较难。断层 PET/MR 图像显示病灶边界更清晰，放射性浓聚程度更高，与周围组织区分明显，图像噪声也明显低于 PET/CT 图像。同时，MR 图像可清晰显示病灶边界不光整，有细小毛刺，DWI 序列弥散受限，增强曲线呈流出型，可明确乳腺癌诊断。

鉴别诊断：主要包括乳腺纤维瘤、导管内乳头状瘤等。

参考文献

[1] Kumar R, Chauhan A, Zhuang H M, et al. Clinicopathologic factors associated with false negative FDG-PET in primary breast cance. Breast Cancer Res Treat, 2006, 98(3): 267-274.

[2] Tabouret-Viaud C, Botsikas D, Delattre B M A, et al. PET/MR in Breast Cancer. Seminars in Nuclear Medicine, 2015, 45(4): 304-321.

[3] Dregely I, Lanz T, Metz S, et al. A 16-channel MR coil for simultaneous PET/MR imaging in breast cancer. Eur Radiol, 2015, 25(4): 1154-1161.

[4] Cho I H, Kong E J. Potential clinical applications of ^{18}F-fluorodeoxyglucose positron emission tomography/magnetic resonance mammography in breast cancer. Nucl Med Mol Imaging, 2017, 51(3): 217-226.

[5] Oehmigen M, Lindemann M E, Lanz T, et al. Integrated PET/MR breast cancer imaging: attenuation correction and implementation of a 16-channel RF coil. Medical Physics, 2016, 43(8): 4808.

[6] Grueneisen J, Nagarajah J, Buchbender C, et al. Positron emission tomography/magnetic resonance imaging for local tumor staging in patients with primary breast cancer: a comparison with positron emission tomography/computed tomography and magnetic resonance imaging. Investigative Radiology, 2015, 50(8): 505-513.

[7] 许远帆，梁江涛，王芳晓，等. ^{18}F-FDG PET/MR 与 PET/CT 在乳腺肿瘤诊断中的初步对比研究. 临床放射学杂志, 2019, 38(5): 815-820.

（杭州全景医学影像诊断中心：许远帆）

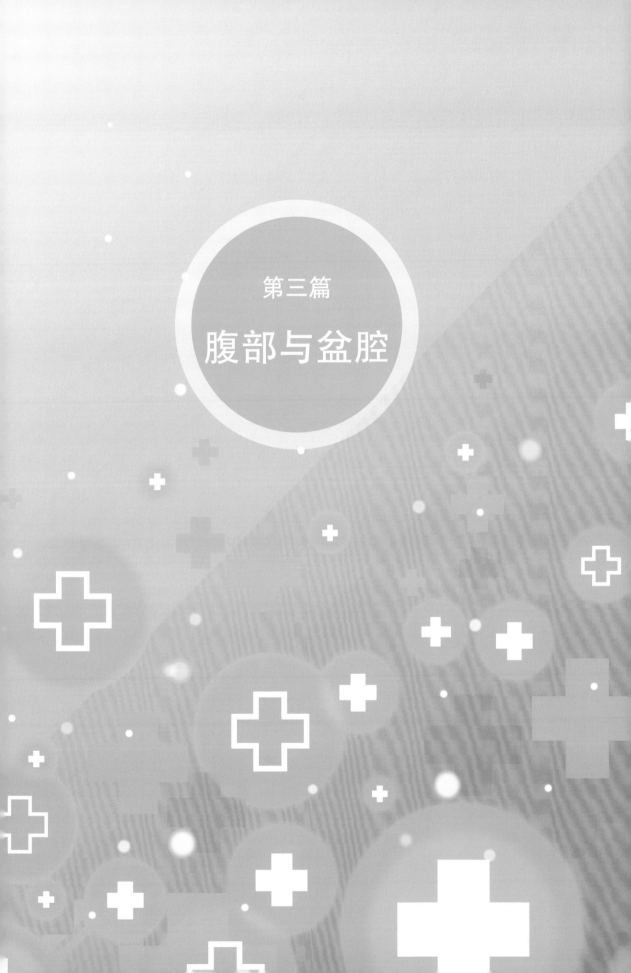

第三篇

腹部与盆腔

Case 32 肺及肝上皮样血管内皮细胞瘤（两例）

○ 简要病史

患者，31 岁，男性。发现肺部及肝脏结节 2 天。2 天前患者到当地医院体检，超声检查发现肝脏多发结节；CT 检查提示肝脏、双肺多发病灶，考虑胡桃夹综合征可能。患者无特殊症状，体重无改变，否认病毒性肝炎、结核等传染病病史，无不良嗜好，既往史无殊。为肝肺结节定性，申请行 ^{18}F-FDG PET/CT 检查。

○ 实验室检查

肿瘤系列：铁蛋白 255.91ng/ml，余 CEA、CA19-9 等水平正常。血清总胆红素 45.12 μ mol/L（↑），直接胆红素 24.02 μ mol/L（↑），间接胆红素 21.10 μ mol/L（↑），胃蛋白酶原 Ⅰ 63.35ng/ml（↓），淀粉样蛋白 A 12.20mg/L（↑）。自身免疫抗体谱检测正常。

○ 影像学检查资料

^{18}F-FDG PET/CT 和 MR 图像见图 32-1—图 32-8。

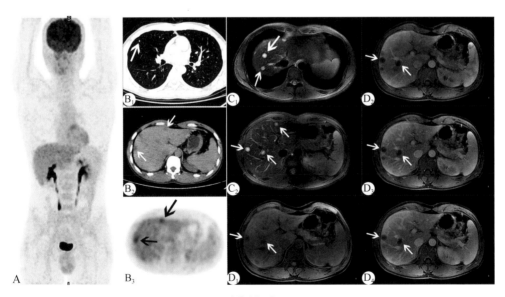

图 32-1

A. 全体部 PET/CT MIP 图像；B. 胸部 PET/CT 横断位图像；
C. 肝脏 MR T$_2$ 抑脂相图像；D. 肝脏 MR T$_1$ 抑脂相及动态增强图像

○ **影像解读**

^{18}F-FDG PET/CT 图像（图 32-1A、B）示：双肺各叶多发直径为 3 ～ 4mm 的小结节，大小、密度均匀，不均匀分布，^{18}F-FDG 代谢不高；肝左右叶多发结节状低密度影，直径为 15 ～ 18mm，界尚清；间隔 1 小时延迟显影示部分肝脏结节 ^{18}F-FDG 代谢增高，呈结节状浓聚，SUV_{max} 约为 3.73（肝脏本底 SUV_{max} 约为 2.20）。

MR 图像（图 32-1C、D）示：肝内多发类圆形、环形异常信号影，T_1WI 上呈稍低信号，T_2 抑脂相上呈等高信号，DWI 上呈高信号；增强后同心圆样渐进性强化，外围 "晕" 征，部分结节边缘见血管引入其中。

○ **最终诊断**

肝脏穿刺病理：梭形细胞增生性病变，伴散在血管结构，其内皮细胞增生，有异型，呈浸润性生长，肝细胞萎缩变性。

免疫组化结果：CK8/18（＋＋＋），ERG（＋＋），Fli-1（＋＋），HepPar-1（－），Arg-1（－），CD31（＋），CD34（＋），S-100（弱阳性），SMA（－，掉片），CD21（－），Ki-67（约 10%＋）。

结合免疫组化结果及临床表现，高度怀疑肝脏上皮样血管内皮细胞瘤（低度恶性）。

○ **诊断要点与鉴别诊断**

肝脏上皮样血管内皮细胞瘤（HEHE）是一种罕见的低 - 中度恶性肝脏血管源性肿瘤，2013 版 WHO 软组织肿瘤组织学分类归属于血管性肿瘤 - 恶性肿瘤。HEHE 多发生于成年女性，多无特别临床症状，影像学上病灶多位于肝脏各段周边包膜下区域，多发（或）弥漫结节型，有相互融合趋势。CT 检查示圆形、类圆形低密度结节，密度均匀或不均匀，不均匀者中央低密度；增强后结节内边缘呈环形强化，有向心性强化趋势，门脉期部分病灶显示 "晕征"。MRI 检查示 T_1WI 上呈低信号，中心呈更低信号。结节在 T_2WI 上呈高信号，中央更高信号。在 DWI 上呈中央高信号，核心外呈高信号晕。邻近包膜出现 "包膜回缩征"，增强后呈 "环靶征" 表现。由于上皮样血管内皮细胞瘤（EHE）嗜血管生长，易侵犯肝静脉或门静脉，肿瘤包绕、浸润静脉可致其管腔闭塞而终止于病灶边缘，不伴脉管栓子，呈典型 "棒棒糖" 征。^{18}F-FDG 浓聚程度等或稍高于肝脏本底。

另一例 HEHE 的影像学检查资料如图 32-2—图 32-8 所示。

半年前行 MR 平扫及增强扫描，示肝脏近包膜下见多枚结节状异常信号影，境界清楚，最大病灶直径约 18mm，T_1WI 上呈低信号（图 32-2，箭头所指），T_2WI 上呈高信号（图 32-3），DWI/ADC 上均呈稍高信号改变（图 32-4），增强后病灶周边部位延迟呈环形

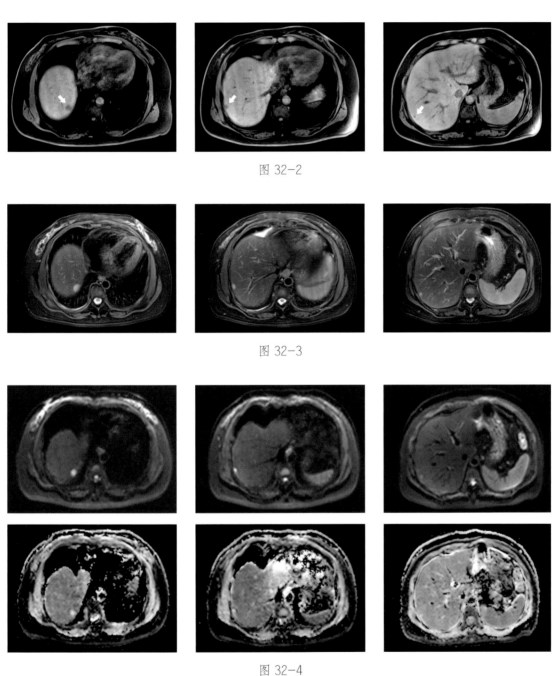

图 32-2

图 32-3

图 32-4

强化（图 32-5，箭头所指）。

　　行肝脏增强 CT 及 ^{18}F-FDG PET/CT 检查，示肝脏近包膜下见多枚结节状低密度影，对比前 MRI 片病灶增大，最大病灶直径约 22mm，境界欠清，其中肝 S_6 段结节内见细小颗粒状致密灶（图 32-6A，箭头所指），上述病灶增强后，病灶动脉期无明显强化，门脉期及延迟相呈周边部位环形强化或进行强化（图 32-6B、C，箭头所指）。^{18}F-FDG PET/CT 检查示早期结节未见 ^{18}F-FDG 摄取增高，与肝脏本底趋于一致（图 32-7，箭头所指）；延时约 60 分钟显像显示病灶 ^{18}F-FDG 摄取轻度增高，SUV_{max} 约为 3.4，略高于肝脏本底水平（图 32-8，箭头所指）。

　　肺上皮样血管内皮细胞瘤（PEHE）患者多无任何临床症状，部分患者同时伴发肝

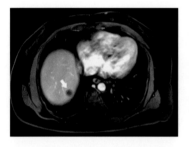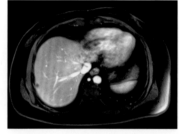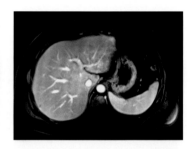

图 32-5

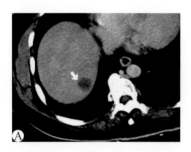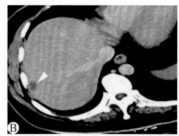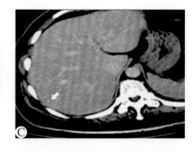

图 32-6

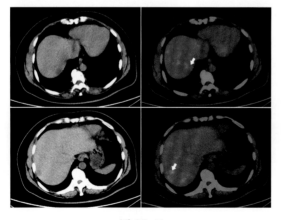

图 32-7

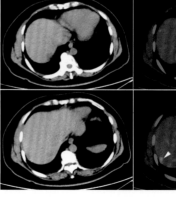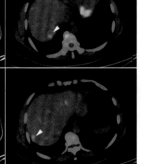

图 32-8

脏病变、胸腔积液、肺动脉血栓等。影像学上多表现为血管周围的多发小结节影，以下叶居多，边缘可清晰也可模糊，无分叶及毛刺，结节可伴空洞及钙化。小结节 ^{18}F–FDG 浓聚不明显。

鉴别诊断：（1）肝神经内分泌肿瘤（HNEN）。原发性 HNEN 罕见，目前认为其起源于肝毛细胆管内的神经内分泌细胞或异位的胰腺或肾上腺；在肝脏 HNEN 中，有80% 为转移性神经内分泌肿瘤。原发肿瘤与肝转移瘤分级可不同，以中老年男性多见，AFP 为阴性，可表现出激素相关临床症状；影像学上多呈类圆形，少数呈分叶状或不规则形，多边界欠清，实性或囊实性低密度，少数出现点片状钙化，部分病灶内有出血，在 T_1WI 上呈稍低信号，T_2WI 上呈稍高信号，DWI 上呈高信号，不易侵犯门静脉，增强后动脉期呈环形包绕强化，门脉期可表现出减退或强化范围增大。[18]F–FDG 摄取等或高于肝脏本底，有时原发病灶 ^{18}F–FDG 不浓聚，而肝转移灶呈结节状 ^{18}F–FDG 浓聚。

（2）肝多发血管瘤。肝多发血管瘤影像学上表现为稍低密度结节，因血管瘤血窦及血窦内充满缓慢流动的血液形成而在 T_2WI 上呈"灯泡征"，增强后多表现为边缘一个或多个斑点样连续强化开始，所有强化部分与血池密度同步，最后大部分的血管瘤呈均匀完全强化，[18]F–FDG 摄取等或稍低于肝脏本底。

（3）肝脏结节病。结节病累及肝、脾者少见，一般伴纵隔及双肺门淋巴结改变；影像学上因非干酪样肉芽肿形成，CT 图像上表现为低密度结节，T_1WI、T_2WI 上呈结节状低信号影，[18]F–FDG 代谢增高，呈结节状浓聚。

参考文献

[1] 曹源，曹雪中，刘阳春，等.肺上皮样血管内皮细胞瘤 CT 表现 1 例.中国临床医学影像杂志，2019, 30(8): 599-600.

[2] 葛荣，陈金平，陈海仁，等.肺上皮样血管内皮细胞瘤的临床病理特征和预后.实用肿瘤杂志，2019, 34(2): 160-163.

[3] 李珊珊，刘梅，孔明，等.肝脏上皮样血管内皮细胞瘤一例.中华肝脏病杂志，2019, 27(1): 68-70.

[4] 吴珂，许伟，常瑞萍，等.肝上皮样血管内皮细胞瘤 MRI 表现.中华肝胆外科杂志，2018, 24(6): 367-370.

（中国人民解放军联勤保障部队第 903 医院：潘建虎 陈泯涵 张宝燕 方　元）

（温州市中心医院：张丽敏）

Case 33　肝上皮样血管平滑肌脂肪瘤

○ **简要病史**

患者，43 岁，女性。上腹部胀闷 3 个月余，无恶心、呕吐，无腹痛、腹泻，无皮肤、巩膜发黄。既往无肝炎病史。4 天前在中国科学院大学宁波华美医院行增强 CT 检查，怀疑肝癌可能。

○ **实验室检查**

肿瘤指标：CA19-9 41.08U/mL（＜ 37U/mL），AFP 及余肿瘤指标正常。

○ **影像学检查资料**

上腹部 CT 图像见图 33-1。^{18}F-FDG PET/CT 图像见图 33-2 和图 33-3。

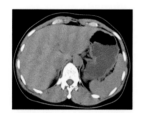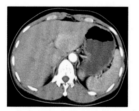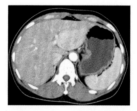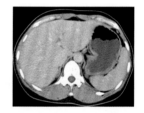

图 33-1

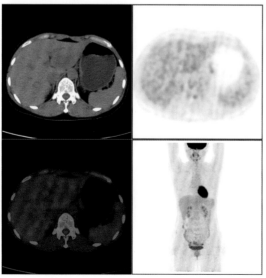

图 33-2

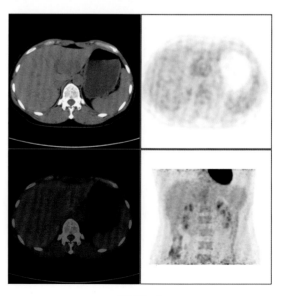

图 33-3

○ **影像解读**

上腹部 CT 图像（图 33-1）显示：肝左叶外侧段见一类圆形低密度肿块，大小约 48mm×29mm，边界欠清，平扫 CT 值约为 38HU；增强后动脉期可见不均匀强化，呈斑片、片絮状强化，CT 值约为 93HU；门脉早期见强化进一步增强，CT 值约为 118HU；延迟期见强化相对减退，CT 值约为 92HU。

^{18}F-FDG PET/CT 图像（图 33-2 和图 33-3）显示：肝左叶外侧段见一类圆形低密度肿块，大小约 48mm×29mm，边界欠清，CT 值约为 38HU，放射性摄取轻度不均匀增高，$SUV_{max} = 3.55$（肝脏本底 $SUV_{max} = 2.99$）；2 小时延迟显像，显示放射性摄取进一步轻度增高，$SUV_{max} = 3.9$（肝脏本底 $SUV_{max} = 2.52$）；余肝实质未见异常密度及异常放射性摄取增高，肝内外胆管无扩张；余全身未见异常 ^{18}F-FDG 代谢增高灶。

○ **最终诊断**

肝左外叶肿瘤切除术，术后病理：上皮样血管平滑肌脂肪瘤。

免疫组化结果：CEA（-），CK7（-），GS（+），GPC3（-），Hepatocyte（-），Ki-67（3%+），SMA（弱+）灶，Melanoma（HMB45）（++），MelanA（A103）（+++），Desmin（-）。

○ **诊断要点与鉴别诊断**

肝上皮样血管平滑肌脂肪瘤（HEAML）是一种罕见的间叶源性肿瘤，为血管平滑肌脂肪瘤的一种特殊类型，其主要由上皮样细胞组成。由于它的乏脂性，故影像学诊断较困难。有研究显示部分患者预后不良，故应引起重视。

HEAML 多见于女性，临床症状及体征无特殊性，影像学表现多样，但有一定的特征性。多个文献报道，HEAML 在增强 CT 或 MR 图像上可有"快进慢出"或"快进快出"表现。另外，动脉期肿瘤可见畸形、粗大的血管，部分畸形血管在门脉期和延迟期仍可见强化，即"中心强化血管征"。本例 HEAML 在动脉期明显强化，延迟期强化程度下降，部分区域呈相对低信号区，符合"快进快出"的表现；动脉期及门脉期可见粗大的血管影，有一定的特征性。

有关 PET/CT 对 HEAML 显像的报道罕见。本例 PET/CT 图像显示肝左叶病灶 ^{18}F-FDG 代谢略高于正常肝脏实质，其余无阳性发现。

鉴别诊断：（1）肝细胞癌。肝细胞癌常有肝炎病史，AFP 水平增高，影像学表现为"快进快出"、假包膜。本例患者临床无肝炎病史，实验室检查一般为阴性，影像学表现为"快进快出"，需要与肝细胞癌相鉴别。

（2）局灶性结节增生（FNH）。FNH 在 CT、MRI（平扫 T_1、T_2 序列）图像上可与肝实质呈等密度和等信号，中心常常有星状瘢痕是其特点。

（3）肝腺瘤。该病多见于女性，且发病年龄较轻，常有口服避孕药史，肿块较大时易出血；增强有明显均匀性强化，并呈持续性。

参考文献

[1] 傅立平，包迎伟，纪建松，等．肝脏上皮样血管平滑肌脂肪瘤的影像学诊断．实用放射学杂志，2010, 26(7): 973-976.

[2] Cai P Q, Wu Y P, Xie C M, et al. Hepatic angiomyolipoma: CT and MR imaging findings with clinical-pathologic comparison. Abdominal Imaging, 2013, 38(3): 482-489.

[3] Tan Y, Xie X, Lin Y, et al. Hepatic epithelioid angiomyolipoma: clinical features and imaging findings of contrast-enhanced ultrasound and CT. Clin Radiol, 2017, 72(4): 339. e1-339. e6.

（中国科学院大学宁波华美医院：金银华　高巧灵　郭修玉）

Case 34　原发性肝脏神经内分泌肿瘤

○ **简要病史**

患者，35 岁，男性。因"右下胸痛 1 个月余"就诊。

○ **实验室检查**

乙肝三系：乙肝表面抗体（＋）。血常规：白细胞计数 11.3×10^9/L，中性粒细胞百分比 95.4%，中性粒细胞计数 10.8×10^9/L。肝肾功能：AST 56U/L，ALT 58U/L，GGT 782U/L，ALP 302U/L。肿瘤标志物：细胞角蛋白 19 片段 4.43ng/ml。

○ **影像学检查资料**

腹部 CT 图像见图 34-1—图 34-4。^{18}F-FDG PET/CT 图像见图 34-5。

○ **影像解读**

患者全腹部 CT 平扫图像显示肝脏肿大，边缘呈波浪状改变，内见多发大小不一的类圆形稍低密度影，以及多发囊性灶（图 34-1）；增强后动脉期见病灶实性部分轻度持续强化，囊性部分不强化，病灶周围可见供血动脉（图 34-2）；门脉期、延迟期均见病灶实性部分持续强化，强化程度低于肝实质（图 34-3 和图 34-4）。

^{18}F-FDG PET/CT 图像（图 34-5）显示：肝脏多发占位伴部分 ^{18}F-FDG 代谢增高，$SUV_{max} = 3.9$；肝内见多发大小不等的类圆形低密度影，边缘不光整，密度不均匀，内见多发囊性灶，部分放射性分布浓聚。

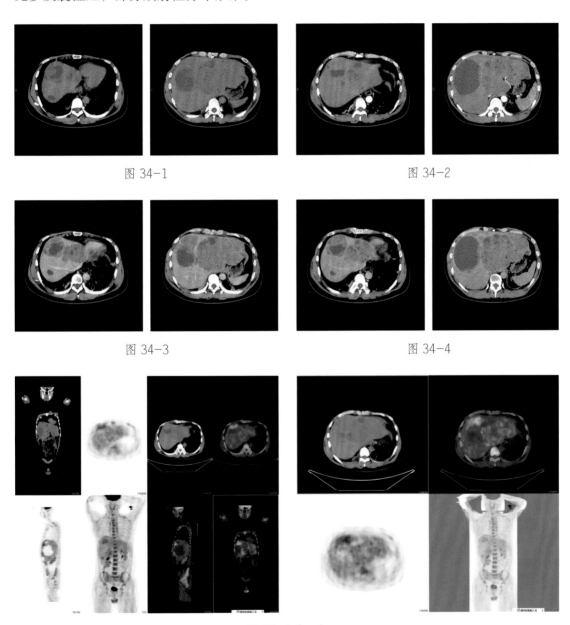

图 34-1

图 34-2

图 34-3

图 34-4

图 34-5（一）

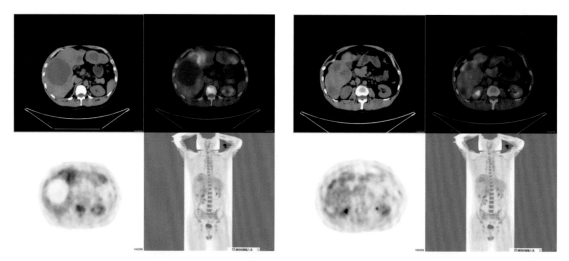

图 34-5（二）

○ **最终诊断**

影像学诊断考虑肿瘤性病变可能，建议结合临床病史除外寄生虫感染可能。

行穿刺活检（图 34-6），病理诊断为神经内分泌肿瘤。

免疫组化结果：CK（＋），CDX-2（－），CgA（小区＋），Syn（＋），CD56（弱＋），P53（－），Ki-67（约 2.0%＋）。

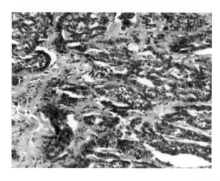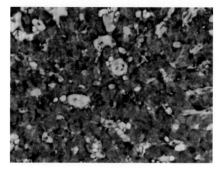

图 34-6

○ **诊断要点与鉴别诊断**

原发性肝脏神经内分泌肿瘤源自分布于肝内毛细胆管上皮细胞间的神经内分泌细胞、肝内异位的胰腺或肾上腺组织或肝内全能干细胞分化形成。

本例患者无明确肝病背景，发现肝脏富血供占位、病灶内含有单发或多发的偏中心性囊变区（该囊变区并不是肿瘤性坏死，病理显示其为含有黏液的囊性变区）、肿瘤表面见粗大肿瘤血管出现，结合该患者血清 AFP、CA19-9 阴性，应考虑肝脏神经内分泌肿瘤可能。

鉴别诊断：（1）肝细胞肝癌。该病患者常有肝炎、肝硬化病史，多伴有 AFP 水平升高，典型者影像学上表现为"快进快出"强化，且常有血管内癌栓，边界多不清楚或伴有假包膜形成。

（2）肝内胆管细胞癌。肝内胆管细胞癌也可出现肝包膜凹陷征及延迟强化，故与原发性肝脏神经内分泌肿瘤难以鉴别。但胆管细胞癌患者常伴有 CA19-9 水平异常升高，影像学上常伴远端肝内胆管局限性扩张，不伴多房样改变，且很少多发。

（3）肝包虫病。该病患者一般都有牧区生活史或牲畜接触史，血清补体结合试验敏感性和特异性均较高，影像学上表现为肝内囊性病灶，囊壁可见薄壳状、弧形、碎块状钙化，囊内囊为其特征性表现，囊内可见"双边征""飘带征"。

（4）纤维板层型肝癌。该病患者无肝炎、肝硬化背景，AFP 水平多正常，这易与原发性肝脏神经内分泌肿瘤混淆。纤维板层型肝癌以年轻人多见，多为单发分叶状低密度肿块，直径大多在 10cm 以上，常伴有中央瘢痕，且易钙化；增强扫描动脉期见明显强化，瘢痕无强化，病灶内大片状坏死少见。

（5）原发性肝脏淋巴瘤。肿瘤内信号均匀，少见出血、坏死及囊性变，较大的肿瘤可见"血管漂浮征"。

（6）肝内多发转移瘤。该病与多发性原发性肝脏神经内分泌肿瘤难以鉴别，转移瘤强化形式多呈边缘环形强化，典型者呈"牛眼征"，多为病灶中心的类圆形囊变坏死，但肝脏神经内分泌肿瘤的囊性变为多发偏心性，大小不一，这是两者的主要鉴别点。

参考文献

[1] 刘长春, 董景辉, 安维民, 等. 7 例原发性肝脏神经内分泌癌患者的影像学特征分析. 传染病信息, 2017, 30(3): 172-175.

[2] 王世美, 高旭东, 杨永平, 等. 肝脏神经内分泌肿瘤 MRI 及临床病理特征. 胃肠病学和肝病学杂志, 2016, 25(12): 1368-1373.

[3] 冯秋霞, 刘娜娜, 张海龙, 等. 原发性肝脏神经内分泌肿瘤的影像学表现. 医学影像学杂志, 2019, 29(4): 598-602.

[4] 李家开, 王敏, 袁静, 等. 肝脏原发性神经内分泌肿瘤的 CT 和磁共振成像表现. 中华肿瘤杂志, 2017, 39(8): 600-606.

[5] Sheng R F, Xie Y H, Zeng M S, et al. MR imaging of primary hepatic neuroendocrine neoplasm and metastatic hepatic neuroendocrine neoplasm: a comparative study. Radiol Med, 2015, 120(11): 1012-1020.

（湖州市中心医院：吴　晓　郑屹峰）

Case 35　肝内转移瘤 PET/MR 表现（两例）

○ **简要病史**

患者，69 岁，男性。直肠中分化腺癌术后 10 个月余，未化疗。现大便次数增多。超声检查发现肝脏异常回声结节，性质待定。

○ **实验室检查**

CEA 17.84ng/ml。

○ **影像学检查资料**

^{18}F-FDG PET/CT 与 ^{18}F-FDG PET/MR 图像见图 35-1。

○ **影像解读**

^{18}F-FDG PET/CT 图像（图 35-1A—C）显示肝 S_5 段病灶密度改变不明显，局部 ^{18}F-FDG 代谢轻度增高，境界欠清，$SUV_{max} = 3.50$，但与肝内斑片状 ^{18}F-FDG 代谢增高影较难鉴别。

^{18}F-FDG PET/MR 上腹部局部扫描（图 35-1D—I）显示：肝 S_5 段可见长 T_1、长 T_2 信号结节，直径约 1.2cm，边界清晰，DWI 序列弥散受限，ADC 值为 $0.958 \times 10^{-3} mm^2/s$；病灶 ^{18}F-FDG 代谢呈局限性异常增高，边缘清晰，$SUV_{max} = 5.74$。

○ **最终诊断**

后期随访，证实为肝转移瘤。

○ **诊断要点与鉴别诊断**

PET/CT 检查在肿瘤的诊断、治疗方面已得到临床广泛认可，但对肝脏肿瘤的诊断仍有一定的局限性。由于一部分分化较好的肝细胞癌去磷酸化水平较高，使肝癌细胞摄取 ^{18}F-FDG 较低，易出现假阴性结果。一部分转移性肝癌由于肿瘤的特殊病理类型，也

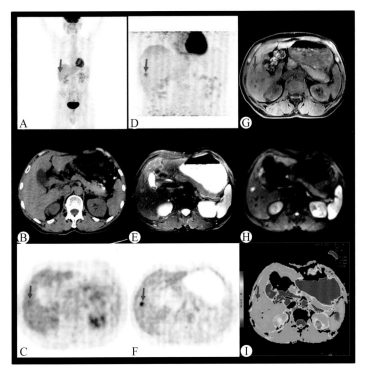

图 35-1

A. 全身 PET/CT MIP 图像；B. CT 轴位图像；C. PET/CT 轴位图像；
D. PET/MR 局部 MIP 图像；E. 轴位 T_2WI 图像；F. PET/MR 轴位图像；
G. 轴位 T_1WI 图像；H. 轴位 DWI 图像；I. 轴位 ADC 图像

可能出现假阴性结果。同时，由于正常肝脏组织的本底摄取相对较高，加之呼吸运动以及部分容积效应的影响，使一部分病灶尤其是小病灶的 ^{18}F-FDG 摄取易被本底所掩盖，从而出现假阴性结果。CT 平扫的价值也非常有限，在病灶密度与正常肝脏密度相近而病灶又无明显 ^{18}F-FDG 摄取时，漏诊率较高。已有不少研究显示，PET/CT 延迟显像示病灶的 ^{18}F-FDG 摄取增加而本底值减低，这可以提高病灶的检出率。但是，PET/CT 检查对分化较好的肝细胞癌以及小病灶的诊断价值仍然有限。

　　MRI 检查是腹部实质脏器肿瘤检查的主要手段，其软组织分辨力高，病变检出率高。DWI 可显示微小病灶，ADC 值可帮助鉴别良恶性。同时，多序列扫描以及各种功能序列能提供丰富的诊断信息。一体化的 PET/MR 实现了 PET 与 MR 同时采集，而非 PET/CT 的先后采集再融合，能更好地实现形态与功能的融合。MRI 的软组织分辨力高，多序列扫描能提供不同的诊断信息，可以在很大程度上提高病灶的检出率。

PET/MR 的 PET 探测器较传统的 PET/CT 探测器的轴向视野更长，其系统的敏感性、时间分辨力和空间分辨力更高；使用呼吸门控采集技术，可以在获得高质量 MR 图像的同时，使 PET 图像更清晰，病灶浓聚更明显。在本例中，PET/MR 的 PET 图像有更好的信噪比，病灶的放射性浓聚更明显，更有利于小病灶的 PET 阳性率，从而避免漏诊。

另一例肺癌术后的肝转移瘤的 ^{18}F-FDG PET/CT 图像和 ^{18}F-FDG PET/MR 图像分别见图 35-2 和图 35-3。

^{18}F-FDG PET/CT 图像（图 35-2）示肝右前叶下段见等密度结节，^{18}F-FDG 代谢增高，$SUV_{max} = 3.0$（肝本底 $SUV_{max} = 2.5$），长径约 1.0cm，不能明确性质。^{18}F-FDG PET/MR 延迟显像（图 35-3）示肝右前叶下段见类圆形长 T_1、长 T_2 信号灶，DWI 上见高信号结节，边界清楚，长径约 1.0cm，放射性摄取增高，$SUV_{max} = 2.6$（肝本底 $SUV_{max} = 1.5$）。

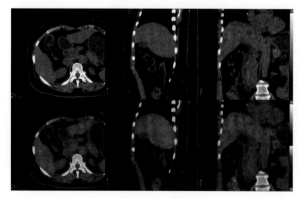

图 35-2

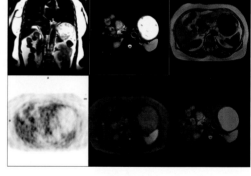

图 35-3

鉴别诊断： 主要包括原发性肝癌、肉芽肿等。

参考文献

[1] Yoon K T, Kim J K, Kim D Y, et al. Role of ^{18}F-fluorodeoxyglucose positron emission tomography in detecting extrahepatic metastasis in pretreatment staging of hepatocellular carcinoma. Oncology, 2007, 72(Suppl. 1): 104-110.

[2] Reiner C S, Stolzmann P, Husmann L, et al. Protocol requirements and diagnostic value of PET/MR imaging for liver metastasis detection. Eur J Nucl Med Mol Imaging, 2014, 41(4): 649-658.

[3] 吴冰, 韩磊, 姜磊, 等. ^{18}F-FDG PET/CT 双时相显像在肝细胞肝癌诊断中的应用价值. 中华核医学与分子影像杂志, 2014, 34(1): 58-59.

[4] Lee D H, Lee J M, Hur B Y, et al. Colorectal cancer liver metastases: diagnostic performance and prognostic value of PET/MR imaging. Radiology, 2016, 280(3): 782-792.

[5] Chan S C, Yeh C H, Yen T C, et al. Clinical utility of simultaneous whole-body ^{18}F-FDG PET/MRI as a single-step imaging modality in the staging of primary nasopharyngeal carcinoma. Eur J Nucl Med Mol Imaging, 2018, 45(8): 1297-1308.

[6] Biederer J, Beer M, Hirsch W, et al. MRI of the lung (2/3). Why... when... how? Insights Imaging, 2012, 3(4): 355-371.

[7] Grant A M, Deller T W, Khalighi M M, et al. NEMA NU 2-2012 performance studies for the SiPM-based ToF-PET component of the GE SIGNA PET/MR system. Med Phys, 2016, 43(5): 2334-2343.

[8] Wagatsuma K, Miwa K, Sakata M, et al. Comparison between new-generation SiPM-based and conventional PMT-based TOF-PET/CT. Phys Med, 2017, 42: 203-210.

[9] Galgano S, Viets Z, Fowler K, et al. Practical considerations for clinical PET/MR imaging. PET Clin, 2018, 13(1): 97-112.

（杭州全景医学影像诊断中心：许远帆　张　建）
（空军军医大学附属唐都医院：魏龙晓　李云波）

Case 36　肝脏混合型肝癌

○ **简要病史**

患者，75 岁，男性。体检发现肝脏占位，未诉明显不适。无肝炎病史。

○ **实验室检查**

肿瘤标志物 CEA、AFP、CA125、CA19–9 均为阴性。

○ **影像学检查资料**

^{18}F–FDG PET/MR 图像见图 36–1。

○ **影像解读**

^{18}F–FDG PET/MR 图像（图 36–1）示肝右前叶上段见类圆形长 T_1、稍长 T_2 信号灶，DWI 上呈高信号，边界清楚，最大横截面径约 2.6cm×2.1cm，未见包膜，放射性摄取未

见增高；余肝实质未见异常密度影及放射性摄取。

○ **最终诊断**

肝脏混合型肝细胞肝癌－胆管细胞癌，大部分为肝细胞，Edmondson Ⅱ—Ⅲ级。

○ **诊断要点与鉴别诊断**

肝细胞肝癌患者一般有乙型肝炎病史，分为巨块型、结节型和弥漫型。高分化肝细胞肝癌 PET 葡萄糖代谢可与肝实质一致，低分化肝

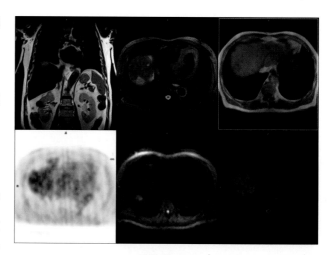

图 36-1

细胞肝癌 PET 可出现葡萄糖高代谢。胆管细胞癌患者无肝炎病史，分为肿块、管周浸润和管内生长；MR 图像上表现为长 T_1、长 T_2 信号，DWI 上呈高信号；PET 图像上一般表现为葡萄糖高代谢。

本例患者以肝细胞为主，故主要表现为高分化肝细胞肝癌的 PET/MR 特征。

鉴别诊断：原发性肝癌、胆管细胞癌、转移瘤等。

（空军军医大学附属唐都医院：魏龙晓　李云波）

Case 37　肝脏包膜下异位脾种植误诊为肝脏肿瘤（两例）

○ **简要病史**

患者，62 岁，男性。体检超声发现肝占位 10 天，患者自觉无腹痛、黄疸、发热等症状。既往有高血压病史，按时服药，控制可。20 年前车祸外伤后"脾切除"史。

○ **实验室检查**

肿瘤指标、血常规、肝肾功能等均未见异常。

○ 影像学检查资料

增强 CT 图像示：肝脏多发占位，肝 S_{4b} 段肿瘤由肝左动脉供血，S_6、S_7 段肿瘤血供来源于右肝及右膈下动脉；腹腔、盆腔多发肿大淋巴结，考虑转移。

^{18}F-FDG PET/CT 图像见图 37-1 和图 37-2。MR 图像见图 37-3。

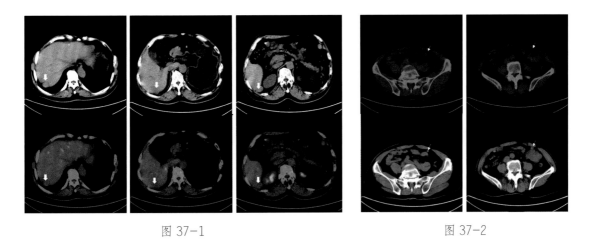

图 37-1　　　　　　　　　　　　　　　　图 37-2

○ 影像解读

^{18}F-FDG PET/CT 图像示右肝后段包膜下多发结节（图 37-1，箭头所指），平均 CT 值约为 46HU，结节较大者约 2.3cm×3.2cm，边缘尚光整，放射性摄取 SUV_{max} 约为 2.3；其余肝实质密度均匀，SUV_{max} 约为 2.9。脾切除术后未见显影，左侧网膜区及系膜间见多发小结节影（图 37-2,箭头所指），边界清晰，平均 CT 值约为 40HU，放射性摄取未见增高。

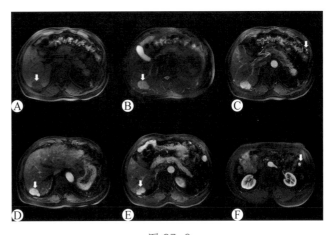

图 37-3

腹部 MR 图像示右肝后段包膜下多发结节影，边界清楚，见 T_1 低、T_2 稍高信号（图 37-3A、B）；增强后动脉期见明显均匀强化，与左侧网膜及系膜间结节强化基本一致（图 37-3C—F）。

○ 最终诊断

超声引导下穿刺活检，病理：淋巴组织及血窦样结构，符合脾组织。

○ 诊断要点与鉴别诊断

自体异位脾种植（ESAT）指由脾外伤或脾切除术所引起的自体脾组织种植，发生率约为 67%。ESAT 生长缓慢，无侵袭性，可发生于腹腔、盆腔及皮下组织等处，肠道种植脾可诱发消化道出血。异位脾组织缺乏独立的血供，主要来自邻近的穿透结节包膜的小血管，因此体积一般不会很大，直径很少超过 3cm。ESAT 的 CT 平扫密度与正常脾组织相似，边缘较为光整，^{18}F-FDG 代谢与正常脾组织类似；增强 CT 及 MR 图像表现为动脉期无花斑样强化，呈均匀性强化。

本例肝包膜下种植脾较大，可能与种植处丰富的血供相关。肝包膜下 EAST 与肝脏关系密切，易误诊为肝脏原发肿瘤。

鉴别诊断：（1）原发性肝癌。在 ^{18}F-FDG PET/CT 图像上，高 - 中分化肝癌的 ^{18}F-FDG 代谢可不高，表现为基本与周围肝实质相同或稍高于肝实质，鉴别较为困难；但肝癌多有肝硬化病史，AFP 水平升高，且增强扫描多表现为"快进快出"，呈不均匀明显强化，门脉期快速消退。

（2）血管瘤。血管瘤为肝内最常见的良性病变之一。在 ^{18}F-FDG PET/CT 图像上，血管瘤的 ^{18}F-FDG 代谢常低于周围肝实质，增强呈渐进性强化。如发现正常位置脾缺如，结合脾切除手术史，应当考虑 ESAT 可能，再行术前穿刺等检查，可以避免不必要的手术。

另一例 42 岁男性患者，20 年前外伤后脾切除史，其 ^{18}F-FDG PET/CT 和 ^{18}F-FDG PET/MR 图像分别见图 37-4—图 37-7。

CT 平扫图像示肝 S_4 段肿块，大小约 3.4cm×2.7cm，呈稍低密度，平均 CT 值约为 55HU；增强后动脉期见不均匀强化，平均 CT 值约为 95HU；门静脉期持续均匀强化，平均 CT 值约为 105HU；延迟期呈环形强化，平均 CT 值约为 85HU（图 37-4）。^{18}F-FDG PET/CT 图像未见明显异常 ^{18}F-FDG 代谢增高（图 37-6）。病灶在 MR T_1WI 上呈低信号，同、反相位未见明显信号差异，T_2WI 上呈高信号，增强后动脉期见均匀强化，延迟期呈环状强化，ADC 值为 $0.835×10^{-3}$mm^2/s（图 37-5）。^{18}F-FDG PET/MR 图像未见明显异常 ^{18}F-FDG 代谢增高（图 37-7）。

^{99m}Tc 标记热变性红细胞核素显像检查对脾有高度特异性，放射性浓聚较肝脏高 2～4 倍，对异位脾组织具有诊断意义。

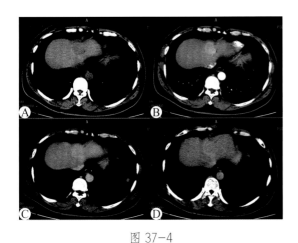

图 37-4

A. CT 平扫图像；B. CT 增强动脉期图像；

C. CT 增强门脉期图像；D. CT 增强延迟期图像

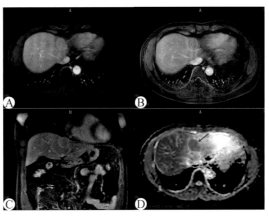

图 37-5

A. MR 增强动脉期图像；B. MR 增强延迟期图像；

C. MR 增强冠状位图像；D. ADC 图像

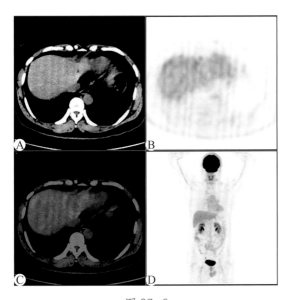

图 37-6

A. CT 轴位图像；B. PET 轴位图像；

C. PET/CT 轴位融合图像；D. PET MIP 图像

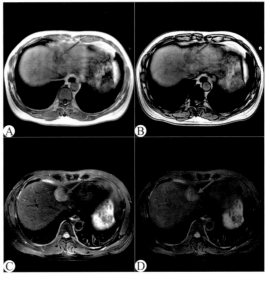

图 37-7

A. 同相位图像；B. 反相位图像；

C. T_2WI 图像；D. PET/MR 轴位融合图像

参考文献

[1] Zhang J, Yin J, Wang X, et al. Ectopic splenic autotransplantation following traumatic injury: a case report. Experimental and Therapeutic Medicine, 2015, 10(5): 1973-1975.

[2] Tseng C A, Chou A L. Images in clinical medicine. Pelvic spleen. N Engl J Med, 2009, 361(13): 1291.

（浙江大学医学院附属第一医院：赵　葵　张婷婷）

（杭州全景医学影像诊断中心：许远帆）

Case 38　肝脏海绵状血管瘤

○ 简要病史

患者，54 岁，女性。无明显诱因出现发热，最高体温 39℃，伴纳差，无胸闷、气闭，无尿频、尿急，无腹痛，无恶心、呕吐等不适。既往体健，52 岁绝经。

○ 实验室检查

血生化：总蛋白 62.9g/L（65.0 ～ 85.0g/L），白蛋白 30.9g/L（40.0 ～ 55.0g/L），白蛋白 / 球蛋白为 0.97（正常范围为 1.20 ～ 2.40）。余无殊。

肿瘤各项指标均正常。

○ 影像学检查资料

超声检查示左肝不均匀高回声团，界清，CDFI 见周边彩流。

CT 图像见图 38-1。¹⁸F-FDG PET/CT 图像见图 38-2 和图 38-3。

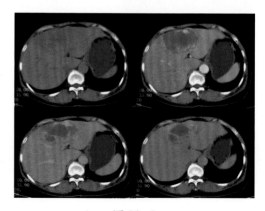

图 38-1

○ 影像解读

CT 平扫图像（图 38-1）提示肝左叶低密度灶，密度不均，可见分隔；增强后动脉期见边缘结节样强化，门脉期及延迟期向心性填充。

¹⁸F-FDG PET/CT 图像（图 38-2）示肝左叶巨大不规则肿块，大小约 6.0cm×9.5cm，密度不均，周边 ¹⁸F-FDG 摄取结节状、片状

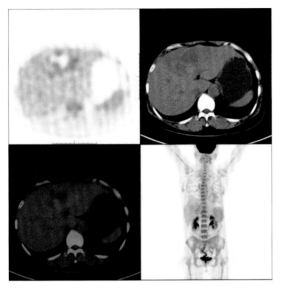

图 38-2

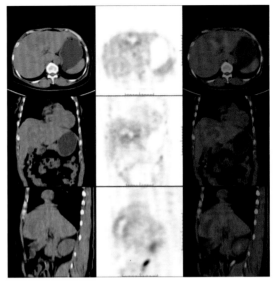

图 38-3

增高，$SUV_{max} = 3.1$，中心 ^{18}F-FDG 摄取减低。

图 38-3 为 PET/CT 三平面图像。

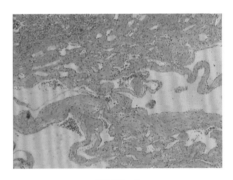

图 38-4

○ **最终诊断**

术后病理（图 38-4）：肝脏海绵状血管瘤。

○ **诊断要点与鉴别诊断**

（1）肝脓肿。

（2）肝脏上皮样血管内皮瘤。

（3）胆管细胞癌。

肝脏海绵状血管瘤是肝脏最常见的良性病变之一，影像学检查（超声、CT、MRI）是目前诊断肝脏血管瘤的主要方法。超声影像主要表现为高回声；CT 图像表现为低密度灶，增强后动脉期结节样强化，门脉期及延迟期向心性填充；MR 图像表现为 T_1WI 上呈低信号，T_2WI 上呈高信号，与周围肝脏反差明显，被形容为"灯泡征"，增强后表现与 CT 相似。^{18}F-FDG PET/CT 检查对肝脏海绵状血管瘤的检出无特异性，多表现为无 ^{18}F-FDG 摄取。本例 ^{18}F-FDG PET/CT 检查发现病灶周边 ^{18}F-FDG 摄取结节状、片状增高，考虑是否与感染等因素有关。

（金华市中心医院：温广华　董　科　郑　勇）

Case 39 胆囊神经内分泌肿瘤

○ **简要病史**

患者，74 岁，女性。因"发作性胸痛 1 周，加重 2 天"入院。住院期间发现多项肿瘤标志物水平偏高。有高血压、糖尿病、慢性萎缩性胃炎、胃肠道息肉病史。否认其他病史。

○ **实验室检查**

CA50 49.42U/ml，CA19-9 59.41U/ml，CA724 8.97U/ml，NSE 17.87ng/ml，CYFRA21-1 4.51ng/ml。

○ **影像学检查资料**

^{18}F-FDG PET/CT 和 MR 图像见图 39-1。上腹部 CT 增强图像见图 39-1F。上腹部 MR 增强图像见图 39-1G。

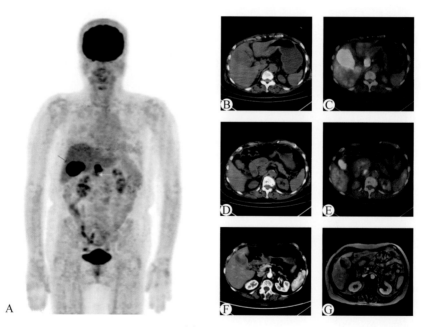

图 39-1

A. 全身 PET/CT MIP 图像；B. CT 横断位图像；C. PET/CT 横断位图像；D. CT 横断位图像；E. PET/CT 横断位图像；F. 上腹部 CT 增强横断位图像；G. 上腹部 MR T$_1$WI 增强横断位图像

○ **影像解读**

^{18}F-FDG PET/CT 图像（图 39-1A）显示胆囊肿块（红色箭头）、肝门区淋巴结（蓝色箭头）及门腔间隙淋巴结（黄色箭头）^{18}F-FDG 摄取异常增高；CT 横断位图像（图 39-1B）示胆囊肿块（红色箭头）及肝门区淋巴结（蓝色箭头）；PET/CT 横断位图像（图 39-1C）示胆囊肿块（红色箭头）及肝门区淋巴结（蓝色箭头）^{18}F-FDG 摄取异常增高；CT 横断位图像（图 39-1D）示门腔间隙淋巴结（红色箭头）；PET/CT 横断位图像（图 39-1E）示门腔间隙淋巴结 ^{18}F-FDG 摄取异常增高（红色箭头）。上腹部 CT 增强横断位图像（图 39-1F）示胆囊壁增厚，内见肿块影，胆囊肿块不均匀强化（红色箭头）。上腹部 MR T_1WI 增强横断位图像（图 39-1G）示胆囊壁增厚，内见团块影，胆囊肿块不均匀强化（红色箭头）。胆囊腔软组织肿块影，大小约 7.2cm×4.5cm×4.9cm，葡萄糖代谢增高，SUV_{max} 约为 14.5；肝门区及门腔间隙可见多发淋巴结，最大者约 2.2cm×1.5cm，葡萄糖代谢增高，SUV_{max} 约为 15.6。

○ **最终诊断**

患者为老年女性，胆囊壁增厚，胆囊内见肿块，增强后可见不均匀强化，肝门区及门腔间隙多发肿大淋巴结，葡萄糖代谢均增高，考虑胆囊癌伴多发转移的可能性大。

患者行胆囊癌根治术，术后病理示：胆囊小细胞神经内分泌肿瘤，肿瘤大小约 5.5cm×4.0cm×3.0cm。胆囊周围淋巴结（1/1）见癌转移。另外，肝总动脉旁淋巴结（2/3）见癌转移。

○ **诊断要点与鉴别诊断**

胆囊神经内分泌肿瘤是一种罕见肿瘤，约占所有神经内分泌肿瘤的 0.5%，占所有胆囊肿瘤的 2.1%。神经内分泌肿瘤起源于神经内分泌细胞，是一类具有生成神经递质、神经肽激素的细胞。正常胆囊没有神经内分泌细胞，故发生于胆囊的神经内分泌肿瘤罕见，但在合并胆囊炎和胆囊结石时，胆囊化生黏膜层中出现神经内分泌细胞，因此研究人员推测胆石症和慢性胆囊炎是胆囊神经内分泌肿瘤发生的重要病因。本例患者亦在术中发现胆囊内泥沙样结石形成。胆囊神经内分泌肿瘤无特异性症状，影像学上缺乏特异性表现，常被误诊为胆囊癌，最终依赖病理及免疫组化染色检查确诊。目前，有研究人员认为胆囊神经内分泌肿瘤多起源于黏膜固有层深部或黏膜下层，故表层的黏膜上皮可部分保持完整而呈线样强化，术前 CT 检查见边界较清的非息肉样胆囊肿块或胆囊壁增厚，黏膜面较光整且存在部分连续的黏膜线，应当考虑胆囊神经内分泌肿瘤可能，但并非所有胆囊神经内分泌肿瘤均具有以上表现。此外，有研究表明，低度恶性的胆囊神经内分泌肿瘤也可能发生远处转移，[68]Ga 生长抑素受体 PET/CT 显像有助于早期发现远处转移病灶。但低分化的神经内分泌肿瘤细胞表面常缺乏生长抑素受体，[18]F–FDG PET/CT 检查的敏感性反而更高。本例患者行 ^{18}F–FDG PET/CT 检查，明确了病变范围，为术前评估提供了详细的解剖和代谢方面的信息。

参考文献

[1] 李智宇，毕新宇，赵宏，等. 原发性胆囊神经内分泌肿瘤临床病理特点分析. 医学研究杂志，2018, 47(12) : 59-62.

[2] Deppen S A, Blume J, Bobbey A J, et al. ^{68}Ga-DOTA TATE compared with ^{111}In-DTPA-Octreotide and conventional imaging for pulmonary and gastroenteropancreatic neuroendocrine tumors: a systematic review and meta-analysis. J Nucl Med, 2016, 57(6): 872-878.

[3] Squires M H, Adsay N V, Schuster D M, et al. Octreoscan versus FDG-PET for neuroendocrine tumor staging: a biological approach. Ann Surg Oncol, 2015, 22(7): 2295-2301.

（上海交通大学附属第一人民医院：孙　娜　赵晋华）

Case 40　胰岛素瘤 ^{68}Ga-DOTA-TATE PET 显像

○ **简要病史**

患者，52 岁，女性。因"头晕、大汗淋漓伴寒战 8 个月"就诊。主诉 8 个月前出现头晕、大汗淋漓，伴寒战，无恶心、呕吐，随即出现晕厥，呼之不应，遂于当地医院就诊，血糖 1.70mmol/L，肝胆脾胰 MR 平扫＋增强未见明显异常信号影。经治疗患者症状好转后出院，医生嘱其发作时口服糖丸。出院后患者间断发作低血糖，每次发作口服糖丸可缓解。后来华中科技大学同济医学院附属协和医院内分泌科就诊，超声内镜示胰腺神经内分泌肿瘤（胰岛素瘤可能）。

○ **影像学检查资料**

^{68}Ga-DOTA–TATE PET 图像见图 40–1。

○ **影像解读**

静脉注射显像剂 ^{68}Ga-DOTA-TATE，平静休息 60 分钟左右行全身 PET 及 CT 断层（图 40-1 上排）检查，显示胰头部一放射性分布局限异常密度影，$SUV_{max} = 56.2$，密度与正常胰腺组织相似；余胰腺区未见放射性分布局限异常浓聚影。垂体区见放射性分布异常浓聚影，$SUV_{max} = 8.7$；双叶甲状腺密度欠均匀，甲状腺区放射性分布弥散浓聚，$SUV_{max} = 4.7$。肝脏放射性分布异常浓聚，$SUV_{max} = 15.2$；脾区放射性分布异常浓聚，$SUV_{max} = $

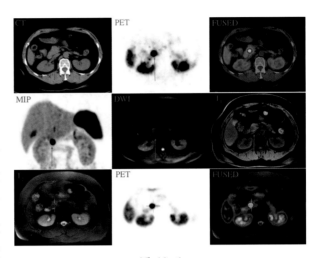

图 40-1

上排为胰头病变 PET/CT 图像；下两排为 PET/MR 图像

42.9；双侧肾上腺区见放射性分布浓聚影，SUV_{max} 为 15.7 ～ 16.2。双肾实质放射性分布对称性浓聚。腹部及盆腔内见多个形态不一、条管状、浓淡不一的肠影。其余探测范围内放射性分布未见明显异常浓聚。

胰腺 PET/MR 图像（图 40-1 中排及下排）显示胰头部一范围约 1.4cm × 1.3cm 的稍长 T_1、等 T_2 信号影，DWI 序列轻度弥散受限，放射性分布局限异常浓聚，$SUV_{max} = 75.3$；余胰腺区信号较均匀，放射性分布未见局限异常浓聚。

综上可知，胰头部病灶生长抑素受体显像呈强阳性，考虑表达生长抑素受体的肿瘤性病变，结合病史考虑胰岛细胞瘤的可能性大。

垂体区显像剂分布浓聚影；双叶甲状腺密度欠均匀，显像剂分布弥散浓聚；肝脏、脾、双侧肾上腺及双肾显像剂分布浓聚。以上考虑生理性显影的可能性大。

其余探测部位未见明显生长抑素受体阳性病变征象。

○ **最终诊断**

术后病理示胰腺（胰头）内分泌肿瘤，结合临床病史及免疫表型，符合胰岛素瘤。

○ **诊断要点与鉴别诊断**

胰岛素瘤（insulinoma）指由胰岛 β 细胞瘤或 β 细胞增生造成胰岛素分泌过多，进而引起低血糖症。其胰岛素分泌不受低血糖抑制。胰岛素瘤常有典型的惠普尔（Whipple）三联症表现，即低血糖症状、昏迷及精神神经症状，空腹或劳动后易发作。

胰岛素瘤属于神经内分泌肿瘤，是由神经内分泌细胞引起的异质性肿瘤群，具有潜在的恶性风险，准确的诊断和分期对选择合适的治疗方案尤为重要。神经内分泌肿瘤的共同点是生长抑素受体过度表达。^{68}Ga-DOTA-TATE 是 ^{68}Ga 标记的生长抑素类似物，^{68}Ga-DOTA-TATE PET 检查可用于神经内分泌肿瘤的诊断和分期。PET/MR 检查将 PET 和 MRI 相结合，获得人体解剖、功能和代谢的全方位信息，是一项灵敏度高、准确性好的无创性检查，在功能与代谢上实现了一体化。因此，^{68}Ga-DOTA-TATE PET/CT 和 PET/MR 检查用于神经内分泌肿瘤的诊断和分期，更灵敏、可靠，也有助于胰头病灶的鉴别诊断。

参考文献

[1] Moradi F, Jamali M, Barkhodari A, et al. Spectrum of ^{68}Ga-DOTA TATE uptake in patients with neuroendocrine tumors. Clin Nucl Med, 2016, 41(6): e281-e287.

[2] Hofman M S, Kong G, Neels O C, et al. High management impact of Ga-68 DOTA TATE (GaTate) PET/CT for imaging neuroendocrine and other somatostatin expressing tumours. J Med Imaging Radiat Oncol, 2012, 56(1): 40-47.

[3] Sadowski S M, Millo C, Cottle-Delisle C, et al. Results of (68)Gallium-DOTA TATE PET/CT scanning in patients with multiple endocrine neoplasia type 1. J Am Coll Surg, 2015, 221(2): 509-517.

[4] Mojtahedi A, Thamake S, Tworowska I, et al. The value of (68)Ga-DOTA TATE PET/CT in diagnosis and management of neuroendocrine tumors compared to current FDA approved imaging modalities: a review of literature. Am J Nucl Med Mol Imaging, 2014, 4(5): 426-434.

（华中科技大学同济医学院附属协和医院：兰晓莉）

Case 41　胰腺神经内分泌肿瘤

○ **简要病史**

患者，50 岁，女性。中上腹饱胀不适 4 个月余，皮肤、巩膜黄染伴小便发黄 2 周。中上腹不适向腰背部放射，进食后加重。发病后血糖水平升高。既往史：2 年前行宫颈癌切除，术后化疗 3 次（末次于 2 年前）。

○ **实验室检查**

空腹血糖浓度最高约为 20mmol/L，胃泌素释放肽前体浓度＞ 5000pg/ml，CEA 8.34μg/L，NSE 33.94μg/L。

○ **影像学检查资料**

^{18}F-FDG PET/CT 图像见图 41-1。^{68}Ga-DOTA-TOC PET/CT 图像见图 41-2。CT 增强图像见图 41-3。

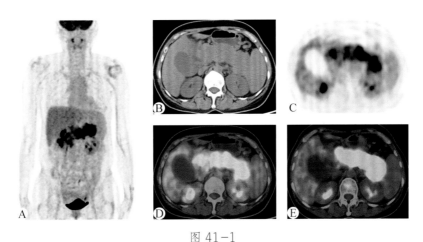

图 41-1

A. ^{18}F-FDG PET/CT MIP 图像；B. CT 平扫图像；C. ^{18}F-FDG PET 图像；
D. ^{18}F-FDG PET/CT 融合图像；E. ^{18}F-FDG PET/CT 延迟图像

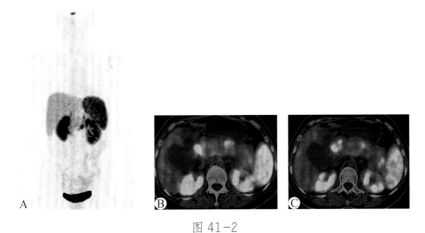

图 41-2

A. ^{68}Ga-DOTA-TOC PET/CT MIP 图像；B. ^{68}Ga-DOTA-TOC PET/CT 融合图像；
C. ^{68}Ga-DOTA-TOC PET/CT 延迟图像

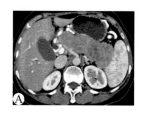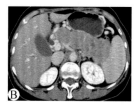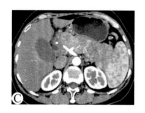

图 41-3

A. 动脉期图像；B. 门脉期图像；C. 延迟期图像

○ **影像解读**

^{18}F-FDG PET/CT 图像（图 41-1A—D）示全胰肿胀增粗，密度稍低，^{18}F-FDG 不均匀代谢增高，$SUV_{max} = 9.4$，延迟后更为明显（图 41-1E），$SUV_{max} = 13.2$。CT 图像（图 41-1B）示胰腺肿块密度不均匀，CT 增强（图 41-3）示动脉期不均匀明显强化，延迟后强化程度稍减低，病灶内存在不强化低密度区，考虑存在局部坏死可能。脾静脉受累，胃体周围多发迂曲静脉影。

^{68}Ga-DOTA-TOC PET/CT MIP 图像（图 41-2A）和横断位融合图像（图 41-2B）显示全胰不均匀轻度放射性浓聚；胰头、胰体及胰尾局部较明显放射性浓聚，$SUV_{max} = 11.6$。^{68}Ga-DOTA-TOC PET/CT 延迟图像（图 41-2C）示病灶浓聚减低，$SUV_{max} = 9.9$。全胰不均匀轻度放射性浓聚伴局部明显浓聚，考虑病灶异质性明显。

○ **最终诊断**

行全胰切除术，术后病理：胰腺神经内分泌肿瘤（G_2 级）。

○ **诊断要点与鉴别诊断**

患者为中年女性，上腹不适起病，伴有血糖水平升高，实验室检查胃泌素释放肽前体、NSE、CEA 水平增高。行 CT 及 ^{68}Ga-DOTA-TOC PET/CT 检查，结合病理，诊断为胰腺神经内分泌肿瘤（G_2 级）。

鉴别诊断：（1）自身免疫性胰腺炎。①累及全胰的自身免疫性胰腺炎可出现全胰饱满或肿胀，呈"腊肠样"，无胰胆管梗阻表现，胰管可呈截断性不规则轻度扩张。②CT 平扫多呈等 / 低密度影。③MR T_1WI 上多呈等 / 低信号，T_2WI 上多呈等 / 高信号，且有时可见低信号包膜样边缘，DWI 序列弥散受限。④CT/MR 增强扫描轻度强化（可低于正常组织），延迟逐渐强化。⑤肿大的胰腺可有中度至高度 ^{18}F-FDG 摄取，生长抑素受体显像呈无摄取或仅轻度摄取。⑥常为自身免疫性疾病（如 IgG_4 相关性疾病）的局部表现，全身检查可发现多系统病变，实验室检查常有血清 IgG_4 等水平升高，激素治疗可缓解。

（2）胰腺癌。①肿瘤好发于胰头部，常表现为边缘模糊的肿块，并伴上游胰胆管扩张，形成"双管征"；肿块上游胰腺实质常萎缩，也可由胰管梗阻引起炎症；全胰受累者少见，较少出现坏死及囊变；常沿血管和神经蔓延，腹膜后侵犯多见。②CT 平扫多呈等 / 低密度影。③ MRI 平扫多表现为 T_1 低、T_2 高信号影，DWI 序列弥散受限。④ CT/MR 增强后示轻度延迟强化，常低于正常胰腺实质。⑤病灶 ^{18}F-FDG 摄取明显增高，生长抑素受体显像多无明显摄取。⑥实验室检查可有 CA19-9、CEA 等水平升高。

参考文献

[1] Lee L, Ito T, Jensen R T. Imaging of pancreatic neuroendocrine tumors: recent advances, current status, and controversies. Expert Rev Anticanc, 2018, 18(9): 837-860.

[2] Zhang J, Jia G R, Zuo C J, et al. ^{18}F-FDG PET/CT helps differentiate autoimmune pancreatitis from pancreatic cancer. BMC Cancer, 2017, 17(1): 695.

[3] Virgolini I, Gabriel M, Kroiss A, et al. Current knowledge on the sensitivity of the ^{68}Ga-somatostatin receptor positron emission tomography and the SUV_{max} reference range for management of pancreatic neuroendocrine tumours. Eur J Nucl Med Mol Imaging, 2016, 43(11): 2072-2083.

［海军军医大学第一附属医院（上海长海医院）：赵　帅　左长京］

Case 42　胰腺头部海绵状血管瘤

○ 简要病史

患者，81 岁，男性。20 天前无明显诱因突然出现上腹部胀痛，一日数次，伴右侧腰背部放射痛，进食后疼痛缓解，夜晚疼痛加剧，发作时难以入睡，活动受限。体格检查：腹软，无压痛、反跳痛。

○ 实验室检查

肿瘤指标（CA19-9、AFP、总 PSA、CA125、CEA、铁蛋白）、血常规及 IgG_4 均为阴性。大便隐血强阳性（＋＋＋）。胃镜病理：（胃窦小弯）胃窦黏膜慢性轻度浅表性炎，灶性肠化，幽门螺杆菌阴性；（十二指肠球降交界）小肠黏膜慢性炎，局灶淋巴管扩张。

○ 影像学检查资料

^{18}F–FDG PET/CT 图像见图 42–1 和图 42–2。

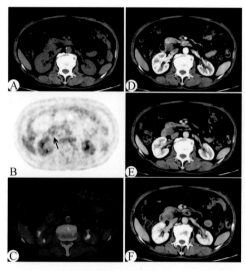

图 42-1

A. CT 平扫图像；B. PET 图像（黑色箭头所指为胰腺头部肿块浓聚灶）；C. PET/CT 图像；D. 胰腺 CT 增强动脉期图像；E. 胰腺 CT 增强门脉期图像；F. 胰腺 CT 增强静脉期图像

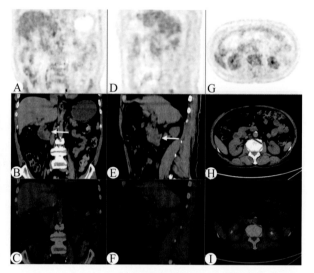

图 42-2

A–C. PET/CT 冠状位图像；D–F. 矢状位图像；G–I. 横断位图像；图 B、E、H、I 中白色箭头及红色箭头所指为胰腺头部肿块

○ 影像解读

^{18}F–FDG PET/CT 图像（图 42–1A—C 和图 42–2）示：胰腺头部偏后方见团块状软组织影，其内见稍低密度影，边界欠清，最大横截面约 28mm×24mm，^{18}F–FDG 代谢不均匀轻度增高，SUV_{max} = 4.3（肝脏血池 SUV_{max} = 4）；病灶未累及胰腺钩突部，与十二指肠水平部及胆总管下段分界不清（图 42–2 冠状位、横断位），邻近主胰管及胆总管未见明显扩张。

胰腺 CT 图像（图 42–1D—F）示：胰腺头部后方见软组织团块影，大小约 25mm×28mm，肿块边缘模糊欠清，与胰头及邻近十二指肠降部关系密切，邻近主胰管及胆总管未见明显扩张，增强扫描提示轻度强化。

○ **最终诊断**

病理诊断：胰腺头部海绵状血管瘤伴十二指肠黏膜层浸润。淋巴结内未见肿瘤（1/4），胃旁淋巴结 1 枚，胰腺旁淋巴结 3 枚。

免疫组化 F 片结果：CD34（＋），CD31（＋），Fli-1（局灶＋），D2-40（－），ERG（＋）。

○ **诊断要点与鉴别诊断**

胰腺海绵状血管瘤是一种极为罕见的胰腺良性病变。该病多见于中年女性，肿瘤生长缓慢，临床症状以中上腹部疼痛不适多见，部分患者因其他因素（腰背痛等）或体检时偶然被发现。与典型海绵状血管瘤的"向心性"强化方式不同，胰腺海绵状血管瘤的强化程度取决于肿瘤囊性成分与实性成分的比例，一般呈网格状、条索状轻中度强化，可能与肿瘤缺乏较大的供血血管及血流缓慢有关。本例胰腺 CT 增强扫描示肿瘤以软组织成分为主，其内见稍低密度影，强化程度中等，肿瘤内部见少许斑片状强化，主胰管及胆总管未见明显扩张。^{18}F-FDG PET/CT 检查提示 ^{18}F-FDG 代谢增高，但是代谢程度不及常见胰腺癌代谢程度。肿瘤累及邻近十二指肠黏膜层，提示尽管胰腺海绵状血管瘤属于良性肿瘤，但是具有侵袭性特征，需要与胰腺恶性肿瘤进行鉴别。

鉴别诊断：（1）胰腺导管腺癌。胰腺导管腺癌表现为乏血供，增强后动脉期（尤其是动脉晚期）表现为相对低信号或低密度，门脉期或延迟期肿瘤表现为渐进性强化，病灶周边有时表现更加明显，甚至超过周围正常的胰腺。肿瘤内部极少出现出血、坏死和囊变，但可见局部黏液分泌，使部分肿块在 T_2WI 上呈较高信号，或者在 CT 图像上表现为更低密度区。肿瘤易侵犯周围血管和脏器，当位于胰头部的肿瘤浸润到胆总管和主胰管时，常出现典型的"双管征"。但是位于胰头偏下方或钩突偏下方或胰尾脾门附近的肿块可以无胰胆管扩张的表现。^{18}F-FDG PET/CT 图像常见 ^{18}F-FDG 摄取增高，肿瘤标志物 CA19-9 和 CEA 水平常呈显著升高。

（2）胰腺神经内分泌肿瘤。2010 年，WHO 根据细胞增殖指数 Ki-67 的阳性指数，将原始神经外胚层肿瘤（PNET）分为三级：G_1 级，Ki-67 阳性指数＜ 2%；G_2 级，Ki-67 阳性指数为 2% ～ 20%；G_3 级，Ki-67 阳性指数＞ 20%。G_1 级肿瘤一般较小，边界尚清；G_{2-3} 级肿瘤多表现为肿瘤最大径＞ 2cm，边界不清，胰管扩张，血管侵犯以及转移，并且多表现为乏血供病变，在 DWI 上呈高信号。^{18}F-FDG PET/CT 检查提示肿瘤级别越高，^{18}F-FDG 摄取越显著。嗜铬粒蛋白 A（CgA）作为神经内分泌肿瘤的特异性肿瘤标志物，当其高于正常上限 2 倍时，提示体内存在神经内分泌肿瘤。

总结：胰腺海绵状血管瘤呈轻中度强化，不同于常见的海绵状血管瘤"早出晚归"

的强化方式，与胰腺癌乏血供肿瘤的强化方式相似。本例肿瘤位置较特殊，位于胰腺头部偏后方，即使是胰头部恶性肿瘤，亦不易引起典型的"双管征"。本例肿块伴邻近十二指肠浸润，加大了影像学诊断的难度。但是，本例胰头部肿块的 ^{18}F-FDG 代谢程度不及常见的胰腺癌，肿瘤指标 CA19-9 水平位于正常范围，且胰头周围及腹膜后淋巴结未见明显肿大，这在临床上有助于与胰腺恶性肿瘤相鉴别。

参考文献

[1] 刘一，李亚明，李娜，等．^{18}F-FDG PET/CT 在胰腺良恶性病变的诊断及鉴别诊断中的价值．中国医科大学学报，2014，43(6): 547-552, 558.

[2] Toyoki Y, Hakamada K, Narumi S, et al. A case of invasive hemolymphangioma of the pancreas. World J Gastroenterol, 2008, 14(18): 2932-2934.

[3] 路涛，蒲红，杨诚，等．成人胰腺体尾部海绵状血管瘤 1 例报道并文献复习．中国普外基础与临床杂志，2015，22(9): 1130-1132.

[4] 张华玲，童涛，吴辉行．巨大囊性胰腺脉管瘤 1 例．实用放射学杂志，2018，34(11): 1823-1824.

[5] 陆建平，边云．胰腺导管腺癌典型及变异影像与病理对照．放射学实践，2017，32(9): 897-905.

（浙江大学医学院附属邵逸夫医院：刘　瑶　权友琼　陈东方）

Case 43　胰颈部（局限型）自身免疫性胰腺炎

○ 简要病史

患者，65 岁，男性。体检超声发现胰腺占位 4 天，无任何不适症状。2014 年 11 月 5 日，腹部平扫和增强 CT 提示：胰腺颈部形态饱满，占位不除外；肝脏左叶小囊肿。行 ^{18}F-FDG PET/CT 检查，以协助诊断。

○ 实验室检查

AFP 3.21ng/ml（0～7.20ng/ml），CEA 2.43ng/ml（0～4.60ng/ml），CA724 4.21U/ml（0～5.30U/ml），CA153 21.2U/ml（0～30.0U/ml），CA19-9 32.6U/ml（0～37.0U/ml），CA125 26.0U/ml（0～35.0U/ml），CA50 21.0U/ml（0～24.0U/ml）。血清 IgG$_4$ 4.2mg/dl。

○ 影像学检查资料

¹⁸F-FDG PET/CT 图像见图 43-1。胰腺病灶 CT 图像见图 43-2。

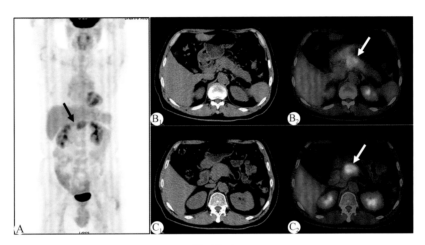

图 43-1

A. 体部 PET MIP 前后位图像；B、C. 分别为胰腺病灶水平上下两个不
同层面的 CT 轴位图像和对应 PET/CT 融合图像

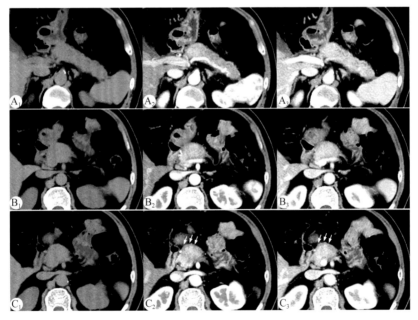

图 43-2

A、B、C. 分别为胰腺不同层面的 CT 平扫、动脉期和门静脉期图像

○ **影像解读**

^{18}F-FDG PET MIP 图像可见上腹部中线处局灶性 ^{18}F-FDG 摄取增高灶（图 43-1A，箭头所指），其余部位未见异常 ^{18}F-FDG 摄取增高灶。CT 轴位图像可见胰头颈部略膨大，呈均匀软组织密度影，对应的 PET/CT 融合图像可见胰腺膨大处局灶性 ^{18}F-FDG 摄取增高（图 43-1B$_2$、C$_2$ 箭头所指），中心密度略低，呈环状，SUV$_{max}$ = 4.31。

CT 增强动脉期图像（图 43-2B）可见胰腺头颈部病灶较明显强化，强化程度高于胰腺体尾部正常胰腺实质。门静脉期图像（图 43-2C）可见病灶进一步强化，内部密度更为均匀，强化程度与正常体尾部胰腺实质趋于一致。胰颈下部层面的增强动脉期和门静脉期 CT 图像（图 43-2B$_3$、C$_3$）可见胰腺病灶前部边缘形成弧线样密度增高影，存在一定程度强化，门静脉期强化增加且与胰腺内部病变区分更为明显（图 43-2C$_2$、C$_3$，箭头所指）。这种胰腺旁形成的线样密度增高影，被认为是胰腺周围假包膜形成，是诊断自身免疫性胰腺炎最为重要的线索和特征。

○ **最终诊断**

患者在转院后行超声胃镜引导下经胃壁胰腺病灶活检，排除胰腺恶性肿瘤。结合实验室检查结果及影像学特征，诊断为局限型自身免疫性胰腺炎。

○ **诊断要点与鉴别诊断**

IgG$_4$ 相关性疾病（IgG$_4$-RD）是一种免疫介导的炎症伴纤维化疾病，可影响多个器官，受累脏器可出现肿瘤样病变甚至衰竭。IgG$_4$-RD 的胰腺病变被称为"自身免疫性胰腺炎（IgG$_4$ 相关性胰腺炎）"。2011 年 4 月，国际胰腺病协会（IAP）首次提出关于自身免疫性胰腺炎（AIP）诊断标准的国际共识（ICDC），该标准将 AIP 分为 1 型（IgG$_4$ 相关性胰腺炎）和 2 型（特发性导管中心胰腺炎或伴有粒细胞上皮病变的 AIP）。AIP 可以单独存在，也可以伴发胰腺外器官受累。

根据胰腺受累的范围可将 AIP 分为弥漫型和局限型，以弥漫型更多见。弥漫型 AIP 多表现为胰腺腊肠样肿大，局限型 AIP 常表现为胰头或胰体尾部局限增粗或肿大。无论局限型或弥漫型，增强扫描时动脉期多表现为受累胰腺相对于未受累胰腺为低密度，少数为等密度，静脉期或延迟期受累区域仍呈低密度或与未累及胰腺一致的等密度。本例患者动脉期病灶的对比剂强化程度高于未受累胰腺实质非常罕见。一部分 AIP 周围会有纤维假包膜形成，表现为肿大胰腺周围清晰的线样密度增高影，增强后呈渐进式强化，静脉期或延迟期更为明显，多为反复的、轻微的慢性炎性刺激导致胰腺周围纤维结缔组织形成。典型的假包膜与胰腺边缘之间有脂肪间隔相隔。本例患者胰头部受累胰腺前缘可见假包膜形成，这是诊断 AIP 最有价值的征象。

AIP 往往伴随血清 IgG_4 水平升高，这是诊断 AIP 的一个重要指标。血清 IgG_4 浓度 135mg/dl 为界值，具有较好的敏感性和特异性。然而需要注意的是，血清 IgG_4 的特异性并不高，其水平升高可见于多种其他疾病。有关文献报道，血清 IgG_4 的敏感性也存在很大差异，3% ～ 30% 的 IgG_4-RD 患者血清 IgG_4 浓度正常，IgG_4 水平与体内活性病灶的数量密切相关。本例患者血清 IgG_4 水平比较低（4.2mg/dl），未能为 AIP 的诊断提供有价值的信息。另外，AIP 患者的 CA19-9 或（和）CA50 水平稍升高也比较常见。

本病主要与胰腺癌、局限型急性消化性胰腺炎进行鉴别。大部分胰腺癌表现为胰腺内局限性的肿块，弥漫型胰腺癌极为少见。局限型 AIP 和胰腺癌均可有不同程度的 ^{18}F-FDG 摄取增高，单从两者 ^{18}F-FDG 的摄取程度来看，两者的差异并不明显。影像学特征对两者的区分尤为重要。胰腺头/尾部局灶性肿大伴胰腺小叶结构消失、渐进式强化，以及胰腺周围轻微索条或胰腺周围假包膜形成，是 AIP 的典型表现。

当局限型 AIP 不具有典型的影像学表现，同时在血清 IgG_4 水平未升高的情况下，与胰腺癌的鉴别诊断较为困难。相对于局限型 AIP，胰腺癌病灶近端的胰管往往扩张更明显（胰腺炎时胰管无扩张或仅轻微扩张），以癌灶近端的胰腺实质萎缩更为多见，胰腺周围血管的侵犯更为常见，这些特征有助于两者的区分。另外，当 ^{18}F-FDG PET/CT 检查发现局限型或弥漫型胰腺肿大并且代谢增高，伴随泪腺、涎腺以及腹膜后淋巴结（不符合胰腺癌常见淋巴结转移途径）等部位存在异常 ^{18}F-FDG 摄取灶时，提示 AIP 的可能性大。少数难以鉴别的患者，需要获取组织进行病理学检查（如经皮或经胃胰腺病灶穿刺活检），主要目的在于排除胰腺癌。

局限型消化性胰腺炎以胰头部多见，CT 图像上可表现为胰腺正常或肿大，周围脂肪间隙往往模糊，渗出液或漏出消化液向周围腹膜间隙蔓延，导致周围筋膜增厚或积液，而 AIP 周围炎症征象不明显。另外，局限型消化性胰腺炎往往具有典型的临床过程和实验室检查结果，如突发的中上腹部疼痛、淀粉酶和脂肪酶水平升高等，这有助于两者的鉴别。

参考文献

[1] Kawamoto S, Siegelman S S, Hruban R H, et al. Lymphoplasmacytic sclerosing pancreatitis (autoimmune pancreatitis): evaluation with multidetector CT. Radiographics, 2008, 28(1): 157-170.

[2] Okazaki K, Umehara H. Are classification criteria for IgG$_4$-RD now possible? The concept of IgG$_4$-related disease and proposal of comprehensive diagnostic criteria in Japan. Int J Rheumatol, 2012: 2012: 357071.

[3] Lee T Y, Kim M H, Park D H, et al. Utility of ^{18}F-FDG PET/CT for differentiation of autoimmune pancreatitis with atypical pancreatic imaging findings from pancreatic cancer. AJR Am J Roentgenol, 2009, 193(2): 343-348.

（山西医科大学第一医院：武志芳　郝新忠）

Case 44　多灶性自身免疫性胰腺炎

○ 简要病史

患者，65 岁，女性。因血糖水平升高 4 年余，口干多饮 1 周来院就诊。

○ 实验室检查

肿瘤三项：AFP 1.3ng/ml，CEA 11.85ng/ml，CA19-9 734.49μg/ml。血淀粉酶 742U/L（<450U/L）。复查肿瘤三项：AFP 1.42ng/ml，CEA 6.10ng/ml，CA19-9 39.01μg/ml。

○ 影像学检查资料

CT 图像见图 44-1、图 44-2 和图 44-6 下排。MR 图像见图 44-3 和图 44-4。[18]F-FDG PET/CT 图像见图 44-5 和图 44-6 上排。

○ 影像解读

CT 平扫（图 44-1 上排）、增强（图 44-1 下排）图像示胰尾部局灶性肿大，可见低密度影，失去正常胰腺的"羽毛状"形态，呈所谓"腊肠征"改变，胰腺颈体部另见低密度影，主胰管节段性狭窄，增强后动脉期病灶呈相对低密度灶。门脉期（图 44-2 上排）病灶强化较动脉期明显，但仍低于周围胰腺组织。延迟期（图 44-2 下排）病灶进一步强化，与周围胰腺组织密度相似。

MR 图像示胰尾部局灶性肿大，T$_2$WI（图 44-3 上排）上呈稍高信号，DWI（图 44-3 下排）上呈高信号，T$_1$WI 平扫（图 44-4 上排）呈稍低信号，增强后（图 44-4 下排）延迟强化。

^{18}F-FDG PET/CT 图像（图 44-5 和图 44-6 上排）示胰腺体尾部多灶性 ^{18}F-FDG 摄

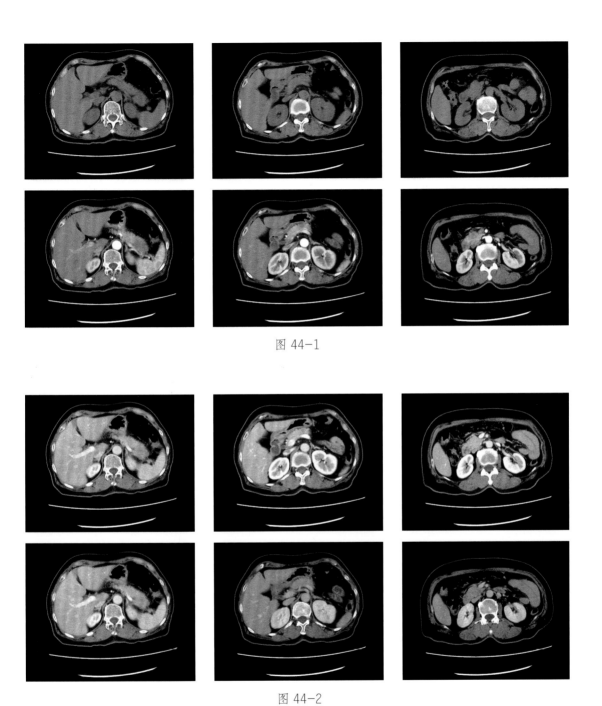

图 44-1

图 44-2

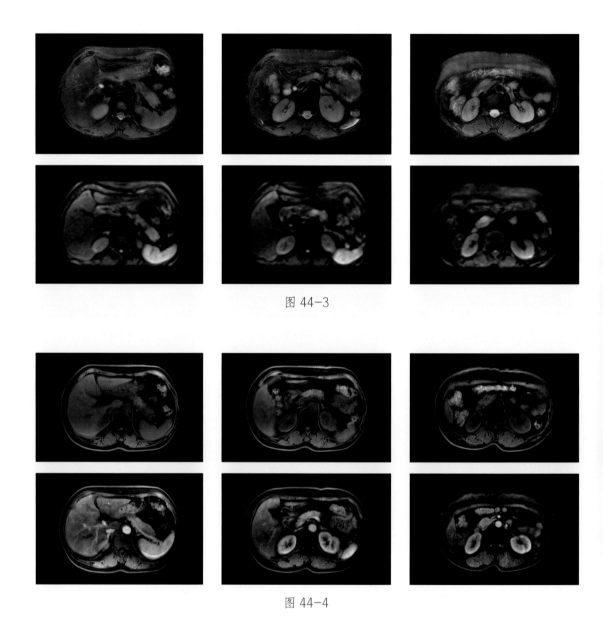

图 44-3

图 44-4

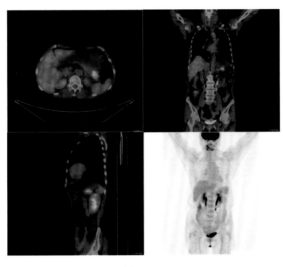

图 44-5

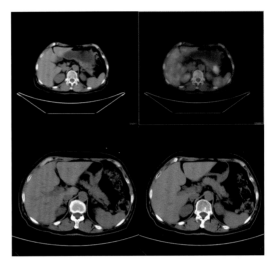

图 44-6

取浓聚。经类固醇激素治疗，后随访复查，CT 平扫（图 44-6 下排）示原胰腺病灶密度未见异常。

○ **最终诊断**

临床随访复查，经过类固醇激素治疗后胰腺病灶消失，确诊 AIP。

○ **诊断要点与鉴别诊断**

诊断标准：①胰腺实质及胰管在影像学上的改变（包括 CT、MRI 及超声）。②血清学上的改变（IgG$_4$、IgG 及抗核抗体）。③其他脏器的受累。④胰腺的组织病理学改变。⑤对类固醇激素治疗的反应。2011 年，IAP 的 ICDC 首次分别对 2 种亚型提出诊断标准，强调了 1 型和 2 型 AIP 的区别。ICDC 是目前人们一致认为较完善的、有较高临床应用价值的一种诊断标准。在 ICDC 中，1 型 AIP 依据以上 5 个特征的组合进行诊断，而 2 型 AIP 的诊断依据不含血清学。

鉴别诊断：（1）胰腺癌。胰腺癌常表现为局灶型肿块，少数表现为弥漫型胰腺癌。前者需要与局灶型 AIP 鉴别，后者需要与弥漫型 AIP 鉴别。当 AIP 与胰腺癌具有典型影像学表现时，不难鉴别，但对于不典型病例，鉴别诊断比较困难。一方面，AIP 患者常具有类似胰腺癌的典型临床表现，如无痛性黄疸、体重减轻、胰腺肿块；另一方面，临床难以找到可靠的血清学指标。典型的 IgG$_4$ 水平升高只见于部分 1 型 AIP 患者，2 型 AIP 患者无 IgG$_4$ 水平升高。而胰腺癌肿瘤指标 CA19-9 水平在 AIP 患者中也可有升高。两者的鉴别要点主要有：①胰腺癌侵犯胆胰管表现为突然截断，伴上游胆胰管扩张；

②胰腺癌多见胰腺周围大血管的侵犯及淋巴结肿大；③胰腺癌增强扫描多表现为不均匀轻度强化；④ AIP 的特征性表现为"导管穿行征"及"胶囊征"等。

（2）急性胰腺炎。急性坏死性胰腺炎因为有典型的临床表现和影像学改变，所以一般不难与 AIP 鉴别。需要鉴别诊断的主要是轻度急性间质水肿型胰腺炎与 AIP。虽有病例报道 IgG$_4$ 相关 AIP 在 CT 图像上可有大量胰周渗出及肾筋膜增厚的表现，但在绝大多数情况下，AIP 患者胰周表现为轻微渗出。

（3）胰腺淋巴瘤。胰腺淋巴瘤影像学上多表现为胰头部低密度肿块伴胰腺增大，肿块与周围胰腺实质分界不清，增强后呈轻度强化，胰腺周围及腹膜后可见多发肿大淋巴结；而 AIP 极少可见淋巴结肿大。有研究显示，T$_2$WI 上呈均匀高信号，多提示胰腺淋巴瘤；而 T$_2$WI 上表现为等、低信号，多提示 AIP，因为相对胰腺淋巴瘤，AIP 病灶纤维化更明显。

参考文献

[1] 贾国荣，张建，程超，等．^{18}F-FDG PET/CT 代谢参数在局灶性自身免疫性胰腺炎和胰腺癌鉴别诊断中的应用．中华胰腺病杂志，2016, 16(2): 93-97.

[2] Lee T Y, Kim M H, Park D H, et al. Utility of ^{18}F-FDG PET/CT for differentiation of autoimmune pancreatitis with atypical pancreatic imaging findings from pancreatic cancer. AJR Am J Roentgenol, 2009, 193(2): 343-348.

[3] Santhosh S, Bhattacharya A, Harisankar C N B, et al. Role of ^{18}F-FDG PET/CT in the management of a case of autoimmune pancreatitis with extrapancreatic manifestations. Clin Nucl Med, 2013, 38(11): 423-425.

[4] Sahani D V, Kalva S P, Farrell J, et al. Autoimmune pancreatitis: imaging features. Radiology, 2004, 233(2): 345-352.

（湖州市中心医院：吴　晓　郑屹峰）

Case 45　脾血管肉瘤伴破裂出血

○ **简要病史**

患者，58 岁，女性。半个月余前出现头晕，后晕倒在地，当时神志清楚，能感知周围环境，数分钟后醒转，伴四肢抽搐，伴眼白上翻，伴恶心，呕吐 1 次，呕吐物为胃内容物，无大小便失禁，无牙关紧闭，无胸闷胸痛。至当地医院就诊，查纤维蛋白原低，D- 二聚体浓度为 69.17mg/L，考虑"纤维蛋白溶解亢进待查"，予补充纤维蛋白原及抗纤维蛋白溶解等对症治疗。后至温州医科大学附属第一医院急诊就诊。

患者自发病以来，神志如上述，精神好，睡眠一般，胃纳欠佳，小便清长，大便黄软，近期体重无明显下降。患者既往有高血压 7 年，2 型糖尿病 7 年，规律服药，控制尚可。

○ **实验室检查**

白细胞计数 8.89×10⁹/L ［（3.50～9.50）×10⁹/L］，红细胞计数 3.23×10¹²/L（↓）［（3.80～5.10）×10¹²/L］，血小板计数 68×10⁹/L（↓）［（125～350）×10⁹/L］，血红蛋白 97g/L（↓）（115～150g/L）。D- 二聚体＞20.0mg/L（↑）（0～5.0mg/L）；纤维蛋白原 1.08g/L（↓）（2.00～4.00g/L）；凝血酶原时间 17.8s（14.0～20.0s）。

○ **影像学检查资料**

CT 图像见图 45-1。¹⁸F-FDG PET/CT 图像见图 45-2。

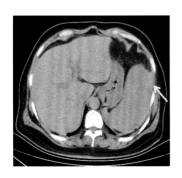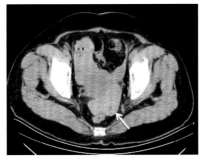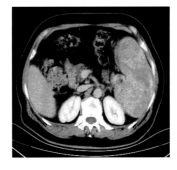

图 45-1

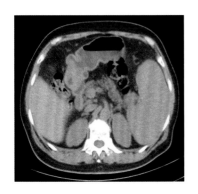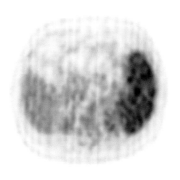

图 45-2

○ **影像解读**

CT 平扫图像显示脾体积增大，其内密度不均，脾周旁、盆腔内可见高密度影（箭头所指）；增强后示脾呈花斑样明显强化（图 45-1）。

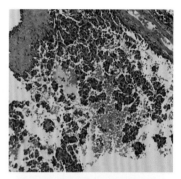

^{18}F-FDG PET/CT 图像（图 45-2）显示脾大，其内 ^{18}F-FDG 代谢弥漫不均性异常增高，$SUV_{max} = 6.7$，余部未见明显异常高代谢灶。

○ **最终诊断**

免疫组化特检结果：CD31（+），CD34（+），CD68（部分+），CD8（-），D2-40（-），Ki-67（30%～40%+），S-100（-）。

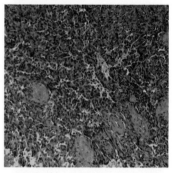

结合形态及免疫组化结果，符合脾血管肉瘤伴破裂出血及坏死（图 45-3）。

○ **诊断要点与鉴别诊断**

原发性脾血管肉瘤是一种罕见的高侵袭性的恶性肿瘤。该病可发生于任何年龄，以中老年男性居多。早期可无明

图 45-3

显身体不适等临床症状，后期多以腹痛、发热、脾大、消瘦、贫血等症状就诊。CT 图像上病灶可表现为结节、肿块、多灶性、弥漫性及混合性低密度影，部分病灶可导致脾体积显著增大而表现为巨脾，病灶内密度多不均一，形态不规则，边界欠清，可合并不同程度出血、坏死液化，小部分病灶可见散在的网格样或点状致密钙化。动态增强扫描孤立性病灶可表现为类似海绵状血管瘤的强化特点，即增强早期病灶边缘不规则明显强化，之后向中心持续渐进性强化。多灶性、弥漫性病变可表现为结节状、斑片状及花斑样强化。由于原发性脾血管肉瘤缺乏特异性影像学特征，故单发病灶有时难以与脾血管瘤及其他良性肿瘤鉴别。但脾血管肉瘤 ^{18}F-FDG PET 都呈现高代谢状态，故可依据病灶代谢高低对肿瘤良恶性进行判断。而多发或弥漫性病灶则难以与脾转移瘤、脾淋巴瘤等鉴别。本例 CT 平扫仅显示脾大伴脾内密度欠均匀，故诊断信息相对不足，虽然 ^{18}F-FDG PET 显示脾代谢弥漫性增高，但由于患者有贫血等相关症状，且 CT 平扫未见明显实质性异常密度或肿块，故单纯 PET/CT 检查难以除外脾代偿性功能亢进所致代谢增高；同时，亦需与脾弥漫性病变如淋巴瘤等进行鉴别。结合增强 CT 示脾呈现弥漫性低密度灶伴花斑样明显强化，且脾内伴斑片状低密度液化坏死区，其强化方式、形态学

特征与淋巴瘤存在不符之处，同时考虑到病灶代谢程度高，且伴有脾破裂致使脾周、盆腔积血，故应考虑脾其他弥漫性恶性肿瘤，如血管肉瘤伴脾破裂出血可能。

参考文献

[1] 陈明，王艳艳，蒋小莉，等．原发性脾血管肉瘤二例并文献复习．海南医学，2019，30(7): 930-932.

[2] Li R, Li M, Zhang L F, et al. Clinical characteristics and prognostic factors of primary splenic angiosarcoma: a retrospective clinical analysis from China. Cell Physiology and Biochemistry, 2018, 49(5): 1959-1969.

[3] Zhao Q, Dong A S, Wang Y, et al. FDG PET/CT in primary splenic angiosarcoma with diffuse involvement of the spleen. Clinical Nuclear Medicine, 2017, 42(10): 815-817.

（温州医科大学附属第一医院：唐　坤　郑祥武　林　洁　纪晓微）

Case 46　左肾透明细胞癌腹膜后神经纤维瘤

○ **简要病史**

患者，56 岁，女性。左腰背部疼痛 4 个月余，加重 1 个月。CT 检查示左侧腹膜后与腹壁肿块。

○ **实验室检查**

肿瘤标志物无异常。

○ **影像学检查资料**

^{18}F-FDG PET/CT 图像见图 46-1。^{18}F-FDG PET/MR 图像见图 46-2。

○ **影像解读**

^{18}F-FDG PET/CT 图像（图 46-1）示：左侧肾旁后间隙腰方肌外侧见软组织肿块，大小约 9.0cm×8.6cm×4.5cm，沿后腹壁膨胀性生长，左肾略受压，局部与肿块分界欠清，病灶外侧向外膨隆并突入腹壁肌层、包绕肋骨，肿块内部密度尚均匀，未见明显坏死与钙化，^{18}F-FDG 代谢增高，$SUV_{max} = 5.56$；左肾下极见低密度囊性结节，直径约 0.9cm，^{18}F-FDG 代谢未见明显异常。

^{18}F-FDG PET/MR 图像（图 46-2）示：腹膜后肿块呈等 T_1、长 T_2 信号，边界清楚，可见分叶，内部信号均匀，^{18}F-FDG 代谢增高，SUV_{max} = 4.27；左肾下极见囊实性异常信号结节，大小约 1.7cm×1.6cm，边界清晰，可见包膜，其内信号混杂，实性部分呈等信号，并可见液体信号，^{18}F-FDG 代谢未见明显异常。

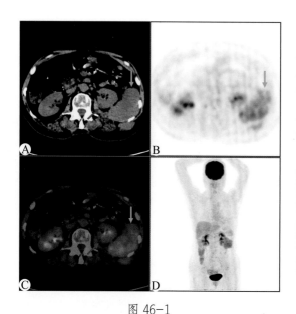

图 46-1

A. CT 轴位图像；B. PET 轴位图像；
C. PET/CT 轴位融合图像；D. PET MIP 图像

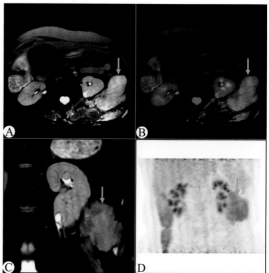

图 46-2

A. 轴位 T_2WI 图像；B. PET/MR 轴位融合图像；
C. 冠状位 T_2WI 图像；D. PET MIP 图像

○ **最终诊断**

术后病理：左肾透明细胞癌；腹膜后神经纤维瘤。

○ **诊断要点与鉴别诊断**

腹膜后神经纤维瘤可发生于任何年龄，通常外观呈梭形。CT 扫描呈软组织密度，边界清晰，可有包膜，内部密度一般较均匀，增强后可有轻度强化。MR 扫描病灶通常在 T_1WI 上呈等信号，在 T_2WI 上呈高信号，中央可有低信号，周围血管、肌肉常被推压。当病灶边界不清，周围脂肪间隙模糊，密度或信号不均，出现囊变坏死时，提示有恶变可能。本例的 CT 与 MR 图像表现符合神经纤维瘤，但 ^{18}F-FDG 摄取增高，故仍需与恶性病变相鉴别，最终有赖于病理确诊。

PET/CT 检查在肾脏肿瘤的诊断中存在一定的局限性。一方面，由于显像剂经泌尿系统排泄而呈高代谢，部分病灶易被掩盖；另一方面，肾癌最常见的病理类型为透明细胞癌。有研究表明，肾癌细胞细胞膜缺乏葡萄糖转运蛋白，对 ^{18}F-FDG 摄取很低，因而易出现假阴性。增强 CT 与增强 MR 是肾癌的主要检查手段。MR 软组织分辨力高，病变检出率高，还可评估病灶对周围组织及血管的侵犯；DWI 可显示微小病灶，ADC 值可帮助鉴别肿瘤良恶性。同时，多序列扫描以及各种功能序列扫描能提供更丰富的诊断信息。肾脏透明细胞癌一般位于肾皮质，呈类圆形，边界清楚，可见假包膜、坏死、囊变，部分可见钙化，增强扫描呈"快进快出"改变。本例因腹膜后肿块行 PET/CT 检查，为进一步明确诊断加行局部 PET/MR。肾脏病灶在 PET/CT 图像上仅表现为小囊性灶，无明显 ^{18}F-FDG 摄取，被误诊为囊肿；而 PET/MR 显示病灶为囊实性结节，并且符合肾透明细胞癌有假包膜、囊变、坏死的影像学特征，进一步行增强检查明确病变性质，从而避免了漏诊。

鉴别诊断：（1）腹膜后肿块需与转移瘤、肉瘤、神经鞘瘤等相鉴别。

（2）肾脏病灶需与复杂囊肿、血管平滑肌脂肪瘤、嗜酸细胞腺瘤等相鉴别。

参考文献

[1] Kuhn F P, Crook D W, Mader C E, et al. Discrimination and anatomical mapping of PET-positive lesions: comparison of CT attenuation-corrected PET images with coregistered MR and CT images in the abdomen. Eur J Nucl Med Mol Imaging, 2013, 40(1): 44-51.

[2] Jiang L, Tan H, Panje C M, et al. Role of ^{18}F-FDG PET/CT imaging in intrahepatic cholangiocarcinoma. Clinical Nuclear Medicine, 2016, 41(1): 1-7.

[3] 常东胜，马福才，王永强，等 . 腹膜后巨大神经纤维瘤术后恶变一例 . 放射学实践，2002，17(2): 175.

[4] 赵闯绩，陈纲 . 原发性肾上腺神经纤维瘤 1 例 . 实用放射学杂志，2017, 33(5): 816.

（杭州全景医学影像诊断中心：许远帆 梁江涛）

Case 47 肾嗜酸细胞瘤

○ 简要病史

患者，43 岁，男性。日常无明显不适感，体检超声发现右肾占位。

◦ **实验室检查**

血肌酐 74 μ mol/L。

◦ **影像学检查资料**

SPECT/CT 图像见图 47-1 和图 47-3。CT 图像见图 47-2。

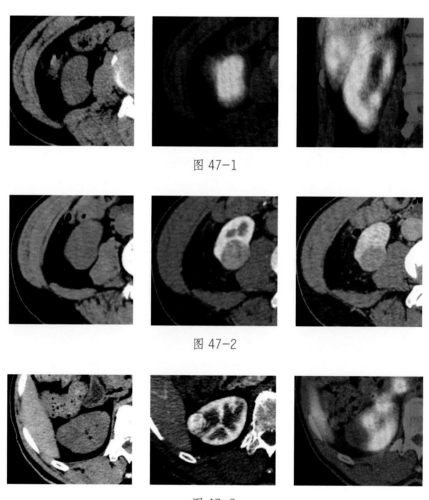

图 47-1

图 47-2

图 47-3

◦ **影像解读**

[99mTc]-MIBI SPECT/CT 图像（图 47-1）示：右肾下极肾嗜酸细胞瘤，平扫呈等密度，肿块边缘向外突出于肾轮廓之外，肿块放射性摄取近似邻近肾实质，放射性摄取最大计数与正常肾实质放射性摄取最大计数比值约为 0.9。

肾脏 CT 平扫＋增强图像（图 47-2）示：右肾下极肾嗜酸细胞瘤平扫 CT 值约为 39HU；增强后皮质期肿块明显强化，CT 值约为 160HU；实质期对比剂有所退出，CT 值约为 115HU。

右肾中部肾透明细胞癌，CT 平扫呈等低混杂密度，增强后皮质期肿块明显强化；^{99m}Tc-MIBI SPECT/CT 图像（图 47-3）示肿块放射性摄取明显低于正常肾实质，放射性摄取最大计数与正常肾实质放射性摄取最大计数比值约为 0.1。

最终诊断

行部分肾切除术，最终诊断为肾嗜酸细胞瘤。

诊断要点与鉴别诊断

肾嗜酸细胞瘤是一种相对少见的肾脏良性肿瘤，占所有肾脏实性肿瘤的 3%～10%。其临床表现无特异性，肿瘤生长缓慢，瘤体较大者可出现腰痛、血尿或腹部包块。

肾嗜酸细胞瘤 CT 平扫大部分表现为等密度或稍高密度病灶，少数也可表现为稍低密度病灶，肿块边缘清晰，一般无坏死和钙化；增强扫描示肿瘤实质部分各期较均匀强化，且强化常低于正常肾皮质，中央瘢痕早期无明显强化，可出现延迟强化。中央瘢痕的出现与肿瘤大小无明显关系，可能与肿瘤生长缓慢并长期缺血有关。MR 平扫在大部分 T_1WI 上呈等低信号，中央可见裂隙状瘢痕，瘢痕呈更低信号；在 T_2WI 上呈等低信号，中央可见混杂稍高信号，中央瘢痕呈高信号，大部分均匀强化。

然而，肾嗜酸细胞瘤的上述 CT 及 MR 图像表现与肾脏恶性肿瘤存在重叠，故临床上常被误诊为恶性肾癌，从而进行部分或根治性肾切除术，导致不必要的手术创伤及医疗资源浪费。目前，国外最新研究发现，^{99m}Tc-MIBI SPECT/CT 可用于肾脏肿瘤显像，有助于鉴别肾嗜酸细胞瘤与肾癌。肾嗜酸细胞瘤 ^{99m}Tc-MIBI SPECT/CT 显像呈明显的高代谢，肿瘤放射性摄取可高于或接近正常肾实质，而肾癌则呈明显的低代谢或放射性摄取缺损。

参考文献

[1] Campbell S, Uzzo R G, Allaf M E, et al. Renal mass and localized renal cancer: AUA guideline. J Urol, 2017, 198(3): 520-529.

[2] Krishna S, Murray C A, McInnes M D, et al. CT imaging of solid renal masses: pitfalls and solutions. Clin Radiol, 2017, 72(9): 708-721.

[3] Gorin M A, Rowe S P, Baras A S, et al. Prospective evaluation of ^{99m}Tc-sestamibi SPECT/

CT for the diagnosis of renal oncocytomas and hybrid oncocytic/chromophobe tumors. Eur Urol, 2016, 69(3): 413-416.

［海军军医大学第一附属医院（上海长海医院）：朱虹静　左长京］

Case 48　无高代谢胃底－体低分化腺癌种植转移致双肾积水

○ **简要病史**

患者，59 岁，女性。5 天前在欧洲某医疗机构行肠镜检查，导泻后出现尿量减少，每天小便 4 ～ 5 次，每次尿量 30 ～ 50ml，感腹胀、胸闷，夜间可平卧，无咳嗽，无咳粉红色泡沫状痰液，无腹痛腹泻，伴颜面部及双下肢水肿。回国后至丽水市中心医院急诊就诊，予留置导尿，拟"急性肾衰竭、双肾积水"收治入院。

○ **实验室检查**

尿素 30.7mmol/L，血肌酐 1296μmol/L，CA125 136.6U/ml，CA153 46.6U/ml，CA19-9 82.9U/ml，CA50 40.68U/ml，CA242 21.01U/ml，NSE 19.4ng/ml，铁蛋白 293.0ng/ml。

○ **影像学检查资料**

^{18}F-FDG PET/CT 图像见图 48-1。CT 图像见图 48-2。

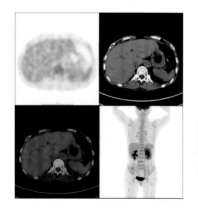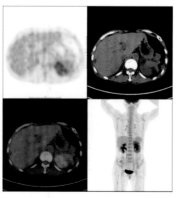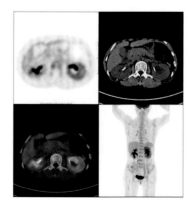

图 48-1

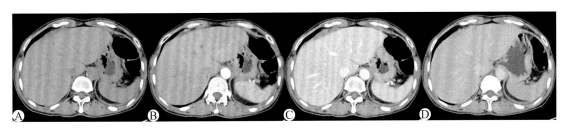

图 48-2

A. CT 平扫轴位图像；B. 动脉期图像；C. 静脉期图像；D. 延迟期图像

○ **影像解读**

^{18}F-FDG PET/CT 图像（图 48-1）显示：胃底、胃体壁局部增厚，^{18}F-FDG 摄取未见明显增高；周围间隙模糊，毗邻腹膜增厚、不清；毗邻结肠脾曲肠壁稍增厚，管腔狭窄，^{18}F-FDG 摄取稍增高，$SUV_{max} = 2.0$；腹膜后多发小淋巴结，^{18}F-FDG 摄取未见明显增高；同机 CT 显示双肾外形增大，皮髓质显影不佳，双侧肾盂轻度扩张。PET/CT 诊断：胃底、胃体壁局部增厚，毗邻结肠脾曲肠壁增厚伴肠腔狭窄，^{18}F-FDG 代谢未见增高，综合考虑胃印戒细胞癌侵犯脾胃间隙伴结肠脾曲种植转移可能，双肾积水、肾功能减退。

腹部 CT 图像（图 48-2）显示：胃底、体部胃壁不均匀增厚，增强扫描可见持续性强化，内缘不规则，外缘浆膜面模糊，毗邻结肠脾曲局部受累，考虑恶性肿瘤可能。

○ **最终诊断**

综合考虑胃底恶性病变（印戒细胞癌）侵犯脾胃间隙伴结肠脾曲种植转移可能，腹膜后转移致输尿管梗阻，建议行胃镜检查。

胃镜活检病理：（胃体上部）中 - 低分化腺癌（图48-3）。

免疫组化结果：CK20（－），CDX-2（强弱不等＋），Ki-67（60%＋），P53（弱＋），CerbB-2（＋），MSH2（＋），MSH6（＋），MLH1（＋），PMS2（＋）（提示微卫星稳定）。

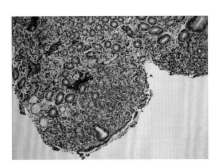

图 48-3

○ **诊断要点与鉴别诊断**

胃癌是我国最常见的恶性肿瘤之一，好发年龄为 40～60 岁，以胃窦、小弯及贲门部最多见。早期胃癌临床症状轻微，多与胃炎、胃溃疡类似，亦可无任何症状。进展期胃癌常有近处浸润或远处转移，而影像学检查对进展期胃癌的主要价值在于肿瘤分期、治疗计划制订及评价治疗效果与复查随访。

胃癌的影像学表现主要为胃壁弥漫或局限性增厚，胃腔狭窄，胃周或腹膜后淋巴结转移，增强扫描明显强化，其中以静脉期强化为著。而对于不同的病理类型，PET/CT 检查中原发灶的 SUV_{max} 大小依次为低分化腺癌＞高中分化腺癌＞印戒细胞癌。此外，PET/CT 检查对术前诊断胃癌原发灶情况、局部淋巴结转移和远处转移等具有重要的临床价值，可为制定胃癌治疗方案提供依据。

本例表现为病灶无 ^{18}F-FDG 代谢增高灶，与典型的低分化腺癌代谢表现相差甚远，易造成漏诊，且胃腔水未充盈时胃壁亦厚，因此增加了诊断的难度。再者，从胃底厚联想到结肠种植再到腹膜后转移所致尿路梗阻导致肾衰竭，我们首诊的思路与最终的病理诊断相吻合，体现了综合影像分析的重要性。

鉴别诊断：（1）胃淋巴瘤。胃壁广泛性或节段性浸润增厚，密度均匀，可使胃壁内、外缘均不整齐，内缘受侵使胃腔变形、变小，类似浸润型胃癌的"皮革胃"，但在胃不同的充盈情况下，其大小、形态可有改变。增强后强化一致，还可发现有肠系膜、后腹膜淋巴结肿大，肝、脾大等。

（2）胃间质瘤。该病发生于胃固有肌层，通常为外肌层，常表现为外生性生长趋势，病灶较小时可单纯向胃腔内生长。常合并出血、坏死、溃疡、囊性变，偶见钙化，具有潜在恶性。主要沿门脉系统转移，肝脏及腹膜为常见转移部位，淋巴道转移及肺转移罕见，很少出现血管侵犯及静脉栓塞，腹水少见。

参考文献

[1] 高剑波，杨学华，李荫太，等．进展期与早期胃癌螺旋 CT 三期增强的诊断价值．中华放射学杂志，2001, 35(4): 253-257.

[2] 郑红娜，王敬，朱毅，等．胃癌 ^{18}F-FDG PET/CT 最大标准摄取值的相关影响因素．山东医药，2018, 9(1): 68-70.

[3] 苟丽，高峰．探讨 ^{18}F-FDG PET/CT 检查在胃癌中的分期及诊断价值．新疆医学，2017, 47(9): 962-965.

（丽水市中心医院：程　雪　王祖飞）

Case 49　胃神经内分泌肿瘤（G_2）伴广泛骨化

○ 简要病史

患者，51岁，女性。2周前夜间无明显诱因出现剑突下疼痛，呈阵发性绞痛，较剧致痛醒，起床后直立可缓解。无恶心、呕吐，无反酸、嗳气，无呕血、黑便。日间偶有类似痛发作，进食后可缓解，伴活动量减低。起初未重视，未予治疗，症状反复持续2周。1天前到当地医院行胃镜检查，提示"食管中段黏膜下隆起：囊肿可能。胃体巨大黏膜增生：恶性肿瘤？间质瘤恶变？"HP（＋）。至丽水市中心医院就诊，拟"胃肿物"收治入院。

○ 实验室检查

铁蛋白 1.9ng/ml，余肿瘤标志物正常。红细胞计数 3.37×10^{12}/L，血红蛋白 84g/L。

○ 影像学检查资料

^{18}F-FDG PET/CT 图像见图 49-1。CT 图像见图 49-2。

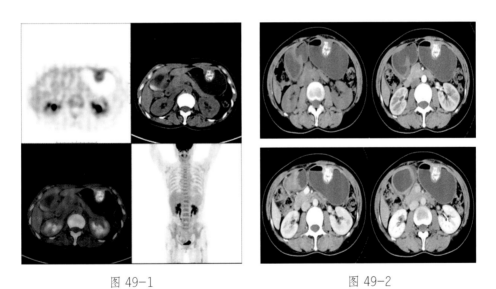

图 49-1　　　　　　　　　　　　　　图 49-2

○ 影像解读

^{18}F-FDG PET/CT 图像（图 49-1）提示：胃大弯侧胃壁类圆形混杂密度团块，病灶内多发钙化，形态不规则，大小约 3.4cm×2.9cm，向腔内生长，以宽基底与胃壁相连，^{18}F-FDG 摄取增高，SUV_{max} = 4.7，余全身其他部位未见异常 ^{18}F-FDG 摄取增高病灶。

腹部 CT 图像（图 49-2）显示：胃体大弯侧胃壁类圆形软组织肿块，内见多发斑片状钙化，以宽基底与胃壁相连，增强扫描可见实质部分持续明显强化，毗邻胃壁未见明显增厚，胃周间隙清晰，未见肿大淋巴结。

PET/CT 诊断：胃体大弯侧肿块，^{18}F-FDG 代谢增高，考虑恶性肿瘤可能。

最终诊断

行腹腔镜下全胃切除＋淋巴结清扫，病理（图 49-3）示：（胃体前壁肿块）神经内分泌肿瘤（G_2）伴骨化（瘤体大小约 5.5cm×3.0cm×2.5cm），局灶见腺癌成分（约 10%），浸润至固有肌层。

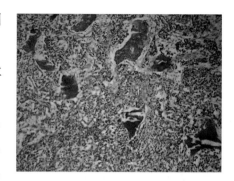

图 49-3

免疫组化结果如下。神经内分泌肿瘤：CK（＋），CD56（＋），CgA（＋），Syn（＋），CK20（－），S-100（－），Ki-67（约 8%＋）。腺癌成分：CK（＋），CK20（＋），CD56（－），CgA（－），Syn（－），S-100（－），Ki-67（约 70%＋）。

最终诊断为胃神经内分泌肿瘤 G_2 伴广泛骨化。

诊断要点与鉴别诊断

胃神经内分泌肿瘤起源于胃黏膜或黏膜下肽能神经元或内分泌细胞的弥散神经内分泌肿瘤。该病好发于 40 岁以上的中老年人，男女发病比例约为 3∶1。原发胃的神经内分泌肿瘤临床少见，约占所有胃肠道神经内分泌肿瘤的 8.7%，占胃肿瘤的比例低于 1%。临床分型及病理分级不同，则胃神经内分泌肿瘤的临床及 CT 表现不一、生物学行为不同，预后也存在较大差异。Ⅰ型：好发于胃底、胃体部，通常为黏膜或黏膜下多发小结节，CT 表现为轻中度强化的息肉样结节，肿瘤直径一般小于 1cm，分化好，不伴转移。Ⅱ型：多表现为胃窦部边缘光整的直径 1～2cm 的肿块，CT 可见胃壁增厚，黏膜或壁内结节，增强呈中度强化。Ⅲ型：与一般腺癌的表现相似，表现为菜花状、溃疡性肿物或管壁的浸润性增厚，病变强化方式不一，以中度延迟强化方式最多见，易发生转移，溃疡发生率较高。大多数神经内分泌肿瘤分化良好、生长缓慢，通常糖代谢水平很低，而 ^{18}F-FDG PET 显像对分化差、侵袭性强的神经内分泌癌的诊断灵敏度较高。

鉴别诊断：（1）胃间质瘤。该病发生于胃固有肌层，通常为外肌层，常表现为外生性生长趋势，病灶较小时可单纯向胃腔内生长。常合并出血、坏死、溃疡、囊性变，偶见钙化，具有潜在恶性。主要沿门脉系统转移，肝脏及腹膜为常见转移部位，淋巴道转移及肺转移罕见，很少出现血管侵犯及静脉栓塞，腹水少见。

（2）胃癌。该病可表现为胃壁增厚、腔内肿块、溃疡、胃腔狭窄等征象，可伴有胃周、腹膜后淋巴结及全身其他脏器转移。

参考文献

[1] Levy A D, Sobin L H. From the archives of the AFIP: gastrointestinal carcinoids: imaging features with clinicopathologic comparison. Radiographics, 2007, 27(1): 237-257.

[2] 柴亚如，高剑波，梁盼，等. 胃神经内分泌肿瘤的 CT 表现与临床病理特征. 中华临床医师杂志（电子版），2015, 13(9): 140-143.

[3] 段钰，李斌，高卉，等. 神经内分泌肿瘤 PET/CT 的应用现状与进展. 国际放射医学核医学杂志，2013, 37(3): 186-192.

（丽水市中心医院：程　雪　王祖飞）

Case 50　胃神经鞘瘤

○ **简要病史**

患者，40 岁，女性。体检发现 CA125 水平升高（630.05ng/ml）2 个月余。CT 增强示胰体部胃小弯间隙内占位，考虑胃间质瘤的可能性大，胰腺来源病变待排。

○ **影像学检查资料**

腹部 CT 图像见图 50-1。^{18}F-FDG PET/CT 图像见图 50-2。

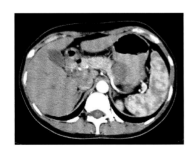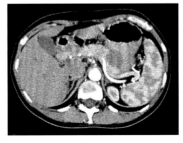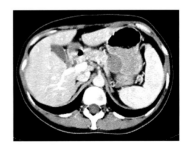

图 50-1

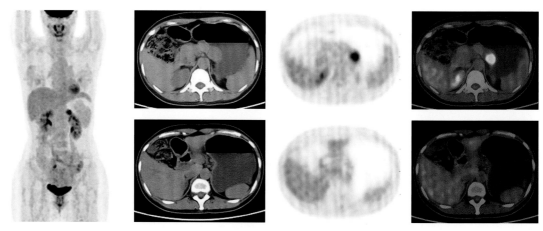

图 50-2

○ **影像解读**

腹部 CT 图像（图 50-1）示：胰腺与胃小弯间隙内见异常密度灶，大小约 3.1cm×3.0cm；增强扫描见轻度逐渐强化。

^{18}F-FDG PET/CT 图像（图 50-2）示：胰腺与胃小弯间见大小约 3.1cm×3.0cm 的类圆形低密度灶，边界与胃小弯分界欠清，^{18}F-FDG 代谢增高，$SUV_{max}=5.9$；邻近小网膜囊内多发小淋巴结，^{18}F-FDG 代谢轻度增高，$SUV_{max}=1.5$。

○ **最终诊断**

胃小弯神经鞘瘤。

○ **诊断要点与鉴别诊断**

胃神经鞘瘤多发生于胃体部，且多以腔外生长和混合性生长为主；肿瘤体积一般较小，多呈圆形、类圆形或椭圆形，边缘光滑，密度均匀，钙化少见；当肿瘤直径较大时，边缘不规则、可见分叶，部分病灶内可见坏死囊变；大部分病灶表面光滑，当发生溃疡时，病灶表面可表现为毛糙或充盈缺损；肿瘤多以均匀渐进性强化为主，当瘤体较大时可伴有周围小淋巴结影；代谢一般均匀增高，当发生坏死囊变时，代谢不均匀增高。

鉴别诊断：（1）胃间质瘤。该病是最常见的胃间叶性肿瘤，可分为良性间质瘤和恶性间质瘤。良性胃间质瘤的 CT 表现不易与胃神经鞘瘤鉴别，良性胃间质瘤的 ^{18}F-FDG 摄取较低，而胃神经鞘瘤 ^{18}F-FDG 摄取一般高于良性胃间质瘤。恶性胃间质瘤的 ^{18}F-FDG 摄取较高。但 CT 增强扫描示恶性胃间质瘤多呈不均匀强化，强化方式多为外周型强化，且瘤周肿大淋巴结少见；而胃神经鞘瘤的 CT 增强扫描多表现为均匀渐进性强化，坏死、囊变少见，瘤周常可见淋巴结。

（2）胃平滑肌瘤。该病好发于胃贲门部，CT 增强扫描多表现为轻度不均匀强化，强化程度低于胃神经鞘瘤，且 ^{18}F-FDG PET/CT 检查中胃平滑肌瘤 ^{18}F-FDG 摄取低于胃神经鞘瘤。

（3）胃癌。胃神经鞘瘤主要与肿块型胃癌鉴别。胃癌 CT 增强扫描动脉期强化较明显，与周围组织分界欠清；胃神经鞘瘤强化程度低于胃癌，强化方式呈渐进性，肿瘤与周围分界清楚。^{18}F-FDG PET/CT 检查中胃癌 ^{18}F-FDG 摄取程度有时不易与胃神经鞘瘤鉴别，但 ^{18}F-FDG PET/CT 一次检查可显示全身的病灶，当 PET/CT 检查发现有邻近侵犯或远处转移时，一般可排除胃神经鞘瘤。

参考文献

[1] 韩晓红，丁重阳. 胃神经鞘瘤的 CT 及 ^{18}F-FDG PET/CT 表现. 中国医学影像学杂志，2018, 26(11): 849-853.

[2] 李想，莱智勇，徐钧. 胃神经鞘瘤误诊为胃间质瘤临床分析. 世界最新医学信息文摘，2018, 18(62): 1-4.

[3] 李敏，刘文华，耿兴东，等. 胃神经鞘瘤的 MSCT 表现. 中国中西医结合影像学杂志，2019, 17(4): 421-423.

[4] Wang W, Cao K M, Han Y, et al. Computed tomographic characteristics of gastric Schwannoma. Journal of International Medical Research, 2019, 47(5): 1975-1986.

［海军军医大学第一附属医院（上海长海医院）：郭仲秋　左长京］

Case 51　小肠间质瘤

○ **简要病史**

患者，71岁，女性。1个月前无明显诱因出现反复黑便，1次/天，量正常，伴全身乏力，无明显腹痛腹胀、恶心呕吐、头晕心悸等不适。至当地医院就诊，对症治疗后缓解。1周前再发黑便伴全身乏力，轻微活动后气促。当地医院查大便隐血阳性，血红蛋白61g/L。胃镜提示：慢性浅表性胃炎并呈贫血黏膜改变。全腹 CT 增强检查示：右下腹小肠壁增厚伴肠腔扩张，考虑小肠淋巴瘤可能。附见：肝多发囊肿，副脾、左肾小囊肿，以及双侧少量胸腔积液。患者患"高血压"2 年余，平素口服药物控制。无糖尿病、肝炎、结核病病史。无药物过敏史。有"输血过敏"史。无吸烟、饮酒习惯。否认肿瘤家族史。

○ **实验室检查**

血常规：白细胞计数 5×10^9/L，中性粒细胞百分比 69.3%，血红蛋白 72g/L（↓）。超敏 C 反应蛋白 33.51mg/L（↑）。肿瘤标志物无明显异常。

○ **影像学检查资料**

^{18}F-FDG PET/CT 图像见图 51-1。

○ **影像解读**

^{18}F-FDG PET/CT 图像示：盆腔内小肠扩张，肠壁不规则增厚，放射性摄取不均匀增高，SUV_{max} = 9.0（图 51-1A、B）；肝多发低密度结节，其中左肝 2 枚较大结节，界清，大者直径约 1.5cm，边缘放射性摄取轻度增高（定位线所示为病灶），SUV_{max} = 4.3（图 51-1C、D）。

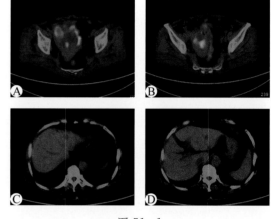

图 51-1

○ **最终诊断**

病理诊断：（小肠切除标本）胃肠道间质瘤（高危）伴系膜播散或转移。

免疫组化结果：CD117（＋），Dog-1（＋），CK（pan）（－），Ki-67（热点区域 15%＋），S-100（－），Desmin（－），CD34（＋），SMA（－）。系膜肿物：CD117（＋），Dog-1（＋）。

○ **诊断要点与鉴别诊断**

小肠间质瘤（SIST）好发年龄为 50～60 岁，以中老年人为主，无明显性别差异。好发部位为空肠，其次为十二指肠及回肠。SIST 与肿瘤的大小、位置及性质密切相关，最常见的临床症状为消化道出血，主要原因是肿瘤位于肌层，向内可至黏膜下层或固有层，向外可至浆膜下层，由此可导致黏膜表面溃疡形成，引起出血。破溃出血速度小，多表现为黑便、极少呕血；出血量较大可引起贫血，表现为头晕、乏力等。良性或低度恶性的小肠间质瘤 CT 图像表现为圆形或类圆形肿块，密度多均匀，边界清晰，直径较小，常不超过 5cm，增强后多均匀强化；PET 图像上呈无或轻度 ^{18}F-FDG 代谢增高。恶性小肠间质瘤的形态多不规则，呈分叶状，密度不均匀，中心可见大小不一的低密度坏死及囊变，直径较大，常大于5cm，增强后实质部分明显强化，坏死囊变部分无强化，如坏死明显，则可出现腔内溃疡。PET图像上呈轻中度 ^{18}F-FDG 代谢增高，小肠间质瘤无淋巴结肿大。

鉴别诊断：（1）小肠淋巴瘤。小肠淋巴瘤是小肠最常见的恶性肿瘤，好发于回肠，空肠次之，且可多发。其可原发，也可继发于全身恶性淋巴瘤。小肠淋巴瘤起源于肠壁黏膜下淋巴组织，可多起源发生，向内发展则浸润黏膜，向外可侵入浆膜层、肠系膜及其淋巴结。临床上常表现为腹部脐周钝痛，持续性、不规则发热，腹泻或腹泻与便秘交替等，常伴有腹腔及后腹膜淋巴结肿大。CT图像上可局限于某段肠管或散在分布于各肠管，表现为肠壁局限性或弥漫性增厚，伴肠管呈动脉瘤样扩张，可伴有肠系膜以及肠道周围的淋巴结肿大，增强扫描效果较差。PET图像上可见病灶呈放射性摄取明显增高。

（2）小肠腺癌。小肠腺癌约占小肠肿瘤的25%，其中以十二指肠和空肠较多见。其临床表现缺乏特异性，可表现为腹部肿块、腹痛、恶心、呕吐、消化道出血、不同程度的肠梗阻、肠套叠及体重减轻等。常见类型有肿块型及溃疡型。溃疡型易引起肠腔狭窄，出现肠梗阻症状。局部可出现淋巴结转移，肝、腹膜或腹腔其他脏器转移，预后差，5年生存率不到20%。CT图像表现为环形或偏心性肠壁增厚，肠腔狭窄，有黏膜破坏或不规则充盈缺损、不规则龛影，增强扫描呈中等不均匀强化。当肿块较大时，易出现肠梗阻，表现为近端肠腔扩张，内有气－液平面，易出现淋巴结转移及肝、腹腔及卵巢等脏器转移。PET图像上呈不同程度 ^{18}F-FDG 代谢增高。

参考文献

[1] 赵志清, 罗帝林, 叶定开, 等. CT在小肠间质瘤诊断中的价值. 中华临床医师杂志(电子版), 2012, 6(20): 6574-6575.

[2] 龚程, 谭诗云, 丁一娟, 等. 52例小肠间质瘤的临床、病理及影像学特征. 胃肠病学和肝病学杂志, 2015, 24(12): 251-256.

[3] 黄清玲, 卢光明, 张龙江, 等. 小肠间质瘤的CT表现及其病理的对照研究. 中国医学影像技术, 2008, 24(1): 104-106.

（浙江大学医学院附属第一医院：林丽莉　赵　葵）

Case 52　升结肠管状绒毛状腺瘤伴癌变

○ **简要病史**

患者，74 岁，男性。体检全结肠镜发现回盲部 5cm×6cm 占位，身体无明显不适，大便习惯正常，既往史无殊。为进一步明确性质，申请行 ^{18}F-FDG PET/CT 检查。

○ **实验室检查**

血常规、血生化、血肿瘤指标系列均正常，糖化血红蛋白百分比为 6.50%（↑），粪便常规＋隐血试验正常，未行结核相关检查。

○ **影像学检查资料**

结肠镜表现见图 52-1。^{18}F-FDG PET/CT 图像见图 52-2。

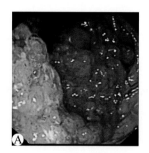
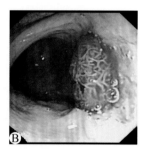

图 52-1

A. 结肠镜示回盲部菜花样新生物，呈分叶状，占据肠腔；B. 结肠镜示腺瘤型息肉

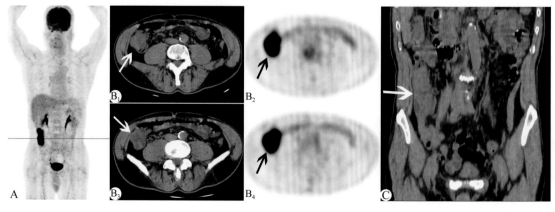

图 52-2

A. 全身 MIP 图像；B. PET/CT 横断位图像；C. CT 冠状位图像

○ **影像解读**

^{18}F-FDG PET/CT 图像（图 52-2）示回盲部及升结肠见长约 9cm 的节段性增厚软组织影，肠腔变窄，近端小肠未见梗阻性扩张，肠管轮廓清晰，^{18}F-FDG 代谢明显增高，SUV_{max} 约为 22.94。

○ **最终诊断**

术后病理（图 52-3）："结肠"（隆起型肿块，大小约 9.0cm×5.0cm×2.5cm）高分化腺癌（黏膜内癌，具有管状绒毛状腺瘤基础上部分区域癌变特征）。

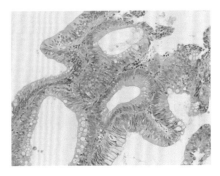

图 52-3

○ **诊断要点与鉴别诊断**

（1）大肠息肉。凡从结肠黏膜表面突出到肠腔的息肉状病变,在未确定病理性质前均称为结肠息肉。其发生率随年龄增加而上升，以男性多见。常见息肉主要分为炎症性、增生性和腺瘤性。炎症性息肉又称假性息肉，是由于肠黏膜长期受慢性炎症刺激引起的息肉样肉芽肿，在炎症治愈后可自行消失。炎症性息肉多见于溃疡性结肠炎、慢性血吸虫病、阿米巴痢疾及肠结核等患者的病变肠道中。这种息肉常为多发性，直径多在 1cm 以下。增生性息肉是最常见的息肉，又称化生性息肉。息肉多分布于远侧结肠，直径很少超过 1cm；其外形为黏膜表面的一个小滴状突起，表面光滑，基底较宽，多发亦常见。组织学上这种息肉由增大而规则的腺体形成，腺体上皮细胞增多造成上皮皱缩呈锯齿形，细胞核排列规则，其大小及染色质含量变化很小，核分裂象少见。其重要特点是肠腺隐窝的中、下段都有成熟的细胞出现。腺瘤性息肉一般不会自行消失，有恶变倾向。其按 WHO 肿瘤组织学分类分为管状腺瘤、绒毛状腺瘤、管状绒毛状型腺瘤及锯齿状腺瘤。①管状腺瘤：是圆形或椭圆形的息肉，表面光滑或有分叶，大小不一，但大部分直径在 1cm 以下，80% 有蒂。组织学表现为多数管状腺腺体，未成熟细胞分布于腺体的所有水平。可有不同程度的间叶样变，有时亦有少量乳头增生。其癌变率在 1%～5%。②绒毛状腺瘤：较管状腺瘤少见，绝大多数为单发。一般体积都较大，直径大多在 1cm 以上，大部分为广基，10%～20% 可以有蒂。表面呈暗红色，粗糙，或呈绒毛状突起或小结节状，质软易碎，触之能活动，如触及硬结或固定，则表示有癌变可能。分布以直肠最多，其次为乙状结肠。组织学表现为上皮呈乳头样生长，中心为血管结缔组织间质，亦伴随上皮一起增生，分之成乳头样生长，上皮细胞多间变明显。其癌变率较管状腺瘤高 10 倍以上。③管状绒毛状型腺瘤：

同时具有上述两种结构的腺瘤。其癌变率介于管状腺瘤与绒毛状腺瘤之间。④锯齿状腺瘤：是由锯齿状腺体组成的肿瘤。腺瘤数目越多、病灶越大，越易发生恶变，平均生存时间 10 ～ 15 年。其中，家族性腺瘤病为常染色体显性遗传性疾病，结直肠内常布满息肉状腺瘤，如不及时治疗，35 岁以前约有 3/4 发生癌变，至 50 岁以后几乎全部发展为癌。管状绒毛状腺瘤在 CT 图像上无特异性，表现为大肠腔内广基底软组织结节，密度欠均匀，增强后轻至中度强化，肠管轮廓光整。基于管状绒毛状腺瘤在病理学上属于直肠腺瘤，其通常由三层结构构成，基底部为供养小脉管及纤维基质，内部为增生的腺体，最外层为腺体表面的柱状上皮，MR 图像表现为 T_1WI 上呈等或稍高信号，肿瘤基底部信号不均匀，肿瘤与对侧肠壁相贴时留有通气间隙，DWI 上呈高信号，增强后呈"三环样"强化。管状绒毛状型腺瘤有以下恶变征象：（a）肿瘤较大，肠壁不规则增厚，绒毛多、长及部分融合，绒毛与肠壁间的通气间隙消失或不连接；（b）典型的分层强化模式改变或强化消失；（c）肿瘤局部突破浆膜层；（d）肿瘤周围迂曲血管影。管状绒毛状型腺瘤 ^{18}F-FDG 代谢增高，据个案报道，其 SUV_{max} > 10，呈结节状浓聚，当发生恶变时，SUV_{max} 无统计学意义。

（2）回盲部淋巴瘤。小肠淋巴组织较为丰富，是结外淋巴瘤的好发部位，在全部原发性胃肠道淋巴瘤中，以胃淋巴瘤最多（1/2），小肠其次（1/3），大肠淋巴瘤少见。肠道淋巴瘤多为非霍奇金淋巴瘤，主要起源于 B 淋巴细胞。病变首先发生于肠道黏膜下的淋巴组织，在黏膜下沿管壁浸润生长。病变常累及大段肠管，有时可累及整段空肠或回肠。病变早期浸润多局限于黏膜层、黏膜下层，进展期侵入肌层，甚至全层。一般病程较短，多在半年以内，无特异的临床症状，70% ～ 80% 有不典型的腹痛，伴有低热、体重急剧下降、乏力、消化道出血，多数病例出血量少，伴贫血。CT 或 MR 图像上表现为管壁不均匀明显增厚，管腔扩大，内壁不光滑，可见结节样突起，形态固定，扩张肠管与上下正常肠管相通，无明显分界，增强后肠壁中度均匀强化。淋巴瘤肠道累及范围一般比肠癌广，[18]F-FDG 摄取明显增高。

（3）克罗恩病（Crohn's disease）。该病后期为跳跃分布的节段性狭窄，常致肠梗阻，增厚的肠段增强后表现为动脉期和门脉期均较正常肠壁强化增加，以门脉期更明显。活动期常表现为肠壁分层强化，即黏膜层异常强化，黏膜下层水肿。缓解期常表现为均匀一致强化，呈轻至中度强化，病变肠段系膜缘缩短，游离缘呈囊袋状向外突，即假性憩室改变，[18]F-FDG 代谢增高不如淋巴瘤及肠癌。

（4）回盲部结核。该病肠壁增厚，肠腔狭窄。病变可仅累及回盲部，也可以回盲部为中心，累及邻近结肠及末段回肠，肠壁多为连续性增厚，累及的肠段范围较广，肠壁多为环形增厚，系膜缘和游离缘均受累，少数见盲肠内侧偏心性增厚。增强后肠壁可呈分层强化，也可均匀一致强化。慢性期回盲部肠管呈不规则狭窄，肠管呈锯齿状改变，回盲瓣挛缩变形，回盲瓣口张开，与盲肠呈直线改变。^{18}F-FDG 代谢增高程度不如淋巴瘤。

参考文献

[1] 王艳艳，任基伟，韩振国. 直肠绒毛状腺瘤和绒毛状管状腺瘤核磁表现及病理分析. 中国药物与临床，2018, 18(10): 1710-1711.

[2] 王余，徐晋珩，马梦华，等. 直肠管状绒毛状腺瘤的 3.0T MRI 特征. 放射学实践，2017, 32(3): 279-282.

[3] 宋思思，邹庆，罗小兰，等. 回盲部结核的 CT 诊断价值. 实用放射学杂志，2019, 35(4): 569-571, 588.

[4] 李玉萍，郑贤应，曹代荣，等. 回盲部 Crohn 病与结核的 CT 与 MRI 鉴别诊断. 临床放射学杂志，2015, 34(12): 1913-1917.

（中国人民解放军联勤保障部队第 903 医院：潘建虎 方 元 陈泯涵 张宝燕）

Case 53 阑尾黏液性囊腺癌

○ **简要病史**

患者，55 岁，男性。2 个月前无意中发现腹部脐下一枣子大小肿物，无疼痛，无腹胀、腹泻，无便血及黑便。

○ **实验室检查**

血常规、肿瘤标志物检查均正常。

○ **影像学检查资料**

^{18}F-FDG PET/CT 图像见图 53-1 和图 53-2。MR 图像见图 53-3。

○ **影像解读**

^{18}F-FDG PET/CT 图像（图 53-1）示右下腹 10.7cm×7.2cm 不规则占位，中间实性部分伴钙化密度，$SUV_{max} = 4.6$，周边黏液部分代谢减低。图 53-2 示肝尾状叶包膜下见

高代谢灶，$SUV_{max} = 4.8$，大网膜脂肪间隙模糊；脐下 1.9cm 结节，$SUV_{max} = 1.5$；右侧腹股沟区见高代谢灶伴黏液，盆腔见弥漫分布黏液伴代谢减低。

MR 图像（图 53-3）示右下腹及盆腔见不规则黏液信号灶，内部不规则条片状 T_1 稍高、T_2 低信号影，增强后内部条片影强化。

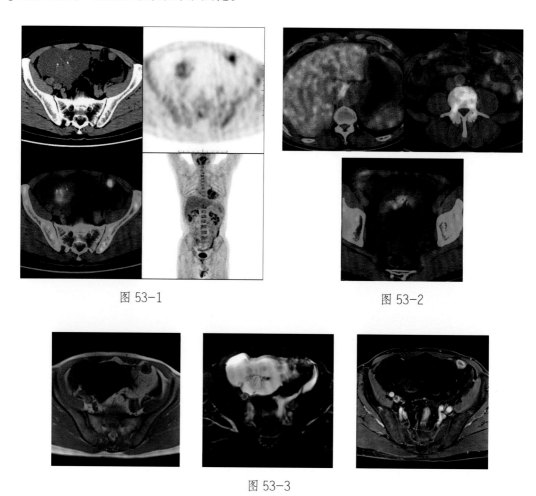

图 53-1   图 53-2

图 53-3

○ **最终诊断**

剖腹探查见右下腹腔有大量胶冻样黏液，腹盆腔广泛转移，布满黏液；肿物位于阑尾远端，大小约 $8cm \times 6cm \times 3cm$，表面破溃，布满黏液。

术后病理：阑尾黏液性囊腺癌。

◇ 诊断要点与鉴别诊断

阑尾黏液性肿瘤分为黏液性囊肿、黏液性囊腺瘤和黏液性囊腺癌，发病率低。临床上阑尾黏液性肿瘤一般无症状或主要表现为慢性非转移性右下腹疼痛以及右下腹包块，易被误诊为阑尾炎、阑尾周围脓肿、卵巢肿瘤等。^{18}F–FDG PET/CT 是全身显像，可以观察病灶是局限的还是出现播散转移的，同时可以观察病灶的代谢，这有助于阑尾黏液性肿瘤良恶性的判定及分期，并且对指导临床治疗有重要意义。

阑尾黏液性囊腺癌^{18}F–FDG PET/CT 图像表现为高代谢实性肿块，可见颗粒状或弧形钙化，周边可见大量低密度黏液伴代谢减低，周围及网膜等脂肪间隙模糊；具有分泌功能的恶性肿瘤细胞以种植的方式扩散至腹膜形成腹膜假黏液瘤，腹盆腔内可见大量低密度黏液。

阑尾黏液性囊腺癌与黏液性囊腺瘤主要从实性部分有无代谢、有无远处转移等进行鉴别。阑尾周围脓肿患者常有急性阑尾炎病史，结合急性症状、白细胞计数增高等不难鉴别。对于女性阑尾黏液性囊腺癌，需要与卵巢肿瘤鉴别，可观察肿瘤实性部分与回盲部、子宫附件的关系，正常形态的阑尾或右侧附件的存在，这对疾病的排除有重要意义。

参考文献

[1] 陈瑞云，张琳，孙国峰，等 . 腹腔镜手术治疗阑尾黏液性肿瘤的临床体会 . 腹腔镜外科杂志，2017, 22(8): 612-614.

[2] 彭贵平，梁敏，李智惠，等 . 13 例阑尾黏液囊肿的超声表现与临床分析 . 现代诊断与治疗，2018, 29(1): 65-66.

[3] 林莉萍，蔡春仙 . 阑尾黏液性囊肿的影像表现 . 现代诊断与治疗，2016, 27(21): 4094-4095.

[4] Racek A R, Rabe K G, Wick M J, et al. Primary appendiceal mucinous adenocarcinoma in two first-degree relatives: case report and review. Hered Cancer Clin Pract, 2011, 9(1): 1.

[5] Rouchaud A, Glas L, Gayet M, et al. Appendiceal mucinous cystadenoma. Diagn Interv Imaging, 2014, 95(1): 113-116.

［海军军医大学第一附属医院（上海长海医院）：肇　博　左长京］

Case 54　腹盆腔去分化脂肪肉瘤

○ **简要病史**

患者，54 岁，女性。3 年前无明显诱因出现腹部胀痛，疼痛可忍，无恶心、呕吐，无恶寒、发热，休息后缓解。3 年来疼痛症状偶发，但未予重视及治疗。3 个月前出现双下肢水肿，无活动受限，无乏力不适。半个月前发现腹部肿块，且逐渐增大，腹部胀痛症状较前加重。自发病以来，神志清，精神可，胃纳、睡眠可，二便无殊，体重无明显增减。已绝经 6 年。既往史无明显异常。

○ **实验室检查**

CA125 208U/ml，余肿瘤标志物正常。血常规、肝肾功能、生化全套等未见明显异常。

○ **影像学检查资料**

^{18}F-FDG PET/CT 图像见图 54-1—图 54-3。

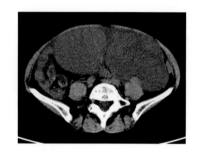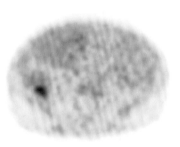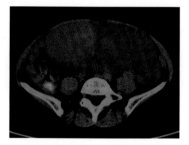

图 54-1

○ **影像解读**

^{18}F-FDG PET/CT 图像（图 54-1—图 54-3）示：腹部膨隆，腹盆腔内可见多发大小不等的稍低密度团块影，部分似有相互融合呈巨大团块样，较大者位于上腹部，大小约17.2cm×9.5cm，边界尚清，密度欠均，平均 CT 值约为 20HU，^{18}F-FDG 代谢轻度增高，$SUV_{max}=2.5$；伴腹盆腔积液，病变推压周围肠管及相邻器官。

○ **最终诊断**

病理诊断：（腹腔肿物）去分化脂肪肉瘤。

免疫组化结果：CK（pan）（－），Vim（＋），MDM2（＋），CD34（＋），P16

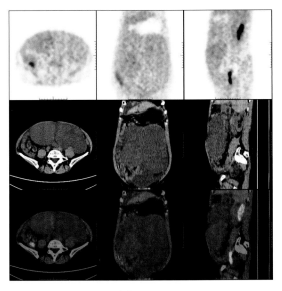

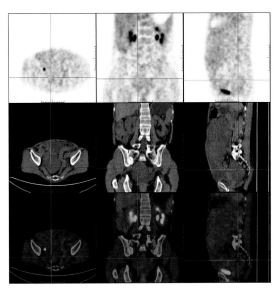

图 54-2　　　　　　　　　　　　　　　图 54-3

（＋），S-100（散在＋），SMA（－），Desmin（－），CD117（－），CD99（－），Myogenin（－），MelanA（－），HMB45（－），Ki-67（10%＋），β-Catenin（－）。

○ **诊断要点与鉴别诊断**

脂肪肉瘤主要发生于成年人，发病高峰年龄在40～60岁，男女发病率无明显差异。该病好发于腹膜后、盆腔和四肢，起病隐匿，主要表现为无痛性缓慢生长的包块，当增大至一定程度而压迫邻近脏器时，可能引起相应的临床症状，如腹痛、腹胀等。就诊时发现腹部巨大包块而症状轻微是其较突出的特点。

脂肪肉瘤起源于原始间充质细胞，并向脂肪细胞分化而形成，分为高分化型、黏液型、多形型和去分化型等主要临床病理亚型，其生物学行为从低度恶性到高度恶性。其中，去分化型脂肪肉瘤亚型属中至高度恶性肿瘤，是低度恶性分化好的脂肪肉瘤中出现高度恶性分化差的非脂肪源性肉瘤，后者可为恶性纤维组织细胞瘤、纤维肉瘤、平滑肌肉瘤等高度恶性肿瘤。去分化主要指肿瘤向原始间充质细胞的反向分化，代表组织分化倒退和返祖现象以及肿瘤恶性程度的增高。去分化脂肪肉瘤好发于老年人，性别差异不明显，最常发生于腹膜后，生长缓慢，但就诊时大多有近期肿瘤生长加快的情况。

由于去分化脂肪肉瘤早期临床症状不明显，恶性程度高，手术后易复发并且预后差，因此影像学检查就显得格外重要。^{18}F-FDG PET/CT检查可以清楚显示病变的部位、大小、与邻近脏器组织的关系和其他部位的转移情况，并可反映肿瘤^{18}F-FDG代谢的特点。因为去分化脂肪肉瘤是分化好和分化差的肿瘤组织同时存在，故 CT 图像多表现为软组织密度与脂肪密度混杂，同时因为肿瘤组织成分的不同而致 ^{18}F-FDG 代谢程度不同。当病变内无脂肪或少脂肪时，通常诊断困难，正如本例为巨大病灶且含极少脂肪成分，密度接近于软组织密度，^{18}F-FDG 代谢轻度增高，与恶性纤维组织细胞瘤、平滑肌肉瘤等肿瘤相鉴别，单纯根据影像学表现鉴别难度很大，主要依赖于病理免疫组化检查。

本例因是中老年女性患者，且实验室检查 CA125 水平升高，病变位于盆腹腔，形态巨大呈软组织密度，与附件边界欠清，故需与附件来源恶性肿瘤相鉴别，后者常呈囊实性，会伴有腹膜种植转移表现，同时 ^{18}F-FDG 代谢往往较高。

参考文献

[1] 周妮娜，李囡，王雪鹃，等 . 腹膜后脂肪肉瘤的 PET/CT 影像学特点 . 肿瘤防治研究，2018, 45(5): 316-319.

[2] 闻芳，胡春洪，胡粟，等 . 腹膜后去分化脂肪肉瘤的 CT 诊断 (附 7 例报道及文献复习). 中国 CT 和 MRI 杂志，2014(4): 39-41.

[3] 卢光明，许健，陈君坤 . CT 读片指南 . 2 版 . 南京 : 江苏科学技术出版社，2006.

（浙江大学医学院附属第一医院：赵　欣　赵　葵）

Case 55　腹膜后黏液型脂肪肉瘤

○ 简要病史

患者，68 岁，男性。近半个月前外院体检腹部 CT 发现左肾盂占位，无腰酸、腰痛，无腹痛、腹胀，无尿频、尿急、尿痛，无脓尿，无肉眼血尿，无排尿困难，无全身乏力等不适。体格检查：腹软，无压痛、反跳痛，腹部未及明显包块。双侧肾区无叩击痛，双侧输尿管走行区无压痛，耻骨上区无压痛。

○ 实验室检查

血常规、超敏 C 反应蛋白及 ESR 均为阴性，尿隐血呈弱阳性，总 PSA 水平轻度升高（5.61ng/ml，参考值为 4.00ng/ml 以下），余肿瘤指标（CEA、CA19-9、AFP、CA125、铁蛋白）均在正常范围内。

○ **影像学检查资料**

腹部 CT 图像见图 55-1。^{18}F-FDG PET/CT 图像见图 55-2 和图 55-3。

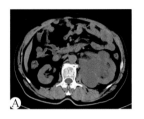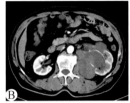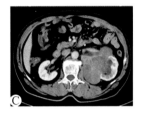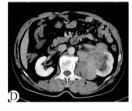

图 55-1

A. CT 平扫图像；B. 动脉期图像；C. 静脉期图像；D. 延迟期图像

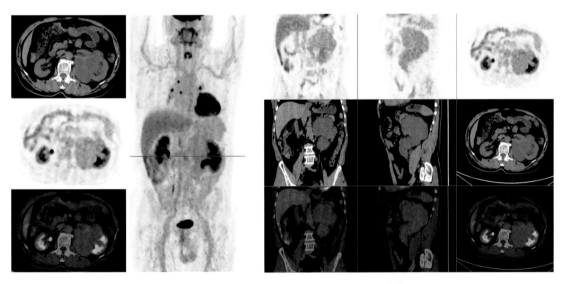

图 55-2   图 55-3

○ **影像解读**

腹部 CT 平扫图像（图 55-1）示左侧后腹膜左肾门区域一巨大软组织团块，大小约 11.0cm×10.0cm×12.5cm，密度尚均匀，呈分叶状，内见一点状钙化，与左肾分界不清，肿块向上延伸侵犯左侧肾上腺，向下沿左侧输尿管上段生长，左肾肾盂、肾盏扩张积水。增强扫描示肿块呈不均匀强化，病灶包绕左肾动静脉伴局部管腔狭窄，左肾部分实质及左肾上腺外侧支部分结构不清；胰体尾部及脾动静脉受压推移。

^{18}F-FDG PET/CT 图像（图 55-2 和图 55-3）示：左侧腹膜后（约左侧肾上腺至左侧上段输尿管水平，主要位于左肾脂肪囊）一巨大不规则软组织肿块影（最大截面约

96mm×110mm），与左肾中上极皮质及左侧肾上腺分界不清，肿块向左侧肾门内突入，并包裹左肾血管及左侧上段输尿管。^{18}F-FDG 代谢增高，$SUV_{max}=3$，左侧肾盂、肾盏轻度扩张积水。

○ **最终诊断**

病理诊断：左侧腹膜后黏液型脂肪肉瘤累犯肾周脂肪囊、肾盂、输尿管壁周围组织。

免疫组化结果：Adipophilin（＋），S-100（＋），MDM2（＋），CD34（小血管＋），CK（pan）（－）。

○ **诊断要点与鉴别诊断**

腹膜后脂肪肉瘤是最常见的原发性腹膜后恶性肿瘤，其临床表现和实验室检查均无特异性。腹膜后脂肪肉瘤由于其分型较复杂，故 2013 版 WHO 软组织肿瘤组织学分类将其分为去分化脂肪肉瘤、黏液型脂肪肉瘤、多形型脂肪肉瘤、混合型脂肪肉瘤和分化良好型脂肪肉瘤。脂肪肉瘤根据其含脂肪成分多少可分为含脂肪密度型和不含脂肪密度型，不含脂肪密度型脂肪肉瘤易与非典型表现的腹膜后淋巴瘤及腹膜后平滑肌肉瘤相混淆。黏液型脂肪肉瘤由原始的非脂源性间叶细胞、数量不等的小印戒样脂肪母细胞和具有特征性的分支状血管的黏液样基质三种成分组成。57.9% 的黏液型脂肪肉瘤不含脂肪成分，故除脂肪成分外还有很多黏液基质。黏液型脂肪肉瘤由于含有大量黏液基质，故 CT 图像上呈明显的囊性改变，但 CT 值高于水，且由于边界光整，故易被诊断为良性肿瘤，与一般囊性病变不易区别。由于存在条带状交错分布的黏液成分，增强扫描表现为不均匀强化。当病灶较小时，^{18}F-FDG 代谢均匀、轻度增高；当病灶较大（直径＞10cm）时，^{18}F-FDG 代谢不均匀，内见不规律散在无代谢区；如病灶中无 ^{18}F-FDG 代谢部分，则提示为黏液成分。本例总体上符合黏液型脂肪肉瘤表现，但是由于肿瘤质地软，侵犯左肾脂肪囊、肾盂及输尿管壁，增强 CT 见肿瘤内伴"血管漂浮征"，故易与腹膜后淋巴瘤相混淆。

鉴别诊断：（1）腹膜后淋巴瘤。淋巴瘤一般可见多发肿大淋巴结，呈软组织密度影，其密度较黏液型脂肪肉瘤高，并且腹膜后淋巴瘤常以弥漫性大 B 细胞、T 细胞型及滤泡型淋巴瘤为主，这些淋巴瘤 ^{18}F-FDG 代谢基本上显著增高，而本例 ^{18}F-FDG 代谢程度较低，因此 ^{18}F-FDG 代谢有助于两者的鉴别诊断。

（2）腹膜后平滑肌肉瘤。该病常见于中年或老年患者，女性多见。肿瘤起源于腹膜后大血管（下腔静脉或肾静脉），最常见完全位于血管外的肿块，一般为较大分叶状肿块，实性为主，可见囊变、坏死，增强呈不均质强化，实性成分的 ^{18}F-FDG 代谢显著增高，可直接侵犯周围脏器，亦可经血行播散，少数见淋巴结转移。

总结：黏液型脂肪肉瘤主要发生于四肢深部软组织。腹膜后黏液型脂肪肉瘤极少见，其临床表现及肿瘤指标均无特异性。该肿瘤由于存在黏液成分及脂肪成分，故其 CT 密度较淋巴瘤及平滑肌肉瘤低，^{18}F–FDG 代谢也较低。此外，该肿瘤一般无淋巴结转移，此特征有助于临床进行鉴别诊断。

参考文献

[1] 施玲玲，毛新峰. 软组织黏液性脂肪肉瘤的影像学表现与病理学分析. 浙江中西医结合杂志，2013, 23(7): 572-574.

[2] 付涧兰，宋法寰，程爱萍. 脂肪肉瘤的 ^{18}F- 氟代脱氧葡萄糖 PET/CT 显像特征. 浙江大学学报（医学版），2019, 48(2): 193-199.

[3] 郭苏晋，刘军，全亚洲，等. 腹膜后淋巴瘤 MRI 表现（附 10 例报告）. 医学影像学杂志，2014, 24(8): 1419-1421.

（浙江大学医学院附属邵逸夫医院：陈　亮　楼　岑　刘　瑶）

Case 56　Castleman 病

○ **简要病史**

患者，49 岁，女性。不明原因贫血 30 余年，现球蛋白水平升高 1 个月余。主诉乏力，无其他特殊不适。

○ **实验室检查**

红细胞计数 3.64×10^{12}/L［（3.80～5.10）$\times 10^{12}$/L］，血红蛋白 64g/L（115～150g/L）。红细胞沉降率 121mm/h（0～20mm/h）。

血清铁（Fe）2.7μmol/L（7.8～32.2μmol/L），GGT 49U/L（7～45U/L），ALP 378U/L（40～150U/L），球蛋白 54.2g/L（20.0～40.0g/L），白蛋白 31.4g/L（40.0～55.0g/L）。

IgM 3.59g/L（0.40～2.30g/L），IgG 33.15g/L（7.00～16.00g/L），IgA 6.5g/L（0.7～4.0g/L）。

○ **影像学检查资料**

CT 图像见图 56-1。^{18}F–FDG PET/CT 图像见图 56-2。

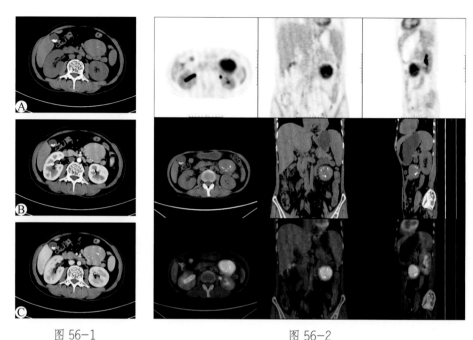

图 56-1

A. CT 平扫图像；B. 动脉
期图像；C. 静脉期图像

图 56-2

○ **影像解读**

腹部 CT 平扫图像示左侧中腹部腹腔一类圆形肿块，其内散在钙化灶，病灶边缘光整，增强后病灶均匀明显强化，并可见肠系膜上动脉分支供血血管及引流静脉显影，大小约 54mm×42mm×53mm；病灶周围见多发增大淋巴结（图 56-1A）。动脉期示病灶明显强化，周边增粗供血动脉（图 56-1B）。静脉期示病灶持续强化，强化部分密度均匀（图 56-1C）。

^{18}F-FDG PET/CT 图像示左侧腹腔于左肾前方一大小约 58mm×42mm 的稍高密度软组织肿块，边缘光滑，内可见多发斑点状钙化灶，放射性分布明显浓聚，SUV_{max} 约为 6.59，延迟扫描代谢稍高，SUV_{max} 约为 8.78；肿块周围可见数个肿大淋巴结，界清，放射性分布未见轻度浓聚（图 56-2）。

○ **最终诊断**

病理诊断（图 56-3）：（腹腔肿物）巨大淋巴结病（Castleman 病），大小约 6cm×5.5cm×4.5cm。

免疫组化结果：Bcl-2（＋），Bcl-6（生发中心＋），CD3（＋），CD5（＋），

CD10（生发中心少数＋），CD19（＋），CD20（＋），CD23（示 FDC ＋），CD45RO（＋），CD79a（＋），CD138（部分＋），Cyclin D1（－），Ki-67（生发中心＋），Kappa（κ）（＋），Lambda（λ）（＋）。

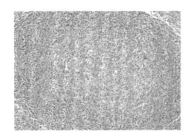

图 56-3

○ 诊断要点与鉴别诊断

Castleman 病是一种少见的良性淋巴结增生性疾病，病因不明，多数学者认为系淋巴引流区的慢性非特异性炎症所致。该病由 Castleman 于 1956 年首先报道，目前命名尚未统一（如血管滤泡淋巴增生症、巨大淋巴结增生、淋巴结错构瘤、良性巨淋巴结、血管瘤样淋巴结增生症等）。病变可以发生于淋巴结存在的任何部位，最常发生于胸部（70%），其次是颈部（14%）、腹部（12%）、腋部（4%）。病理学将其分为透明血管型（占80%～90%）、浆细胞型（占8%～9%）和混合型。按照病变范围可分成局限型和弥漫型两种。①局限型：累及孤立淋巴结或一组淋巴结，临床上多表现为无症状的孤立性肿块，发病高峰年龄在30～40岁，男女发病比例约为 1 ： 4。②弥漫型：为多组淋巴结受累，并可累及其他脏器（如肺等），发病高峰年龄在40～50岁，男女发病比例约为 1 ： 2，易发展为恶性肿瘤。

（1）临床表现：①局限型。以上患者无症状，少数因肿块压迫邻近器官引起相应症状。一般预后良好。②弥漫型。多有全身症状，如贫血、发热、体重减轻、肝脾大、胸膜渗出、肾功能损害等，少数患者可伴 POEMS 综合征、寻常型天疱疮或淀粉样变性，预后差。

（2）X 线平片：巨大肿块平片可显影，放射状或星芒状钙化是其特点。

（3）CT 检查：①平扫肿块密度均匀，可有分叶且呈肾形，有时可伴有点状、结节状或簇状钙化。②病灶内多无坏死、出血和囊变表现。③增强扫描肿块呈均匀显著强化。④动态增强扫描动脉期肿块明显强化，门脉期及平衡期持续强化，与同层大血管密度相仿。

（4）MRI 检查：T_1WI 上呈低信号，T_2WI 上呈明显高信号，信号均匀，增强扫描多呈均匀显著强化。

（5）B 型超声检查：呈低回声均质包块，边界清楚，有钙化时中央可见声影。

诊断依据：①患者为女性，49 岁。②病变单发，位于腹腔，腹腔是其较常见的发病部位。③平扫呈边界清晰、密度均匀的软组织肿块，内可见点状、结节状或簇状钙化，病灶内无坏死、出血和囊变表现，符合局限型 Castleman 病平扫特征。④动态增强扫描动脉期病灶明显强化，静脉期持续强化，符合局限型 Castleman 病强化特征。

鉴别诊断：（1）副神经节瘤。该病起源于胚胎神经嵴细胞，是一种神经内分泌肿瘤，发生于自颅底至盆腔的中轴附件副神经节分布区域，腹膜后常见。肿瘤属于富血供肿瘤，强化程度类似局限型 Castleman 病，但其坏死、囊变多见，临床和实验室检查有助于鉴别诊断。

（2）副脾。副脾多位于脾门区，呈圆形或卵圆形肿块，轮廓光整，CT 平扫与脾密度相同，动态增强扫描各期强化与主脾一致。

（3）间质瘤。该病与消化道关系密切，增强扫描强化明显，较大的间质瘤多伴有液化坏死。

（4）淋巴瘤。该病多表现为腹主动脉旁多发肿大融合淋巴结，常包绕推挤血管，单发的淋巴瘤相对少见；强化多呈轻至中度，无巨大淋巴结增生显著。淋巴瘤钙化相对少见。

参考文献

[1] 李诚中，应芳芳．巨淋巴细胞增生症的影像学分析．现代中西医结合杂志，2008，17(16): 2532-2533.

[2] 周玲，李军，王江涛，等．局灶性透明血管型 Castleman 病的影像学表现与病理特点．医学影像学杂志，2018, 28(9): 1493-1496.

[3] 王建，陈勇军，雷虹．MR 诊断巨淋巴细胞增生症临床价值分析．医学影像学杂志，2016, 26(10): 1928-1930.

（树兰杭州医院：叶圣利）

Case 57　肾上腺外嗜铬细胞瘤

○ **简要病史**

患者，74 岁，女性。因头晕、右眼痛伴恶心、呕吐 5 天入院。头颅 CT 示：双侧脑室旁脑白质缺血性改变，老年脑，右眼肌椎内占位，炎性假瘤的可能性大。上腹部增强

CT示：胰腺钩突前方富血供肿块，考虑系膜来源肿瘤可能。既往2014年行腹腔镜下胆囊切除术，高血压病史10余年，规律服药，血压控制可。

○ **实验室检查**

血细胞分析：白细胞计数6.28×10^9/L，红细胞计数3.95×10^{12}/L，血红蛋白124.00g/L，嗜碱性粒细胞计数0.01×10^9/L，中性粒细胞计数4.41×10^9/L。

生化常规：总胆红素29.0μmol/L（↑），直接胆红素8.4μmol/L（↑），间接胆红素20.6μmol/L（↑），丙氨酸氨基转移酶11.7U/L，天门冬氨酸氨基转移酶17.3U/L，γ-谷氨酰基转移酶18.1U/L，碱性磷酸酶63U/L，肌酐62μmol/L，尿素3.9mmol/L。

肿瘤标志物：CEA、AFP、CA724、CA19-9、CA242、CA50、CA125、CA153、CYFRA21-1、SCCA、NSE水平均正常。

○ **影像学检查资料**

上腹部CT增强图像见图57-1。^{18}F-FDG PET/CT图像见图57-2。

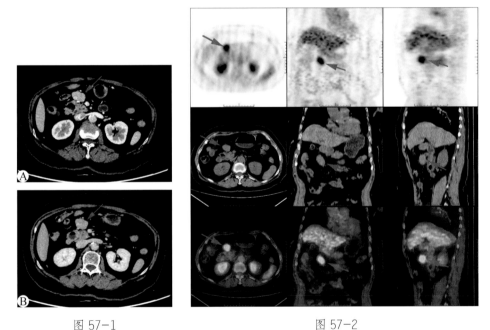

图 57-1　　　　　　　　　　　　　　　图 57-2

A. 动脉期图像；B. 静脉期图像

○ **影像解读**

上腹部CT增强图像（图57-1）示胰腺钩突前方见19mm×30mm×22mm软组织密度影，增强动、静脉期均明显强化，边缘较光滑，考虑系膜来源肿瘤可能。

^{18}F-FDG PET/CT 图像（图 57-2）示胰头前方肠系膜结节（箭头所指），大小约 2.9cm×2.3cm，边缘浅分叶状，葡萄糖代谢增高，SUV$_{max}$ 约为 5.2，考虑 Castleman 病可能。

○ **最终诊断**

行后腹腔肿瘤切除术，术中见后腹腔肿瘤，位于胰头偏下方的表面，大小约 30mm×25mm×20mm，包膜完整，与胰腺轻度粘连。

手术病理：（腹膜后肿块）肾上腺外嗜铬细胞瘤（副神经节瘤）。

免疫组化结果：CK（－），EMA（－），Ki-67（1%＋），CD56（＋），CEA（－），CgA（＋），Calretinin（－），CK7（－），CK8（－），CD99（弱＋），Vim（弱＋），S-100（少量＋），SMA（－），Syn（＋），β-Catenin（－/＋），NSE（＋），SOX10（少量＋），NF（－），PGP9.5（＋），P53（－）。

○ **诊断要点与鉴别诊断**

起源于肾上腺髓质和交感神经节嗜铬细胞的儿茶酚胺分泌瘤，分别称为"嗜铬细胞瘤"和"分泌儿茶酚胺的副神经节瘤"，后者也称"肾上腺外嗜铬细胞瘤"。肾上腺外嗜铬细胞瘤是一类罕见的肿瘤，可能仅发生于不到 0.2% 的高血压患者。持续性或阵发性高血压是嗜铬细胞瘤最常见的体征，本例患者即表现为高血压病史 10 余年。

肾上腺外嗜铬细胞瘤最常见的部位是上、下段腹主动脉旁区域（占肾上腺外肿瘤的 75%）、膀胱（10%）、胸腔（10%），以及颅底、颈部和盆腔（共 5%）。其典型的 CT 图像表现为类圆形病灶，边界清，有包膜，易囊变、出血，增强扫描明显强化。本例患者结节位于胰腺钩突前方，边缘光滑、清楚，CT 增强扫描动脉期及静脉期均见明显均匀强化。代谢加快的细胞均可摄取 ^{18}F-FDG，故 PET/CT 对肾上腺外嗜铬细胞瘤诊断的特异性不高，PET/CT 的优势在于发现有恶性潜能的肾上腺外嗜铬细胞瘤转移灶。

鉴别诊断：（1）Castleman 病。局限型 Castleman 病 CT 平扫大多为单发类圆形软组织肿块，病灶边缘可呈浅分叶，密度较均匀，增强扫描可表现为明显强化，与肾上腺外嗜铬细胞瘤鉴别困难。但 Castleman 病部分病灶内可见点状、条状或分支状钙化，有学者认为肿块内出现分支状、斑点状钙化是诊断局限型 Castleman 病的特征性表现。

（2）淋巴瘤。临床上以单发肿块为表现的淋巴瘤较少见，病灶可出现坏死，钙化少见，增强扫描表现为中等度强化。

（3）转移瘤。^{18}F-FDG PET/CT 作为寻找肿瘤原发灶的全身影像学检查方法，常能发现明确的原发肿瘤病灶，表现为葡萄糖代谢异常增高。

参考文献

[1] Pacak K, Linehan W M, Eisenhofer G, et al. Recent advances in genetics, diagnosis, localization, and treatment of pheochromocytoma. Ann Intern Med, 2001, 134(4): 315-329.

[2] Whalen R K, Althausen A F, Daniels G H. Extra-adrenal pheochromocytoma. J Urol, 1992, 147(1): 1-10.

[3] 刘艳玲，武淮昌，张东臣，等 . 腹部局灶型 Castleman 病的 CT 表现与病理分析 . 医学影像学杂志 , 2015, 25(8): 1394-1396.

[4] 张禹，朱友志，李大圣 . 以单肿块首发的胸腹部恶性淋巴瘤影像学特征 . 中国临床医学影像杂志 , 2010, 21(10): 727-730.

（上海交通大学附属第一人民医院：韩　磊　赵晋华）

Case 58　腹内型韧带样瘤

○ 简要病史

患者，35 岁，男性。1 周前出现上腹部持续性隐痛，伴发热，体温最高 38℃左右，大便未解 3 天，无恶心、呕吐。否认病毒性肝炎、糖尿病、传染病病史，否认外伤。吸烟史 7 年，20 支 / 天，未戒。

○ 实验室检查

肿瘤标志物：CA125 55.7U/ml（0 ～ 35.0U/ml），铁蛋白 489.9ng/ml（7.0 ～ 323.0ng/ml）。CRP 23.4mg/L（0 ～ 8.0mg/L）。T–SPOT（ — ）。

余血常规、尿常规、大便常规、肝功能、凝血功能未见明显异常。

○ 影像学检查资料

^{18}F–FDG PET/CT 图像见图 58-1。CT 增强图像见图 58-2。

○ 影像解读

^{18}F–FDG PET/CT 图像（图 58-1）示：左中腹肠系膜间隙软组织密度肿块影，大小约 6.9cm×6.3cm，边界清，密度不均，局部伴坏死，^{18}F–FDG 代谢偏侧不均匀增高，SUV_{max} = 9.09（蓝色箭头所指）；病灶周围系膜多发淋巴结增大，^{18}F–FDG 略代谢，

SUV_{max} 约为 1.04（白色箭头所指）。

CT 增强图像（图 58-2）示：左中上腹一团状软组织肿块影（蓝色箭头所指），平扫 CT 值约为 48HU；增强后呈不均匀强化，动脉期 CT 值约为 59HU，平衡期 CT 值约为 66HU；边界清，周围系膜聚集，并见肿大淋巴结，与空肠关系密切（白色箭头所指）。

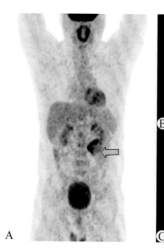
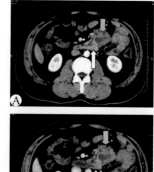
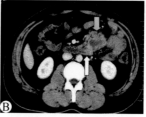

图 58-1
A. ^{18}F-FDG PET/CT 躯干 MIP 图像；
B、C. 断层 PET/CT 融合图像

图 58-2
A. 动脉期图像；
B. 静脉期图像

○ **最终诊断**

行肠系膜肿瘤切除＋空肠肠段切除术，术后病理：（腹内肿物）梭形细胞软组织肿瘤，倾向纤维 / 肌纤维来源，形态学上考虑韧带样瘤。

免疫组化结果：CD117（－），Dog-1（－），Ki-67（<3% ＋），β-Catenin（膜＋），SMA（部分＋）。

○ **诊断要点与鉴别诊断**

临床上韧带样型纤维瘤病根据其发生的解剖部位分为三类：位于腹部以外（占 55%～60%）、腹壁（约 25%）和腹腔内（约 15%）。其病因不明，可能与创伤、内分泌及遗传等因素有关。腹内型主要好发于小肠系膜、后腹膜、盆腔。

影像学上韧带样型纤维瘤病多表现为单发肿块，体积通常较大，边界均比较清晰，形态规则，以类圆形或分叶状多见，与周围肠管多以推动、挤压为主。增强扫描时，因韧带样型纤维瘤病富含纤维细胞，对比剂不能迅速进入病灶内，动脉期病灶的强化程度较轻，随着时间的推移，在门脉期及延迟期，对比剂缓慢进入肿瘤内部，静脉期、平衡期病灶持续强化，这是本病的影像学强化特点。

在 ^{18}F-FDG PET/CT 图像中，韧带样型纤维瘤病病灶代谢呈不同程度增高，SUV_{max} 范围较广，呈轻度或中度摄取，SUV_{max} 范围为 1.7～8.1，很少超过 10。

本病主要与胃肠道间质瘤鉴别。间质瘤多见于老年患者，发生于小肠的病变多有疼痛、便血或肠梗阻等临床症状。体积较大（直径＞5cm）的间质瘤以恶性居多，常有分叶，密度不均匀，以囊变、坏死多见，肿瘤呈富血供，增强后明显不均匀强化，且恶性程度越高，强化程度越高，并有延迟强化特点。赵春雷等的研究表明，潜在恶性（交界性）及恶性间质瘤的 PET 图像均有阳性表现（SUV_{max} 范围为 3.6～12.7），病灶内可见异常 ^{18}F-FDG 摄取，浓聚可均匀或不均匀，大部分呈不均匀 ^{18}F-FDG 摄取增高。此外，本病还需要与纤维肉瘤、淋巴瘤、恶性纤维组织细胞瘤、Castlman 病等鉴别，明确诊断需要借助病理学检查。

参考文献

[1] 刘洋，刘纯岩，孙秀，等. 小肠韧带样纤维瘤病 1 例以及影像学分析. 中国实验诊断学，2019, 23(7): 1277-1278.

[2] 毛新峰，沈健，黄小燕，等. 腹腔内韧带样型纤维瘤病的 CT 表现与病理特点. 医学影像学杂志，2013, 23(2): 213-216.

[3] Nishio J, Aoki M, Nabeshima K, et al. Imaging features of desmoid-type fibromatosis in teres major muscle. In Vivo, 2013, 27(4): 555-559.

[4] 赵春雷，陈自谦，李天然，等. ^{18}F-FDG PET/CT 显像在胃肠道间质瘤中的初步应用. 中国临床医学影像杂志，2009, 20(3): 207-209.

（浙江大学医学院附属第一医院：陈冬河 赵 葵）

Case 59 原发性腹膜癌

○ 简要病史

患者，70 岁，女性。腹胀、腹部不适半年余，无腹泻、发热、恶心、呕吐，无结核病病史。

○ **实验室检查**

TB–Ab（－），T–SPOT（－）。肿瘤标志物 CA125 120U/ml。

○ **影像学检查资料**

^{18}F–FDG PET/MR 图像见图 59–1—图 59–3。

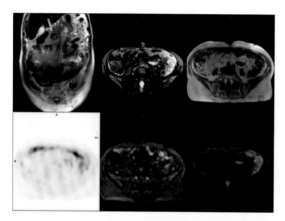

图 59–1

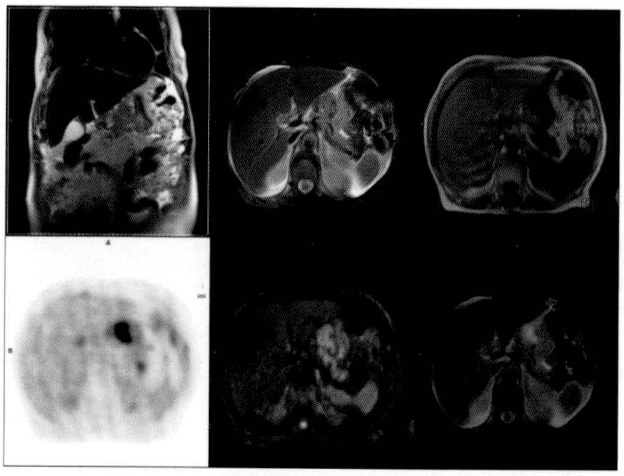

图 59–2

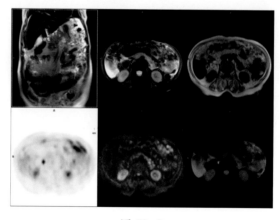

图 59–3

○ **影像解读**

^{18}F–FDG PET/MR 图像（图 59–1—图 59–3）示：腹膜弥漫性增厚，呈饼状，腹膜、网膜、系膜间见多发肿大淋巴结，部分融合，呈长 T_1、稍长 T_2 信号灶，DWI 上呈高信号，放射性摄取增高，$SUV_{max} = 7.3$；腹腔见少量水样信号影。

○ **最终诊断**

原发性腹膜癌（中分化腺癌）。

○ **诊断要点与鉴别诊断**

原发性腹膜癌是一种起源于腹膜间皮的恶性肿瘤，呈多灶性生长。组织学特征与分化程度相同的卵巢同类型肿瘤一致，而卵巢可正常或浅表受累。MR 图像上实性部分表现为 T_2WI 上呈高或等信号，DWI 上呈高信号；肿瘤细胞来源于腺上皮，增生活跃，PET 图像上葡萄糖代谢增高。

本例患者弥漫性腹腔病变，主要与结合性腹膜炎鉴别。未见明确的结核实验室检查依据及临床表现，卵巢未见占位及异常葡萄糖代谢，故考虑腹膜来源的恶性病变，经病理证实为原发性腹膜癌。

（空军军医大学附属唐都医院：魏龙晓　李云波）

Case 60　卵巢癌腹腔钙化性转移

○ **简要病史**

患者，84 岁，女性。体检发现腹部肿块 1 个月余，无腹痛、腹胀，无恶心、呕吐，无黑便、血便，无发热、畏寒，咳嗽，咳少量痰，无胸闷、气急。既往有高血压病史；糖尿病病史 2 年余；高血脂病史 7 年余；7 年前有轻度脑梗死病史，无后遗症。

○ **实验室检查**

肿瘤标志物：CA19-9 39U/ml，CA125 3413.80U/ml。

○ **影像学检查资料**

腹部 CT 图像示左上腹、盆腔内多发肠系膜混合密度肿块影（大者位于左上腹，约6cm×7cm）；胆囊壁钙化，请结合临床。

^{18}F-FDG PET/CT 图像见图 60-1—图 60-5。

○ **影像解读**

^{18}F-FDG PET/CT 图像（图 60-1—图 60-5）示：左侧锁骨上区、网膜区、肠系膜区、腹膜后、两侧盆腔、两侧腹股沟区多发大小不等结节，大者位于左上腹，约

6cm×7cm；多数结节内见散片样钙化，放射性分布明显异常浓聚，$SUV_{max} = 16.4$。

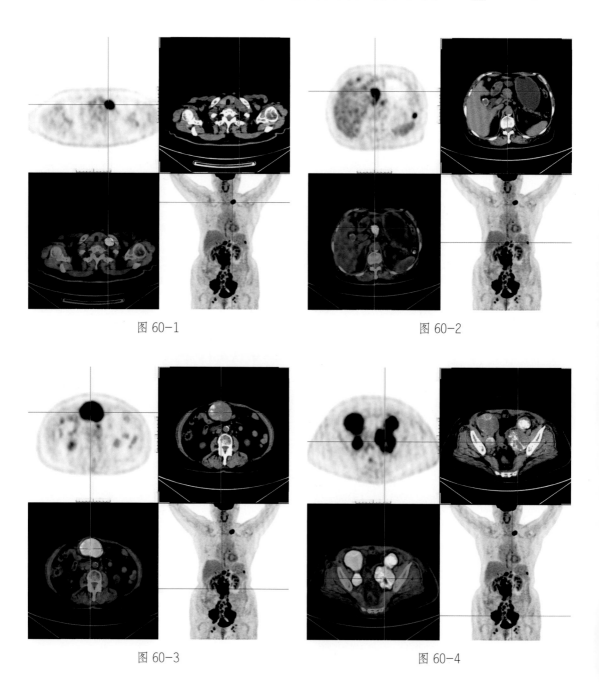

图 60-1　　　　　　　　　　　　　图 60-2

图 60-3　　　　　　　　　　　　　图 60-4

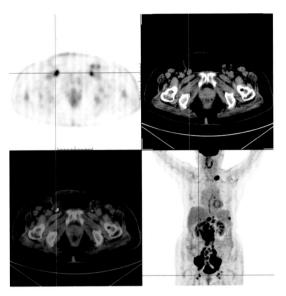

图 60-5

○ **最终诊断**

（1）"左上腹肿块穿刺活检"病理：纤维组织内腺癌浸润或转移伴砂粒体形成，首先考虑卵巢浆液性腺癌浸润或转移。

免疫组化结果：CA125（强＋），CDX-2（－），CK20（－），CK7（＋）。

（2）"左锁骨上淋巴结穿刺活检"病理：转移性腺癌，结合免疫组化结果，首先考虑卵巢浆液性腺癌转移。

免疫组化结果：CA125（强＋），CDX-2（－），CEA（－），CK20（－），CK7（＋），GCDFP-15（－），Ki-67（40%＋），TTF-1（－）。

○ **诊断要点与鉴别诊断**

卵巢癌患者常无症状，大部分患者确诊时已是晚期伴有转移。转移的方式包括局部扩散、腹腔种植、淋巴结转移与血行转移，且以腹腔种植和淋巴结转移最为常见。约30% 的卵巢浆液性腺癌可见钙化，钙化转移的发生率约为6%。钙化转移的特征包括：①常多发；②钙化可为结节状、斑块状、蛋壳样钙化，可位于转移瘤中心、边缘或整个转移瘤；③与其他形式转移灶并存。本例 ^{18}F-FDG PET/CT 检查提示颈部、两侧内乳区、腹膜后、两侧腹股沟区多发肿大淋巴结，葡萄糖代谢增高，腹膜后淋巴结内见大片状钙化；腹腔内多发结节团块影，葡萄糖代谢增高，大的团块灶内有斑片状、结节状钙化，符合恶性钙化转移的表现。腹腔的钙化转移主要与一些良性钙化鉴别：良性钙化多为非球形的、薄片状，多见于腹膜透析、腹膜炎。

本例患者实验室检查提示 CA125 3413.80U/ml。CA125 作为肿瘤标志物，在健康人群中浓度一般小于 35U/ml，更年期、老年期下降。CA125 水平升高常见于 1% ～ 2% 的健康者，5% 的良性变化（如卵泡期、肝硬化、肝炎、子宫内膜异位、孕早期、卵巢囊肿、盆腔炎）患者，28% 的非卵巢来源的恶性肿瘤患者。CA125 单独作为卵巢癌的筛查指标，其敏感性、特异性有限。约 50% 的早期卵巢癌患者、90% 以上的晚期卵巢癌患者出现 CA125 水平升高，如果绝经后妇女的 CA125 浓度超过 95U/ml，那么区分盆腔良恶性肿块的阳性预测值可达 95%。

综上所述，尽管卵巢癌的钙化转移相对少见，但结合其影像学表现和实验室检查结果，不难做出正确诊断。

鉴别诊断：包括良性腹膜钙化—腹膜透析、腹膜炎等。

参考文献

[1] Kroepil P, Coakley F V, Graser A. Appearance and distinguishing features of retroperitoneal calcifications at computed tomography. J Comput Assist Tomogr, 2003, 27(6): 860-863.

[2] Agarwal A, Yeh B M, Breiman R S. Peritoneal calcification: causes and distinguishing features on CT. AJR Am J Roentgenol, 2004, 182 (2): 441-445.

[3] Bottoni P, Scatena R. The role of CA125 as tumor marker: biochemical and clinical aspects. Adv Exp Med Biol, 2015, 867: 229-244.

[4] Pannu H K. CT features of low grade serous carcinoma of the ovary. European Journal of Radiology Open, 2015, 3(2): 39-45.

（杭州市肿瘤医院：张佩佩　赵春雷）

Case 61　卵巢结核合并结核性腹膜炎

○ 简要病史

患者，49 岁，女性。因"腹胀 3 个月余"入院。3 个多月前，患者无明显诱因开始出现腹胀，为持续性，伴有纳差、乏力，当时未予重视。此后腹胀进行性加重，身体明显消瘦，无发热，无恶心、呕吐，无全身黄疸，无胸痛、胸闷、心悸，无咳嗽、咳痰。后于外院就诊，肿瘤标志物 CA125 361.07U/ml。胸片示右侧胸腔少量积液。胸腹部 CT 示腹水，腰椎骨质增生，右侧胸腔少量积液，右侧子宫附件区囊性包块、盆腔积液。

○ **实验室检查**

血常规：淋巴细胞计数 0.9×10^9/L（淋巴细胞百分比 17.6%），CRP 34.68mg/L，其余指标正常。

尿常规：尿蛋白 50mg/dl（＋），尿红细胞 152U/L。

血生化：白蛋白 37.4g/L，白蛋白 / 球蛋白＝ 0.96。

肿瘤标志物 CA125 402.90U/ml，AFP、CEA、CA19-9 水平均正常。

凝血功能 D- 二聚体 2376.0ng/ml。

大便常规正常。

○ **影像学检查资料**

^{18}F-FDG PET/CT 图像见图 61-1—图 61-3。

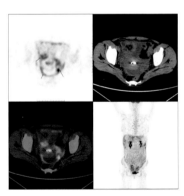　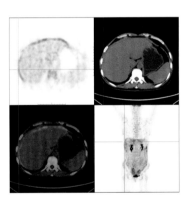　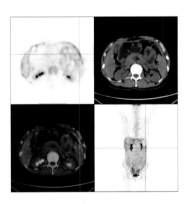

图 61-1　　　　　　　　图 61-2　　　　　　　　图 61-3

○ **影像解读**

^{18}F-FDG PET/CT 图像示：双侧附件区可见软组织密度影，较大者位于左侧，大小约 $2.7cm \times 3.3cm$，放射性分布不均匀异常升高，SUV_{max} 为 9.8 ～ 13.7（图 61-1）；肝、脾包膜、大网膜、肠系膜及盆腔腹膜弥漫性较均匀增厚，放射性分布异常升高，SUV_{max} 约为 8.8（图 61-2 和图 61-3）；腹盆腔见少量积液。子宫大小、形态正常，未见异常肿块影及异常放射性分布，子宫内膜区可见生理性摄取。

○ **最终诊断**

行腹腔镜下腹腔探查术（＋腹膜活检术），术中见腹膜及卵巢多发结节病灶，取左侧盆壁腹膜病变活检：（左侧盆壁腹膜）慢性肉芽肿性病变。

免疫组化染色结果：CK7（＋），CD10（＋），CD68（＋），CA125（＋），Vim（＋），Ki-67（局部 15% ＋）。

最终诊断为卵巢结核合并结核性腹膜炎。

经抗结核治疗后，在外院复查 CT，示膜及卵巢多发病灶消失，临床症状好转。

○ **诊断要点与鉴别诊断**

诊断要点：①双侧附件区软组织密度影伴 ^{18}F-FDG 代谢增高；②肝、脾包膜、大网膜、肠系膜及盆腔腹膜弥漫性较均匀增厚伴 ^{18}F-FDG 代谢增高；③腹盆腔少量积液。PET/CT 诊断考虑结核性腹膜炎的可能性大，建议完善结核相关检查或双侧附件高代谢病灶活检，以明确病灶性质；卵巢来源恶性肿瘤伴腹膜种植转移不完全除外。

本例需与癌性腹膜炎鉴别，尤其是卵巢癌伴腹膜种植转移。两者主要从以下几个方面进行区分：结核性腹膜炎好发于青壮年，常伴有午后低热、盗汗、消瘦及 ESR 加快等特征。腹膜多呈光滑、均匀性增厚，伴少量腹水，腹水密度偏高，一般大于 20HU。腹腔肿大淋巴结伴环状强化是其较为特征性的表现，^{18}F-FDG 代谢较均匀增高，可与恶性腹膜增厚相似。而腹膜癌多呈不规则结节样、团块状增厚，甚至形成网膜饼，伴大量腹水，腹水密度偏低，一般小于 20HU，^{18}F-FDG 代谢呈结节样、团片状不均匀明显增高。如全身 PET/CT 检查发现其他部位的原发恶性肿瘤病灶，则有助于两者的鉴别。

（1）卵巢恶性肿瘤。患者常因腹胀入院，体检与妇检发现盆腔肿块，合并胸腹水，CA125 ＞ 300U/ml。原发肿瘤可单侧或双侧，以附件、直肠子宫陷窝最为常见。CT 常表现为部分囊性、实性混合型肿块；分叶状实质肿块；不规则厚壁囊肿，多发囊性肿块。浆液性囊腺癌和子宫内膜样癌 ^{18}F-FDG 代谢多明显增高，部分黏液性囊腺癌、低度恶性早期卵巢癌、高分化透明细胞癌 ^{18}F-FDG 代谢多较低。常有网膜饼征、腹腔种植转移、大量腹水、腹盆腔淋巴结转移等。

（2）恶性腹膜间皮瘤。接触石棉是其主要病因，约 25% 的患者 CA125 水平升高。一般分为弥漫型（较多，均为恶性）和局限型（罕见，可为良性或恶性）。其影像学表现为腹膜不规则增厚、广泛分布腹膜结节、肿块伴大量腹腔积液，^{18}F-FDG 代谢多弥漫性明显增高。

（3）胃肠道转移性卵巢肿瘤。胃肠道肿瘤晚期可同时转移至卵巢，故可行胃肠镜检查来排除转移性卵巢肿瘤。

参考文献

[1] 李凤岐，李现军，赵志华，等. ^{18}F-FDG PET/CT 显像有助于不明原因腹腔积液女性患者的积液定性及病因诊断. 中华核医学与分子影像杂志，2018, 38(10): 668-671.

[2] 李现军，李凤岐，韩建奎，等. ^{18}F-FDG PET/CT 检查中腹腔积液 SUV 对不明原因腹腔积液的辅助诊断价值. 中华核医学与分子影像杂志，2013, 33(6): 421-425.

[3] Lopez-Lopez V, Cascales-Campos P A, Gil J, et al. Use of ^{18}F-FDG PET/CT in the preoperative evaluation of patients diagnosed with peritoneal carcinomatosis of ovarian origin, candidates to cytoreduction and hipec. A pending issue. European Journal of Radiology, 2016, 85(10): 1824-1828.

[4] Li X J, Li F Q, Han J K, et al. Ascites metabolism measurement enhanced the diagnostic value and accuracy of prognostic evaluation in ^{18}F-FDG PET-CT studies in malignant ascites patients. Nucl Med Commun, 2013, 34(6): 544-550.

（浙江省肿瘤医院：王　运　龙　斌　庞伟强　李林法）

Case 62　精原细胞瘤后腹膜转移

○ **简要病史**

患者，40 岁，男性。10 余天前因"活动后心悸伴胸闷、气急"就诊。偶有腰痛，余无明显不适。于浙江大学医学院附属第一医院行腹部肿块 MR 检查，诊断为"腹膜后肿块，考虑间叶来源肿瘤，淋巴瘤待排。左肾轻度积水。胆囊结石"。

○ **实验室检查**

肿瘤标志物 CA125 78.7U/ml。血常规、肝肾脂糖电解质测定均正常。

○ **影像学检查资料**

^{18}F-FDG PET/CT 图像见图 62-1—图 62-4。

○ **影像解读**

^{18}F-FDG PET/CT 图像示：后腹膜区见巨大软组织密度团块影，包绕腹主动脉，与下腔静脉分界不清，累及双侧膈肌脚，最大截面约 8.1cm×11.2cm，放射性摄取不均匀

增高，$SUV_{max} = 8.7$（图 62-1—图 62-3）；右侧睾丸放射性轻度增高，$SUV_{max} = 4.4$，左睾丸 $SUV_{max} = 3.8$（图 62-4）。

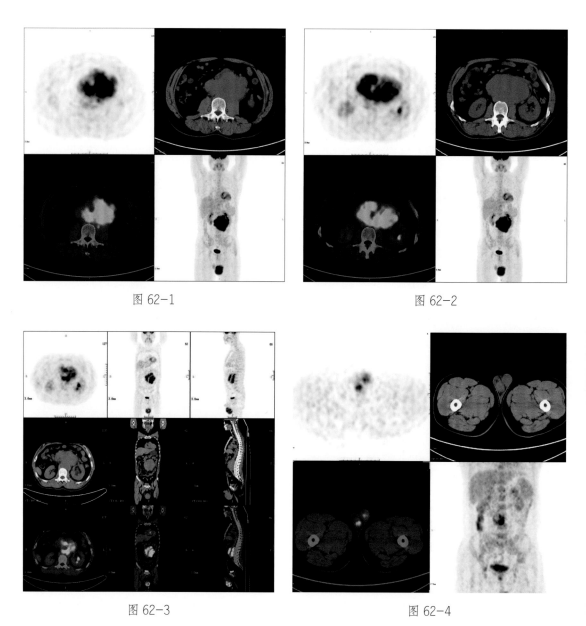

图 62-1

图 62-2

图 62-3

图 62-4

○ **最终诊断**

送检腹膜后肿块，表面似有包膜。镜下（图 62-5）见肿瘤细胞大小较一致，核大，胞质丰富、部分透亮，呈片巢状排列，伴大片坏死。肿块边缘富于淋巴组织伴淋巴滤泡形成。送检（腹主动脉旁）淋巴结4枚，呈反应性增生改变。

送检右睾丸，切面见一灰白质略硬区，范围约0.8cm×0.6cm。镜下（图62-6）示组织大片纤维化，区域坏死，残留少量肿瘤细胞，大小较一致，核大，胞质丰富、部分透亮，呈片巢状排列。可符合化疗后改变。

最终诊断为右睾丸精原细胞瘤，腹膜后精原细胞瘤转移。

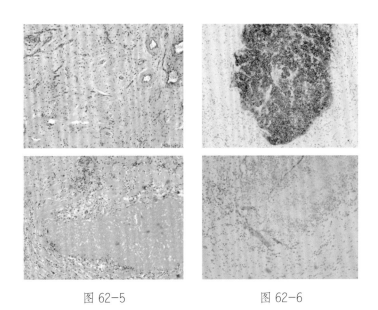

图62-5　　　　　　　　　　　　　图62-6

○ 诊断要点与鉴别诊断

精原细胞瘤最常见于15～34岁男性，不育症和隐睾症患者精原细胞瘤的发病率显著增加。精原细胞瘤起病隐匿，本例以后腹膜肿物为首发症状，PET/CT检查提示高代谢病灶，考虑恶性肿瘤可能，需与其他后腹膜肿物鉴别。常见的后腹膜恶性肿瘤有淋巴瘤、平滑肌肉瘤、横纹肌肉瘤、间质瘤、神经母细胞瘤、恶性嗜铬细胞瘤等。

参考文献

[1] Wein A J. 坎贝尔·沃尔什泌尿外科学. 9版. 郭应禄, 周利群, 译. 北京: 北京大学医学出版社, 2009.

[2] 陈杰, 李瑞英. 睾丸精原细胞瘤78例临床分析. 中国肿瘤临床, 2003, 30(3): 203-205.

[3] 代茂良, 苟文静, 周瀚, 等. 原发性腹膜后恶性肿瘤的CT表现及其应用价值. 医学

影像学杂志, 2015, 25(12): 2184-2188.

[4] 陈乐真，石怀银，曾木英，等. 94 例原发性后腹膜肿瘤的病理分析. 中华肿瘤杂志，1994, 16(5): 400.

（浙江大学医学院附属第一医院：梁子威　赵　葵）

Case 63　骨外尤因肉瘤／外周原始神经外胚层肿瘤

○ **简要病史**

患者，24 岁，男性。无明显诱因出现左侧腰部疼痛 2 个月余，持续性隐痛，休息后可缓解，无畏寒、发热，无尿频、尿急、尿痛、排尿困难。

○ **实验室检查**

尿常规示隐血（＋），白细胞（＋）。

○ **影像学检查资料**

^{18}F-FDG PET/CT 图像见图 63-1。

○ **影像解读**

^{18}F-FDG PET/CT 图像（图 63-1）示：盆腔左侧一类圆形囊实性肿块影，大小约 89mm×77mm×108mm，其内见多发分隔影；肿块放射性分布不均匀，实性部分呈明显放射性浓聚，SUV_{max} 约为 23.1，囊性部分呈放射性缺损；肿块边界清楚，双侧输尿管下段受压，输尿管中上段及肾盂、肾盏轻度扩张积液。

○ **最终诊断**

冰冻后石蜡切片（图 63-2）结果：送检组织（盆腔肿物）大部分为纤维脂肪

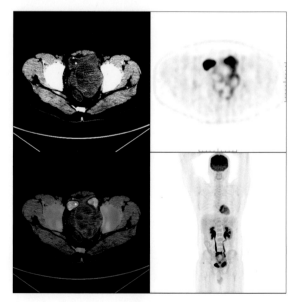

图 63-1

组织伴大片出血和坏死，其内见散在或弥漫分布、中等大小的圆形细胞，胞质较丰富，呈空泡状，核呈粉尘状，可见少量核分裂。

免疫组化结果：CD3（－），CD20（－），CD79a（－），CD45RO（－），TdT（－），CD10（－），CD99（＋），CD1a（－），CD7（－），CK（－），Vim（＋），Desmin（－），NSE（＋），CgA（－），Syn（－），Ki-67（8%＋），CD34（－），Fli-1（核＋），MPO（－），Bcl-2（－），Bcl-6（－）。

特殊染色结果：PAS反应（＋），D-PAS反应（－）。

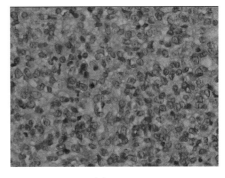

图63-2

结合免疫组化结果，符合小圆细胞恶性肿瘤，考虑骨外尤因肉瘤/外周原始神经外胚层肿瘤（EWS/pPNET）伴坏死及慢性化脓性炎。

○ 诊断要点与鉴别诊断

骨外尤因肉瘤指生长在骨组织外的尤因肉瘤，是一种少见的软组织恶性小圆细胞肿瘤。该病好发年龄为10～30岁，男女发病比例为1.2：1，多发于脊椎旁、腹膜后和胸部的软组织及下肢。目前，大多数研究认为尤因肉瘤起源于神经外胚层。尤因肉瘤与骨外尤因肉瘤外周神经上皮瘤、外周原始神经外胚层肿瘤、Askin's瘤等属于尤因肉瘤家族肿瘤。骨外尤因肉瘤的影像学表现缺乏特征性，CT图像可表现为不同部位软组织密度肿块，软组织肿块内可有坏死囊变区，增强扫描呈轻度不均匀强化。

本例需与横纹肌肉瘤鉴别。盆腔横纹肌肉瘤是一种儿童期较为常见的间充质源性肿瘤，好发于膀胱、前列腺和腹膜后及肝外胆道，无包膜，边界清楚，内部常发生变性坏死，CT增强示周边明显强化，内部不均匀强化。

参考文献

[1] 胡金花, 钟陆行, 詹正宇. 盆腔骨外尤文氏肉瘤一例报告并文献复习. 南昌大学学报（医学版）, 2010, 50(9): 119-121.

[2] 李文华, 张永年, 朱杰明, 等. 小儿腹盆腔横纹肌肉瘤的CT诊断. 中国医学影像技术, 2002, 18(10): 1013-1014.

（中山大学附属第三医院：程木华）

Case 64 前列腺癌 ^{18}F-FDG PET/CT 和 PET/MR 双模态显像

○ **简要病史**

患者，69 岁，男性。右肺癌术后 5 年。CT 示右侧锁骨骨质破坏伴软组织肿块。

○ **实验室检查**

血清 PSA 检查：PSA 8.92ng/ml（正常值为 0 ～ 5.00ng/ml）。

○ **影像学检查资料**

^{18}F-FDG PET/CT 图像见图 64-1 和图 64-2。^{18}F-FDG PET/MR 图像见图 64-3。

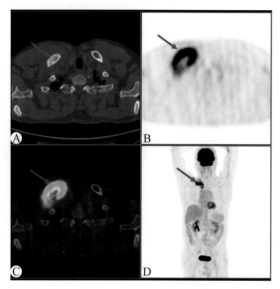

图 64-1

A. CT 轴位图像；B. PET 轴位图像；
C. PET/CT 轴位融合图像；D. PET MIP 图像

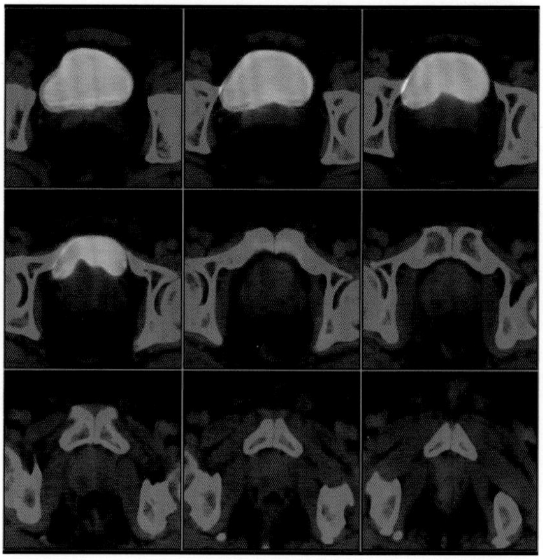

图 64-2

○ **影像解读**

^{18}F-FDG PET/CT 图像（图 64-1 和图 64-2）示：右侧锁骨可见成骨性骨质破坏，周围软组织肿块形成，病灶 ^{18}F-FDG 代谢异常增高，SUV$_{max}$ = 11.41；前列腺体积增大，其内未见明显异常密度，^{18}F-FDG 代谢分布欠均匀，但未见异常局限性增高。图 64-2

为 PET/CT 融合图像。

鉴于患者 PSA 水平增高，行前列腺局部 ^{18}F-FDG PET/MR 扫描，可见前列腺体积明显增大，T_2WI 序列左外周带见低信号结节，直径约 0.7cm，DWI 序列弥散受限，^{18}F-FDG 代谢增高，SUV_{max} = 5.88（图 64-3）。

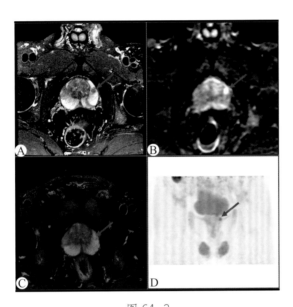

图 64-3

A. 轴位 T_2WI 图像；B. 轴位 DWI 图像；

C. PET/MR 轴位融合图像；D. PET MIP 图像

○ **最终诊断**

行前列腺病灶穿刺，病理证实为前列腺癌。

○ **诊断要点与鉴别诊断**

由于分化较好、生长缓慢的前列腺癌 ^{18}F-FDG 摄取增高不显著，加之毗邻膀胱内尿液的高放射性易掩盖病灶，CT 软组织分辨力较差，故 ^{18}F-FDG PET/CT 对前列腺癌的原发病灶诊断价值有限。多示踪剂如 ^{18}F 或 ^{68}Ga 标记的 PSMA 的应用可提高前列腺癌的检出率，MRI 是前列腺检查的主要手段。T_2WI 序列可清晰显示病灶的形态、大小及毗邻关系，而 DWI/ADC 值还能用于前列腺癌侵袭性的评估。本例患者虽然 ^{18}F-FDG PET/CT 检查前列腺时漏检了病灶，但延迟 PET/MR T_2WI 高信号外周带内见低信号结节、DWI 序列弥散受限，这是前列腺癌的典型 MRI 表现，加之 ^{18}F-FDG 代谢增高，故可得出较明确的影像学诊断结果。

参考文献

[1] Picchio M, Mapelli P, Panebianco V, et al. Imaging biomarkers in prostate cancer: role of PET/CT and MRI. Eur J Nucl Med Mol Imaging, 2015, 42(4): 644-655.

[2] Afshar-Oromieh A, Haberkorn U, Schlemmer H P, et al. Comparison of PET/CT and PET/MRI hybrid systems using a 68Ga-labelled PSMA ligand for the diagnosis of recurrent prostate cancer: initial experience. Eur J Nucl Med Mol Imaging, 2014, 41(5): 887-897.

[3] Souvatzoglou M, Eiber M, Takei T, et al. Comparison of integrated whole-body [11C] choline PET/MR with PET/CT in patients with prostate cancer. Eur J Nucl Med Mol Imaging, 2013, 40(10): 1486-1499.

[4] Wetter A, Lipponer C, Nensa F, et al. Evaluation of the PET component of simultaneous [18F]choline PET/MRI in prostate cancer: comparison with [18F]choline PET/CT. Eur J Nucl Med Mol Imaging, 2014, 41(1): 79-88.

（杭州全景医学影像诊断中心：许远帆　张　建）

Case 65　前列腺癌 18F-PSMA PET/MR 显像

简要病史

患者，82岁，男性。因"体检发现血清 PSA 水平升高1个月余"就诊。超声检查提示：前列腺内强回声。MRI 提示：前列腺左侧外周带异常信号，不除外前列腺癌。

实验室检查

体检发现血清 PSA 水平升高，约为 16.83ng/ml；1个月后复查，为 23.66ng/ml。

影像学检查资料

18F-PSMA PET/MR 图像见图 65-1 和图 65-2。

影像解读

18F-PSMA PET/MR 图像示：前列腺中央叶增宽，左侧外周带可见一局限性中等 T_1、短 T_2 信号结节影，约 1.6cm×1.0cm（图 65-1）；图 65-2 可见 DWI 上呈高信号，ADC 值减低，伴异常放射性浓聚，考虑前列腺癌。

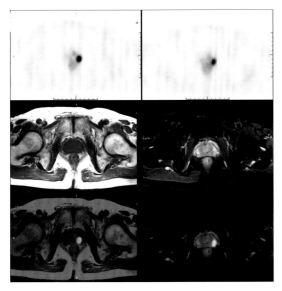

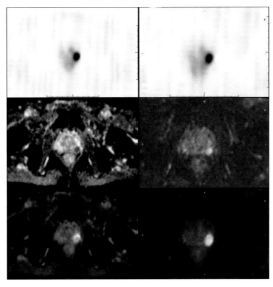

图 65-1　　　　　　　　　　　　　　　图 65-2

○ **最终诊断**

行机器人辅助腹腔镜前列腺癌根治术。

病理诊断：前列腺腺泡腺癌。Gleanson 评分 4 分＋3 分＝7 分，癌组织局限于前列腺内，局部见神经侵犯，病变主要位于左侧、部分右后及尖部。各手术切缘均未见癌细胞，未累及双侧精囊腺，双侧输精管断端未见癌，（前列腺表面）脂肪组织未见癌细胞。

○ **诊断要点与鉴别诊断**

前列腺特异性膜抗原（PSMA）是一种 Ⅱ 型跨膜蛋白，在前列腺癌细胞细胞膜上高表达，是前列腺癌早期诊断、分期和治疗中的重要靶点。目前 PET 显像中应用最广泛的分子探针是 ^{68}Ga-PSMA-HBED-CC。既往用于前列腺癌诊疗的示踪剂有 ^{18}F-FDG、^{18}F-胆碱、^{11}C-胆碱，仪器也从 PET/CT 机升级至 PET/MR 机，其应用优势在前列腺癌的诊断和治疗中愈加明显。

PSMA 在正常前列腺组织及其他组织中仅有少量表达，而在前列腺癌的进展、转移和复发中具有高表达。与正常前列腺组织相比，前列腺癌 PSMA 表达上升 100～1000 倍。一体化 PET/MR 显像将 MR 成像的高分辨力和形态学表现与 PET 对 N 分期和 M 分期结合起来，极大地提高了原发性前列腺癌诊断的特异性，并可用于评估前列腺癌病变的位置和范围，有助于在前列腺活检前确定目标病变，为手术提供决策依据。

Eiber 等发现同时进行的 PET/MR 显像的诊断准确性优于多参数 MR 成像和单独的

PET 显像。总之，PSMA PET/MR 在原发性前列腺癌的诊断及评估病变的位置和范围等方面有较好的临床应用价值。

鉴别诊断：包括前列腺增生结节、前列腺炎。

参考文献

[1] 韩雪迪，李囡，林新峰，等 . 前列腺特异性膜抗原靶向分子探针在前列腺癌诊断及治疗中的应用 . 中国医学影像学杂志，2016, 24(10): 790-792, 796.

[2] Afshar-Oromieh A, Avtzi E, Giesel F L, et al. The diagnostic value of PET/CT imaging with the (68)Ga-labelled PSMA ligand HBED-CC in the diagnosis of recurrent prostate cancer. Eur J Nucl Med Mol Imaging, 2015, 42(2): 197-209.

[3] Park S Y, Zacharias C, Harrison C, et al. Gallium 68 PSMA-11 PET/MR imaging in patients with intermediate-or high-risk prostate cancer. Radiology, 2018, 288(2): 495-505.

[4] Eiber M, Weirich G, Holzapfel K, et al. Simultaneous ^{68}Ga-PSMA HBED-CC PET/MRI improves the localization of primary prostate cancer. Eur Urol, 2016, 70(5): 829-836.

（中国人民解放军总医院：常　燕　徐白萱）

Case 66　前列腺癌多发转移

○ **简要病史**

患者，61 岁，男性。2019 年 3 月 12 日，因胸椎占位于海军军医大学第一附属医院行占位切除术。术后病理：转移性腺癌（前列腺癌来源）。2019 年 3 月 27 日，行经会阴前列腺穿刺，Gleanson 评分 4 分＋5 分＝9 分。2019 年 3 月 30 日，开始行内分泌治疗（比卡鲁胺口服；亮丙瑞林肌肉注射）。既往史：高血压病史 6 年。

○ **实验室检查**

内分泌治疗前，PSA 浓度分别为 164.543ng/ml（2019 年 3 月 11 日）和 116.257ng/ml（2019 年 3 月 18 日）；内分泌治疗后，PSA 浓度分别为 0.810ng/ml（2019 年 5 月 7 日）和 0.164ng/ml（2019 年 6 月 10 日）。

影像学检查资料

^{68}Ga–PSMA–11 PET/CT 图像见图 66–1 和图 66–2（各图左、右分别为治疗前后）。

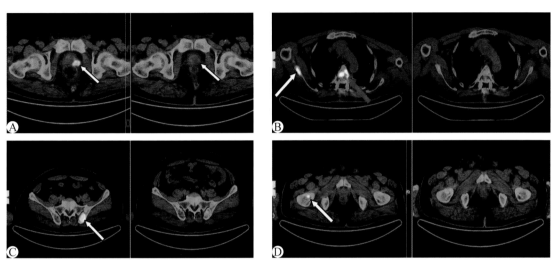

图 66–1

A. 前列腺癌原发灶位于左侧外周带（箭头所指）；B. T$_{3-4}$ 椎体转移灶（红色箭头所指），右侧肩胛骨转移灶（白色箭头所指）；C. 左侧髂骨转移（箭头所指）；D. 右侧股骨转移（箭头所指）

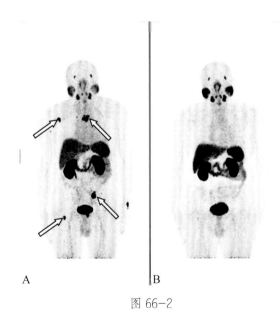

图 66–2

A. 治疗前 MIP 图像（箭头所指为转移灶）；B. 治疗后 MIP 图像

○ **影像解读**

检查方法	^{68}Ga-PSMA-11 PET/CT 显像			
检查时间	2019 年 3 月 22 日		2019 年 6 月 20 日	
治疗情况	内分泌治疗前 8 天		内分泌治疗后 82 天	
PSMA 的生理摄取和排泄性浓集	双侧泪腺、腮腺、颌下腺、鼻口咽两侧壁对称性摄取增高；肝、脾、双肾实质、部分肠管弥漫性摄取增高；双侧肾盏、肾盂、部分输尿管节段、膀胱内排泄性浓集			
PSMA 的病理摄取	前列腺癌原发灶（图 66-1A）	2.5cm × 1.4cm	前列腺癌原发灶（图 66-1A）	1.0cm × 0.4cm
		$SUV_{max} = 8.0$		$SUV_{max} = 2.5$
	T_{3-4} 椎体（图 66-1B）	2.8cm × 2.4cm	T_{3-4} 椎体（图 66-1B）	0.7cm × 0.5cm
		$SUV_{max} = 16.8$		$SUV_{max} = 2.3$
	右侧肩胛骨（图 66-1B）	1.8cm × 0.6cm	右侧肩胛骨（图 66-1B）	0.4cm × 0.3cm
		$SUV_{max} = 12.1$		$SUV_{max} = 2.2$
	左侧髂骨（图 66-1C）	3.0cm × 1.6cm	左侧髂骨（图 66-1C）	2.4cm × 0.7cm
		$SUV_{max} = 14.7$		$SUV_{max} = 3.1$
	右侧股骨（图 66-1D）	0.6cm × 0.5cm	右侧股骨（图 66-1D）	0.3cm × 0.3cm
		$SUV_{max} = 7.8$		$SUV_{max} = 1.9$

○ **最终诊断**

2019 年 3 月 12 日，行椎体占位术，术后病理：转移性腺癌（前列腺癌来源）。

2019 年 3 月 27 日，行经会阴前列腺穿刺术，Gleanson 评分 4 分＋5 分＝9 分。WHO/ISUP 分级分组：5 组。病理分期：$pT_{2b}N_xM_x$。

○ **诊断要点与鉴别诊断**

（1）前列腺炎：PSMA 可轻度弥漫性摄取增高，形状规则、饱满。

（2）前列腺良性增生：体积增大，以移行带为著；PSMA 轻度弥漫性摄取增高；PSA 水平轻度升高，一般不超过 10ng/ml。

（3）前列腺癌：PSMA 显著局灶性摄取增高；瘤体较大时可突破包膜，侵犯周围组织（精囊腺、膀胱后壁、直肠前壁等）；约 35% 的初诊患者有远处转移（中轴骨、淋巴结转移最常见），表现为转移灶的 PSMA 高摄取；PSA 水平可大幅度升高。

参考文献

[1] Vinsensia M, Chyoke P L, Hadaschik B, et al. ^{68}Ga-PSMA PET/CT and volumetric morphology of PET-positive lymph nodes stratified by tumor differentiation of prostate cancer. J Nucl Med, 2017, 58(12): 1949-1955.

[2] Dadgar H, Emami F, Norouzbeigi N, et al. Application of [^{68}Ga]PSMA PET/CT in diagnosis and management of prostate cancer patients. Mol Imaging Biol, 2020, 22(4): 1062-1069.

[3] Pomykala K L, Czernin J, Grogan T R, et al. Total-body ^{68}Ga-PSMA-11 PET/CT for bone metastasis detection in prostate cancer patients: potential impact on bone scan guidelines. J Nucl Med, 2020, 61(3): 405-411.

[4] Karamzade-Ziarati N, Manafi-Farid R, Ataeinia B, et al. Molecular imaging of bone metastases using tumor-targeted tracers. Q J Nucl Med Mol Imaging, 2019, 63(2): 136-149.

[海军军医大学第一附属医院（上海长海医院）：温健男 左长京]

Case 67 阴道肝样腺癌

○ 简要病史

患者，71岁，女性。因"反复阴道流血并发现盆腔包块半年"入院。半年前无明显诱因出现阴道少许出血，无明显下腹痛。当地医院彩超示：盆腔内囊实性包块（大小约94mm×55mm）。宫颈TCT：未见上皮内病变/恶性细胞。于2个月前出现阴道不规则出血，时多时少。拟"盆腔肿瘤"收入树兰杭州医院。

既往史：糖尿病病史30年，注射门冬胰岛素；高血压病史15年，最高血压150/90mmHg，不定期口服厄贝沙坦氢氯噻嗪片；先天性左肾缺如；有青霉素过敏史；16岁时当地医院检查发现生殖器畸形，20岁因异位妊娠行次全子宫＋左侧附件切除术。

婚育史：已婚，生育史为0-0-0-0。

月经史：患者既往月经不规律，经期15天，周期30～60天，色红，量中。痛经明显。末次月经21岁。

○ **实验室检查**

AFP ＞ 20000.00ng/ml（0 ～ 20.00ng/ml），CEA 6.6ng/ml（0 ～ 5.0ng/ml），CA19-9 464.5U/ml（0 ～ 37.0U/ml），CYFRA21-1 10.7ng/ml（0 ～ 3.3ng/ml）。

○ **影像学检查资料**

B 超影像见图 67-1。MR 图像见图 67-2。^{18}F-FDG PET/CT 图像见图 67-3。

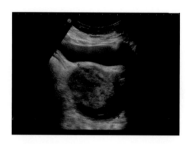
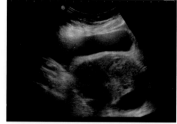
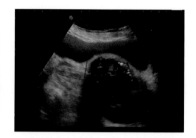

图 67-1

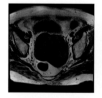
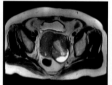
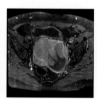
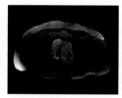
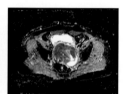

图 67-2

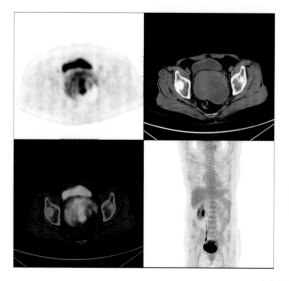
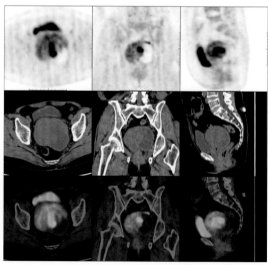

图 67-3

○ **影像解读**

B超影像（图67-1）显示：盆腔偏右侧可见一混合性包块，大小约8.4cm×6.9cm×10.0cm，界清，内可见较丰富的血流信号。

MR图像（图67-2）显示：盆腔内见团块状囊实性肿块影，T_1WI上呈低信号，T_2WI上呈混杂信号，实性成分呈等信号，DWI上呈稍高信号，大小约80mm×88mm×74mm，边界较清，增强扫描呈明显不均匀强化。病灶与周围组织分界较清。

^{18}F-FDG PET/CT图像（图67-3）显示：盆腔可见一大小约89mm×74mm×74mm的囊实性肿块影，界尚清，肿块下缘与阴道残端紧贴，膀胱受压向前推移，乙状结肠局部与肿块贴边走形，实性部分放射性可见浓聚，SUV_{max}约为10.10，囊性部分呈放射性缺损区。

○ **最终诊断**

病理诊断：（阴道肿物）低分化腺癌（图67-4），结合免疫组化结果，符合肝样腺癌。

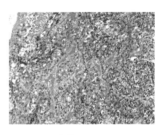

图67-4

免疫组化结果：CK5/6（－），P40（－），P63（－），CK20（部分＋），URO（核＋），GATA-3（－），S-100（－），Calretinin（CR）（灶＋），CD99（＋），Inhibin-α（大部分－/＋），Ki-67（30%＋），Vim（－），LCA（－），P16（－），CK（P）（＋），D2-40（－），HBME-1（＋），ER（－），PR（－），AFP（＋），HCG-α（－），Hepatocyte（－），Glypican-3（－），CK19（＋），CK7（散在＋），CD34（血管＋），PLAP（－），TTF-1（－），CAM5.2（＋），EMA（＋），CD30（－），HNF1B（＋）。

○ **诊断要点与鉴别诊断**

肝样腺癌是一种非常罕见的特殊类型的腺癌，其原发于肝外，而形态学特征及免疫组织化学特征却与肝细胞癌相似。肝样腺癌可原发于不同的器官，大部分研究报道的肝样腺癌病例起源于胃（83.9%），胃以外的起源如胆囊（3.7%）、子宫（3.2%）、肺（2.3%）和膀胱（1.8%）较少，其余起源部位如结直肠、睾丸、卵巢、输尿管则更少（<0.5%）。肝样腺癌患者平均年龄为63岁，男性多于女性（2.3∶1），大多数患者血清AFP水平升高。肝样腺癌被发现时往往已有转移，最常见的转移部位是淋巴结（57.5%），其次是肝脏（46.3%）和肺（3.4%）。原发病灶和转移灶可以同期发现，也可能转移灶先被发现。肝样腺癌患者的中位生存时间为12个月，51.2%的患者在12个月内死亡。

诊断依据：①患者为女性，71 岁。②病变单发，位于盆腔。③MR 图像示囊实性肿块影，T_1WI 上呈低信号，T_2WI 上呈混杂信号，实性成分呈等信号，DWI 上呈稍高信号，增强扫描呈明显不均匀强化，病灶与周围组织分界较清。④ PET/CT 图像示盆腔囊实性肿块影，界尚清，实性部分放射性可见浓聚，SUV_{max} 约为 10.10，囊性部分呈放射性缺损区。⑤ AFP > 20000.00ng/ml。

鉴别诊断：（1）卵巢肝样卵黄囊瘤。该病平均发病年龄约为 22 岁，可伴发其他生殖细胞肿瘤或性腺发育不全，伴有血清 AFP 水平升高。影像学表现两者之间无明显特异性，需结合患者年龄及病理做出诊断。

（2）卵巢子宫内模样腺癌。该病影像学表现与卵巢肝样腺癌相似，但卵巢子宫内膜样腺癌不分泌 AFP，且常并发子宫内膜癌。

（3）转移性肝细胞癌。该病患者无肝硬化背景，无原发肝肿瘤病史。肝细胞肝癌转移至阴道罕见，结合肿瘤标志物 CA125 水平升高，两者可鉴别。

（4）卵巢癌或内胚窦瘤。卵巢癌可表现为腹痛和附件包块，附件包块以双侧多见，囊实性为主，一般发展快，病程短，腹水明显；晚期患者可有消瘦、腹胀等表现。本例 AFP 水平异常增高，有子宫卵巢切除病史，与内胚窦瘤鉴别困难，最终需结合病理及免疫组化结果明确诊断。

参考文献

[1] 杨艳，董莘，常海峰，等. 卵巢肝样腺癌 1 例并文献复习. 实用放射学杂志，2017，33(6): 679-680.
[2] 孙织，王华英，杨文涛. 表达甲胎蛋白的子宫内膜肝样腺癌一例. 中华妇产科杂志，2008, 43(5): 400.

（树兰杭州医院：叶圣利）

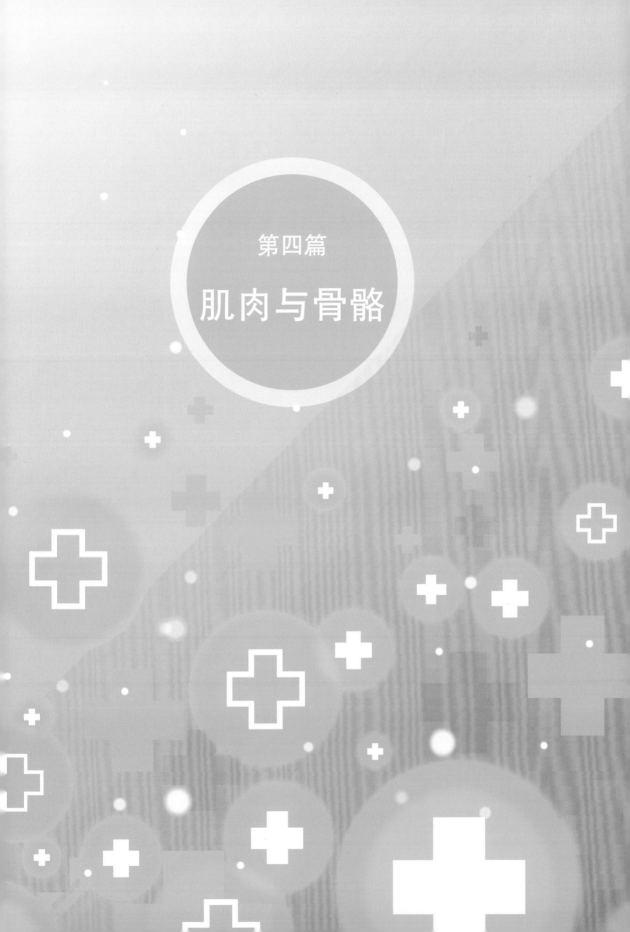

第四篇

肌肉与骨骼

Case 68 色素性绒毛结节性滑膜炎

○ **简要病史**

患者，68 岁，男性。1 周前无明显诱因出现右侧髋关节突发疼痛，伴行走不便，局部软组织肿胀，皮色及皮温正常，无畏寒、发热，无皮肤破溃。于当地医院行 MRI 检查，提示：右侧股骨粗隆间骨质破坏伴病理性骨折，内侧缘巨大肿块影，考虑偏良性或低度恶性肿瘤，韧带样纤维瘤可能。

○ **实验室检查**

血常规及肿瘤指标均正常。

○ **影像学检查资料**

^{18}F-FDG PET/CT 图像见图 68-1。^{18}F-FDG PET/MR 图像见图 68-2。

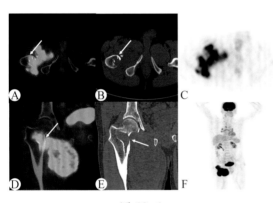

图 68-1

A. PET/CT 轴位融合图像；B. CT 轴位图像；
C. PET 轴位图像；D. PET/CT 冠状位融合图像；
E. CT 冠状位图像；F. 全身 PET/CT MIP 图像

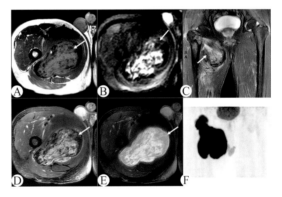

图 68-2

A. 轴位 T_1WI 图像；B. 轴位 DWI 图像；
C. 冠状位抑脂 T_2WI 图像；D. 轴位 T_2WI 图像；
E. PET/MR 轴位融合图像；F. PET/MR MIP 图像

○ **影像解读**

^{18}F-FDG PET/CT 图像（图 68-1）显示右侧股骨粗隆局部骨质破坏，可见硬化边，周围巨大软组织肿块形成，肿块边界尚清，大小约 12.1cm × 6.8cm × 5.6cm。

^{18}F-FDG PET/MR 图像（图 68-2）显示信号不均匀，T_1WI 上呈低、稍高信号，T_2WI 上呈低、高信号，DWI 序列弥散不均匀受限，^{18}F-FDG 代谢异常增高，$SUV_{max} = 11.70$，

邻近部分肌肉受压移位。

○ **最终诊断**

全身麻醉下行右股骨颈肿瘤切除植骨术＋右全髋置换术。

术后病理：（右下肢肿瘤）色素性绒毛结节性滑膜炎（弥漫性腱鞘巨细胞瘤），切缘阴性。

○ **诊断要点与鉴别诊断**

色素沉着绒毛结节性滑膜炎（PVNS）主要是指关节、滑囊以及腱鞘内的滑膜特发性地呈结节状或绒毛状进行性增生。PVNS 好发于成年人，最常见于膝关节，约占80%；少数可见于髋关节、踝关节、肩关节、肘关节。其临床表现主要为受累关节进行性肿胀，血性关节积液较常见。该病病因尚不明，一般认为与肿瘤、外伤、感染有关。

组织病理学表现为活跃增生的滑膜呈绒毛状或皱襞样，常形成结节状侵袭性的关节内肿物。病理学上 PVNS 分为局灶型和弥漫型。弥漫型主要表现为滑膜广泛增厚、绒毛状增生和含铁血黄素沉着，增殖的绒毛可破坏关节囊，侵犯周边软组织并通过关节软骨、骨与关节交界部或沿韧带附着处侵犯骨组织。局灶型主要表现为密集成堆的滑膜细胞，间以散在的多核巨细胞和有类脂质积聚的泡沫细胞，以及含铁血黄素沉着。

CT 图像表现为关节囊肿胀，滑膜增厚，关节腔内明显积液。在 MR 图像上，表现由于病变滑膜组织内含铁血黄素沉积，故在 T_1WI 和 T_2WI 上均呈低信号，这是特征性的征象，部分病变可侵蚀骨结构。弥漫型 PVNS：T_2WI 示关节腔内及周围多发低信号结节，部分结节内见高信号区，关节腔积液呈高信号；可出现邻近骨关节面破坏，呈混杂信号，周围伴低信号环。

本例患者属于局灶型 PVNS 并伴有周围巨大软组织肿块形成，侵犯右侧股骨粗隆，其破坏边缘有硬化。病灶内可见弥漫性多发条索状 T_1、T_2 低信号影，关节囊积液不明显。PET 图像上 PVNS 常表现为 ^{18}F-FDG 高代谢，本例病灶 $SUV_{max} = 11.7$，易被误诊为恶性肿瘤。鉴别要点在于病灶内可见含铁血黄素沉着引起的低信号结节，骨质破坏周围有明显硬化表现。

鉴别诊断：包括骨转移瘤、骨肉瘤、滑膜肉瘤等。

参考文献

[1] Ottaviani S, Ayral X, Dougados M, et al. Pigmented villonodular synovitis: a retrospective single-center study of 122 cases and review of the literature. Semin Arthritis Rheum,

2011, 40(6): 539-546.

[2] Mackie G C. Pigmented villonodular synovitis and giant cell tumor of the tendon sheath: scintigraphic findings in 10 cases. Clin Nucl Med, 2003, 28(11): 881-885.

[3] Baroni E, Russo B D, Masquijo J J, et al. Pigmented villonodular synovitis of the knee in skeletally immature patients. J Child Orthop, 2010, 4(2): 123-127.

[4] Lee J H, Kim Y Y, Seo B M, et al. Extra-articular pigmented villonodular synovitis of the temporomandibular joint: case report and review of the literature. Int J Oral Maxillofac Surg, 2000, 29(6): 408-415.

[5] Hua Q, Ni J. Tumorlike pigmented villonodular synovitis with atypical location: appearance on 3-phase ^{99m}Tc-MDP bone scan. Clin Nucl Med, 2017, 42(3): 203-205.

[6] Nguyen B D. PET, CT, and MR imaging of extra-articular pigmented villonodular synovitis. Clin Nucl Med, 2007, 32(6): 493-495

[7] Broski S M, Murdoch N M, Skinner J A, et al. Pigmented villonodular synovitis: potential pitfall on oncologic ^{18}F-FDG PET/CT. Clin Nucl Med, 2016, 41(1): e24-e31.

[8] Tang K, Zheng X, Lin J, et al. Diffuse-type tenosynovial giant cell tumor of the shoulder evaluated by FDG PET/CT. Clin Nucl Med, 2019, 44(4): 310-319.

（杭州全景医学影像诊断中心：许远帆）

Case 69　少见部位骨巨细胞瘤

○ 简要病史

患者，34 岁，女性。2 个月余前因跑步出现左大腿内侧疼痛，呈间歇性，行走或运动后疼痛加重，休息后疼痛可缓解，不伴发热、皮温升高等其他不适。于当地医院就诊，行骨盆 X 线平片，提示左侧耻骨上支骨质破坏。转诊至中国科学院大学宁波华美医院，先后行 MRI 及 ^{18}F–FDG PET/CT 检查。既往无肝炎、结核及肿瘤家族史。

○ 实验室检查

血常规及二便常规均正常，女性肿瘤标志物全套均为阴性。

○ 影像学检查资料

骨盆 MR 图像见图 69–1。[18]F–FDG PET/CT 图像见图 69–2。

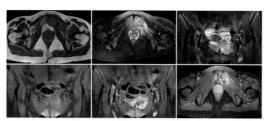
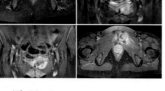

图 69-1　　　　　　　　　　　　　　　　图 69-2

○ **影像解读**

骨盆 MR 图像（图 69-1）示：左侧耻骨联合及耻骨上支可见不规则膨胀性骨质破坏区，T_1WI 上呈等低信号，T_2 抑脂序列呈混杂等、稍高信号，其内信号不均，可见不规则斑片状液化囊变坏死区，病灶形态不规则；右侧耻骨联合局部小灶性受侵，增强后病灶实性部分明显不均匀强化，囊变坏死区无强化；同侧耻骨肌、长收肌及闭孔内肌 T_2 抑脂序列呈斑片状高信号水肿区。

^{18}F-FDG PET/CT 图像（图 69-2）示：左侧耻骨联合及耻骨上支可见膨胀性骨质破坏区，伴软组织肿块形成，病灶形态不规则，局部小灶性累及右侧耻骨联合，密度不均，相应骨皮质变薄、缺失；放射性摄取明显不均匀增高，$SUV_{max} = 16.30$，病灶中心低密度区呈放射性缺损；余全身 PET/CT 显像未见明显异常 ^{18}F-FDG 高代谢病变。

○ **最终诊断**

左侧耻骨骨质破坏区穿刺活检病理：侵袭性骨巨细胞瘤。

免疫组化结果：H3F3A（＋），P63（＋），SATB2（＋），P16（散在细胞，＋），CD163（＋），Ki-67（约 20%＋），Kp1（＋）。

○ **诊断要点与鉴别诊断**

骨巨细胞瘤（GCT）是临床常见的骨肿瘤之一，是具有易复发性和潜在恶性生物学行为的原发性骨肿瘤，占骨与软组织肿瘤的 3%～8%。GCT 好发于长骨骨端，多见于股骨下端及胫骨上端，病灶以单发为主。但 GCT 也可见于脊柱骨、骨盆骨，发生于骨盆的 GCT 少见，仅占所有 GCT 的 1.5%～6.1%。GCT 发病年龄以 20～40 岁多见，女性发病率略高于男性。试举一例发生于脊柱骨的 GCT：患者，女性，45 岁。横断位、矢状位及冠状位的 CT 图像、PET 图像和 PET/CT 融合图像（图 69-3）显示 T_7 椎体膨胀性溶骨性骨质破坏，内见残存骨嵴，并累及椎弓根，椎体压缩，周围软组织肿胀，压迫脊髓，椎间隙未见狭窄，^{18}F-FDG 代谢异常增高，$SUV_{max} = 10.5$，最终诊断为 T_7 椎体巨细胞瘤。

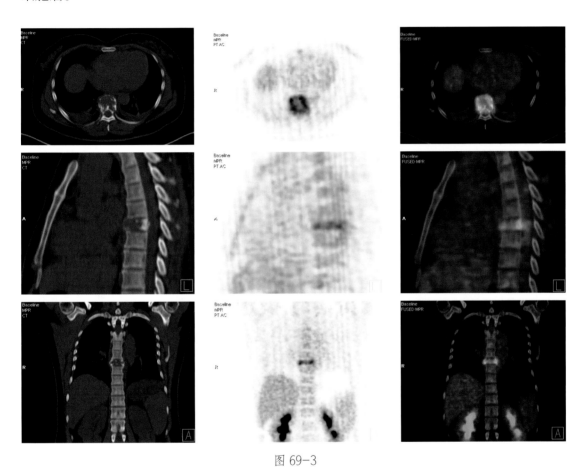

图 69-3

　　骨盆 GCT 在 CT 图像上主要表现为偏心性、膨胀性、溶骨性骨质破坏，其中膨胀性骨质破坏区内可见骨嵴形成。与发生于长骨的 GCT 相比，骨盆 GCT 膨胀性、溶骨性破坏较为明显，骨皮质常膨胀变薄或者消失，也可出现骨质外软组织肿块。侵袭性强的GCT 骨质破坏区可以呈虫蚀样、筛孔样，病灶周围无硬化边缘，易突破骨皮质向软组织浸润，软组织肿块巨大，与骨膨胀程度不成比例,肿瘤边缘可有层状骨膜反应或骨膜三角。骨盆 GCT MRI 信号多变，肿瘤在 T_1WI 上多表现为等低信号，T_2WI 上呈等或稍高信号。部分病例因出血、坏死、囊变等继发性改变，肿瘤信号多种多样，在 T_1WI 上多表现为不均匀的低信号或等信号，T_2WI 上常为低信号、等信号、高混杂信号。GCT 在 $^{18}F-FDG$ PET/CT 检查中往往呈高摄取，SUV_{max} 平均值为 10.55 ± 4.46。1940 年，Jaffe 等首次定义 GCT 并根据基质细胞的异型性及有丝分裂活动进行病理分级，一般认为 Ⅰ 级偏良性，Ⅱ 级为侵袭性，Ⅲ 级为恶性。有研究发现，在 GCT 病理分级中，Ⅱ 级、Ⅲ 级 SUV_{max} 平均值要高于 Ⅰ 级 SUV_{max} 平均值。发生于不典型部位的 GCT，其临床首诊往往较困难，确诊需依靠病理学检查。

骨盆为转移瘤的好发部位之一。转移瘤的主要特征为多发性溶骨或成骨性骨破坏。本例患者全身 PET/CT 显像未发现原发肿瘤病灶，亦未发现其他部位类似骨质病灶，故转移瘤可以排除。但本例仍需与其他骨肿瘤或肿瘤样病变（如动脉瘤样骨囊肿等）相鉴别。发生于骨盆的动脉瘤样骨囊肿多与骨巨细胞瘤有以下不同：①发生于骨盆的动脉瘤样骨囊肿，患者一般年龄较大；②受累骨明显膨胀，轮廓有分叶多弧的表现，其内往往有更多互相重叠的同形分隔；③液 – 液平面出现概率更高；④有时可见间隔钙化、骨化，骨破坏区边缘可有硬化。

参考文献

[1] Shen G, Ma H, Pan L, et al. Diffuse-type tenosynovial giant cell tumor of the thoracic spine: appearance on FDG PET/CT. Clin Nucl Med, 2019, 44(8): e477-e478.

[2] Ge Y, Guo G, You Y, et al. Magnetic resonance imaging features of fibromas and giant cell tumors of the tendon sheath: differential diagnosis. Eur Radiol, 2019, 29(7): 3441-3449.

[3] Mastboom M J L, Verspoor F G M, Hanff D F, et al. Severity classification of tenosynovial giant cell tumours on MR imaging. Surg Oncol, 2018, 27(3): 544-550.

[4] 沈智辉，徐白萱，关志伟，等 . PET/CT 在骨巨细胞瘤诊断中的应用 . 中国临床医学影像杂志 , 2017, 28(6): 438-441.

（中国科学院大学宁波华美医院：胡碧波）

（宁波明州医院：于 军 任东栋）

Case 70　耻骨孤立性浆细胞瘤

○ 简要病史

患者，43 岁，男性。发现左侧腹股沟区局部隆起 2 个月余，无明显疼痛等不适，局部肿块逐渐增大。两次行腹股沟淋巴穿刺，均提示淋巴结反应性增生。

○ 影像学检查资料

^{18}F-FDG PET/CT 图像见图 70-1 和图 70-2。

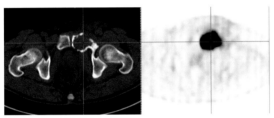 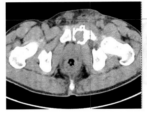 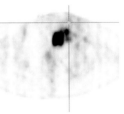

图 70-1　　　　　　　　　　　　　　　图 70-2

○ 影像解读

^{18}F-FDG PET/CT 图像示：左侧耻骨支见溶骨性骨质破坏，局部见大小约 51mm × 32mm 的软组织团块影，其内密度较均匀，^{18}F-FDG 代谢异常增高，SUV_{max}=25.1（图 70-1），余全身 PET/CT 检查并未发现原发恶性肿瘤的证据，因而首先考虑耻骨原发肿瘤性病变；左侧腹股沟区见多发淋巴结影，周围见片絮样模糊影，最大者约 22mm × 13mm，^{18}F-FDG 代谢轻度增高，SUV_{max} = 1.9（图 70-2），与耻骨病灶表现出显著不同的代谢特征。而且淋巴结周围可见渗出及水肿，因而考虑炎性增生，符合淋巴结穿刺结果。

○ 最终诊断

"左侧耻骨占位穿刺 1、2"切片病理：恶性肿瘤。

免疫组化结果：肿瘤细胞 PD-L1（肿瘤 90% 间质－），MLH1（＋），PMS2（＋），MSH2（＋），MSH6（＋），CK（－），CDX-2（－），SATB2（－），NKX3.1（－），CD138（＋），κ（－），λ（－／＋），Ki-67（10%＋），Vim（＋），CEA（－），CK8（－），CK19（－），VS38c（＋）。

结合 HE 切片及免疫组化结果，符合浆细胞瘤。

◇ **诊断要点与鉴别诊断**

浆细胞瘤是一种来源于浆细胞的恶性肿瘤，可发生于软组织或骨骼。根据位置的不同可将浆细胞瘤分为孤立性骨浆细胞瘤（SPB）、髓外浆细胞瘤（EP）和多发性骨髓瘤（MM）。以 MM 常见，而 SPB 罕见。其好发部位依次为椎骨（胸＞腰 / 颈）、肋骨、头骨、骨盆、股骨、锁骨和肩骨。发生于耻骨的浆细胞瘤十分罕见，据我们所知，目前尚无耻骨 SPB 的 PET/CT 检查病例报道。该病需要与 MM 鉴别，通常需要进行全面的检查，包括全面的临床检查、骨骼检查、全血检查、肾功能检查、血清钙谱、骨髓活检和血清电泳。PET/CT 检查能够一次显示全身情况，在 SPB 与 MM 鉴别方面具有独到优势。此外，该病均需与其他溶骨性病变鉴别，包括动脉瘤样骨囊肿、巨细胞瘤、内生软骨瘤、成骨细胞瘤、骨肉瘤和嗜酸细胞肉芽肿等。本例根据临床表现、PET/CT 检查结果、组织病理学及免疫组化结果，符合 SPB。通常情况下，放疗是治疗 SBP 的主要手段。但是，由于 SPB 具有转化为多发性骨髓瘤的潜力，因此需要进行密切随访。

参考文献

[1] Madi S, Pandey V, Acharya K, et al. An uncommon hip pain. BMJ Case Reports, 2017, 2017: bcr2017221717.

[2] Madi S, Pandey V, Sharma A, et al. Case of solitary plasmacytoma of tibia. BMJ Case Reports, 2018, 2018: bcr2018227546.

[3] 曲利娟，余英豪. 右侧耻骨坐骨支孤立性浆细胞瘤 1 例报告. 实用癌症杂志，2004, 1(19): 82.

（上海交通大学医学院附属仁济医院：李佳津　刘建军）

Case 71　肩胛骨单发性骨髓瘤

◇ **简要病史**

患者，72 岁，男性。左侧肩部疼痛半年，渐进性加重 1 个月。

◇ **实验室检查**

血常规：白细胞（－），红细胞计数 3.83×10^{12}/L（↓），血红蛋白 108g/L（↓），

血小板（－）。

血生化：总蛋白 63.4g/L（↓），球蛋白 19.2g/L（↓），碱性磷酸酶（－），肌酐 125μmol/L（↑），尿酸 527μmol/L（↑），血清镁 1.96mmol/L（↑），血清钙 1.96mmol/L（↓）。

肿瘤标志物：铁蛋白 622.23ng/ml（↑），余均正常。

血免疫固相电泳／外：轻型 Lambda 型 M 蛋白（＋），IgA 型、IgG 型、IgM 型均为（－），轻型 Kappa 型 M 蛋白（－）。

蛋白电泳／外：γ-球蛋白百分比 6.8%（↓），余 β-球蛋白、α₂-球蛋白、白蛋白、α₁-球蛋白均正常。

血轻链：轻链 κ 1.16g/L（↓），轻链 λ（－）。

结核菌涂片：三次涂片均正常。

○ **影像学检查资料**

左肩关节 CT 平扫、三维图像见图 71-1。左肩关节 MR 图像见图 71-2。^{18}F-FDG PET/CT 图像见图 71-3。

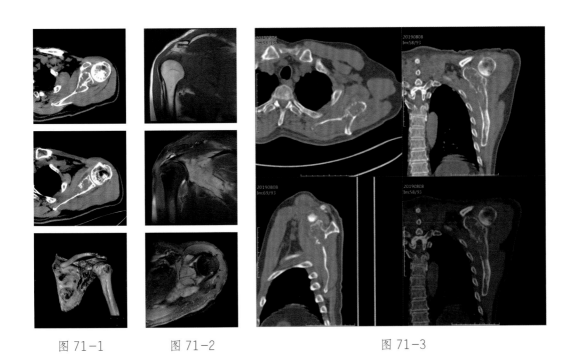

图 71-1　　　　图 71-2　　　　　　　　图 71-3

○ **影像解读**

左肩关节 CT 平扫、三维图像（图 71-1）示：左侧肩胛骨内不规则低密度影，呈轻度膨胀性生长，内可见骨嵴及骨小梁分隔，邻近骨皮质变薄，局部吸收，部分成花边状改变；未见骨皮质增生及硬化等表现；局部突破骨质向外生长，左肩关节构成骨边缘毛糙，关节间隙未见明显狭窄，考虑骨巨细胞瘤可能。

左肩关节 MR 图像（图 71-2）示：左侧肩胛骨区见一长 T_1、长 T_2 信号影，邻近骨皮质变薄，病灶突入周围软组织，考虑骨巨细胞瘤可能。

^{18}F-FDG PET/CT图像（图 71-3）示：左侧肩胛骨见骨质轻度膨大，多发囊状骨质破坏，内见骨嵴，骨皮质见虫蚀状破坏，^{18}F-FDG 代谢增高，$SUV_{max} = 2.7$，考虑左侧肩胛骨小圆细胞恶性肿瘤（孤立性浆细胞瘤）可能。

○ **最终诊断**

左侧肩胛骨穿刺病理（图 71-4）：送检骨髓组织增生十分活跃，粒红比例及分布未见明显异常，粒细胞系统细胞多为中、晚幼细胞，巨核细胞散在，另见浆样细胞散在或小片浸润，细胞有异型，网状纤维轻度增生，可符合浆细胞骨髓瘤。

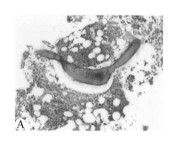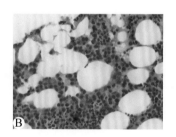

图 71-4
A. 50×；B. 200×

免疫组化结果：CK（AE1/AE3）（－），EMA（－），CD20（＋＋），CD79a（－），CD138（＋＋），CD56（＋＋），Kappa（κ）（－），Lambda（＋＋），Ki-67（30%＋），MPO（－）。

○ **诊断要点与鉴别诊断**

浆细胞病是由于单克隆浆细胞异常增生，进而出现单克隆免疫球蛋白或其多肽链亚单位合成异常增多的一组疾病。临床上根据单克隆浆细胞的增殖程度，可将浆细胞病分为恶性与良性。恶性浆细胞病包括多发性骨髓瘤（MM）、单发性骨髓瘤（SPB）、巨球蛋白血症、重链病及原发性淀粉样变性。良性浆细胞病的单克隆浆细胞呈良性增生或反应性增生，主要继发于多种慢性炎症、结缔组织病等。MM 是最常见的恶性浆细胞病，其发病年龄为 2 ～ 80 岁，70% 发生于 40 岁以上的中老年人，男性略多于女性。MM 的国内发病率为（2 ～ 4）/10 万，国外发病率为（1 ～ 3）/10 万，占恶性骨肿瘤的17.64%。SPB 临床上少见，约 1/3 经随访可转变为多发性骨髓瘤。SPB 较 MM 发病年龄小 7.9 岁，平均年龄为 51 岁。SPB 可发生于全身骨骼系统，最常见的发病部位为脊椎、骨盆，20% 发生于单根肋骨和肩胛骨，下肢骨少见。SPB 的主要症状为局部肿块伴疼痛，全身症状不明显，实验室检查常正常。

SPB 的组织病理学与 MM 的组织病理学改变一致；两者均起源于红骨髓，肿瘤组织主要由具有明显分化差异的肿瘤性浆细胞组成，细胞异型性明显；间质含量少，血管丰富或形成血湖。恶性浆细胞浸润骨髓，破坏骨小梁，或穿破骨皮质，浸润骨膜和周围软组织。破骨机制是由于肿瘤分泌一种可溶性因子，刺激破骨细胞的活性，破骨广泛时部分残留骨小梁可构成蜂窝状外观。8% ～ 15% 的骨髓瘤患者并发淀粉样变性，这些物质沉积于关节滑膜、关节囊、关节软骨和关节周围组织，引起关节病。镜下可分小细胞型和大细胞型两型。①小细胞型。分化好、较成熟的骨髓瘤细胞，成圆形或椭圆形，与浆细胞相似，较多见。②大细胞型。分化差的不成熟骨髓瘤细胞，核分裂象多见，较少见。以上两种细胞常常混合，且常以一种为主。

SBP 的诊断应符合以下基本条件：病变为骨组织，且具有浆细胞分化表型，还必须排除 MM 等系统性浆细胞疾病。目前一般参阅的 SPB 诊断标准为英国血液学标准委员会（BCSH）/ 英国骨髓瘤协会（UKMF）指南工作组推荐的诊断标准，即：①浆细胞克隆性异常增生导致的单发的骨质破坏；②局部病变以外的骨髓细胞形态学检查和骨髓活检正常（浆细胞比例 < 5%）；③其他骨骼的 X 线检查正常；④无系统性浆细胞疾病引起的贫血、高血钙或肾功能损害；⑤血清或尿液单克隆免疫球蛋白缺乏或水平低下（若浓度 > 20g/L，则需考虑 MM）；⑥脊椎 MRI 检查未发现局部病变外的其他病灶。

X 线和 CT 影像学表现具有以下特征：单发病灶早期松质骨小片状骨破坏，病变进展可呈单房型、多房型、溶骨型和硬化型。具体有：①单发、膨胀性溶骨性破坏，骨松质区被软组织充填，破坏区一般较大，向外生长常突破骨皮质形成软组织肿块，可浸润周边组织，可伴病理性骨折。②病变区内可见不同形状、厚薄不均的骨小梁残留或骨嵴样组织，表面粗糙或骨性间隔细小，呈蜂窝状或脑回样、肥皂泡状。③大部分病灶边缘清晰，绝大多数病例无明显骨膜反应。硬化型可部分或全部硬化或溶骨伴硬化。MRI 检查对骨髓组织敏感，肿瘤软组织成分主要表现为 T_1WI 上呈等或稍低信号，T_2WI 上呈高信号。向外生长的肿瘤突破骨组织形成软组织肿块，并可累及周边正常软组织。增强扫描可见肿瘤组织呈明显均匀强化。MRI 的优势是能发现 X 线或 CT 检查阴性的骨髓腔病灶，但定性仍需要结合 X 线或 CT 检查。

本例患者年龄偏大，轻度贫血，轻型 Lambda 型 M 蛋白（＋），CT 检查发现肩胛骨病变，为溶骨性破坏，轻度膨胀，骨皮质破坏呈断断续续的花边状及"花边征"。中心区可见不规则的骨小梁分隔，呈多房型改变。部分组织突向周边软组织。MRI 平扫可见软组织在 T_1WI 上呈等低信号，T_2WI 上呈高信号，软组织间骨小梁分隔呈均匀或呈等低信号，且突破骨皮质向外生长。PET/CT 检查可见破坏软组织区轻中度 ^{18}F-FDG 摄取增高，SUV_{max} 约为 2.7，且未发现其他脏器以及骨骼有相似肿瘤性病变，这有利于转移瘤和 MM 的参考性排除，SPB 的诊断确立。

SBP 需要与发生于骨病变的单发肿瘤和炎性病变鉴别。

（1）骨巨细胞瘤。该病多在 20～40 岁发病；可发生于所有长管状骨，以股骨下端、肱骨上端多见；长骨病变多累及骨端关节面下，膨胀性溶骨破坏，边缘清楚，无硬化及骨膜反应，呈单房或多房状，可见梁状骨嵴或"皂泡状"外观，肿瘤突破骨皮质或形成薄层骨壳，一般无软组织肿块，残留的骨小梁与 SBP 极易混淆。但其易横向发展，膨胀显著。骨髓瘤一般沿骨长轴发展，膨胀较轻或不膨胀。

（2）转移瘤。理论上各种部位的恶性肿瘤均可以发生骨转移，影像学上单发转移瘤与 SBP 极为相似，鉴别困难，"花边征"出现有助于 SBP 的诊断。因此，及时查找原发灶有助于鉴别诊断，或者穿刺活检进行鉴别。

（3）淋巴瘤。该病可发生于任何年龄层，病情发展缓慢，病史长，临床症状轻微而局部病灶明显，主要为不同程度局部疼痛、软组织肿胀或局部肿块，累及关节者有关节疼痛和功能障碍。多数浅表淋巴结不肿大，但可有发热或神经症状和病理性骨折。该病好发部位为长管状骨骨干、脊椎、颌骨和颅骨，多呈渗透性骨质破坏，骨皮质破坏相对轻而周围软组织肿块大，往往超过骨质破坏区。

（4）骨结核。骨结核大多（95%）继发于肺结核，播散至骨松质和红骨髓处发病。病灶中常常见到小高密度的沙砾样小死骨改变或者钙化影，增强扫描呈斑片状强化或环形强化。

参考文献

[1] 陈韵，周永红，林琼燕．骨孤立性浆细胞瘤影像学表现及相关病理改变．实用放射学

杂志, 2012, 28(7): 1095-1098.

[2] 白元松, 孙步彤, 张秀梅. 孤立性浆细胞瘤 21 例. 中国肿瘤临床, 2008, 35(6): 319-320.

[3] 李建, 范国光, 徐克, 等. 脊柱孤立性浆细胞瘤的 X 线、CT 和 MRI 表现. 中国医学影像学杂志, 2009, 17(6): 454-456.

[4] Zazpe I, Caballero C, Cabada T, et al. Solitary thoracic intradural extramedullary plasmacytoma. Auta Eurochir(Wien), 2007, 149(5): 529-532.

[5] Major N M, Helms C A, Richardson W J. The "minibrain": plasmacytema in a vertebral body on MR imaging. AJR Am J Roentgenol, 2000, 175(1): 261-263.

[6] Sotar R, Lucraft H, Jackson G, et al. Guidelines on the diagnosis and management of solitary plasmacytoma of bone and solitary extramedullary plasmacytoma. Clin Oncol, 2004, 16(6): 405-413.

（杭州市萧山区第一人民医院：段润卿）

Case 72　骨淋巴瘤（两例）

○ **简要病史**

患者，27 岁，女性。左腰背部疼痛伴左下肢内侧麻木感 1 个月余，无发热、盗汗及体重减轻。体格检查：腰椎叩击痛（＋），双侧直腿抬高试验（－），双下肢生理反射存在，病理反射未引出。

○ **实验室检查**

血清肿瘤标志物、血常规及肝肾功能均为阴性；骨髓穿刺检查阴性。

○ **影像学检查资料**

腰椎 MR 图像见图 72-1。^{18}F-FDG PET/CT 图像见图 72-2。

○ **影像解读**

腰椎 MRI 矢状面（图 72-1A、B）示 L_3 椎体呈长 T_1、长 T_2 信号，增强扫描（图 72-1C、D）可见强化，横断面示 L_3 椎体周围见软组织影，后缘沿两侧椎间孔生长，均匀强化，相应水平椎管狭窄，神经根受压。

^{18}F-FDG PET/CT 图像示：MIP 图像上 L$_{3-4}$ 椎体水平见异常葡萄糖代谢增高灶（图72-2A）；L$_3$ 椎体密度不均匀稍高，骨小梁略稀疏，骨皮质完整（图 72-2B）；椎体周围见软组织影，后缘沿两侧椎间孔生长，相应水平椎管狭窄，代谢增高（图 72-2C，黄色箭头）；L$_{3-4}$ 椎体前缘见数枚肿大淋巴结，较大者约 17mm×13mm，病灶葡萄糖代谢异常增高（图 72-2C、D，绿色箭头），SUV$_{max}$ = 19.6（图 72-2B—D）。

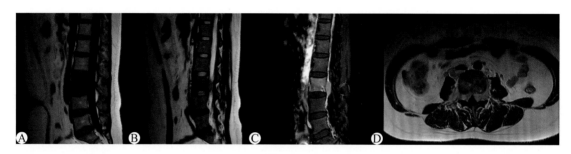

图 72-1

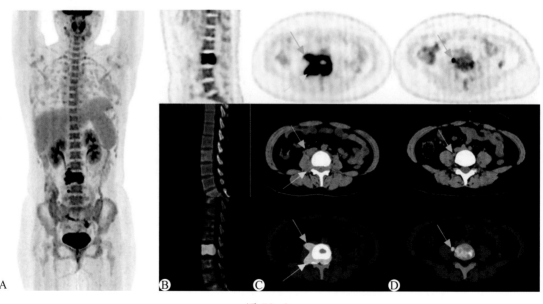

图 72-2

○ **最终诊断**

椎旁肿物穿刺病理：B 细胞淋巴瘤伴高增殖活性，考虑弥漫大 B 细胞淋巴瘤。

免疫组化结果：CK（pan）（－），CD3（－），CD20（＋），CD30（－），CD21（－），CD56（－），Ki-67（＋）。

分子病理：CD10（－），Bcl-6（＋），Bcl-2（＋），MUM1（＋），Oct-2（＋），EMA（少量＋），CD15（－），c-Myc（＋），Cyclin D1（－），TdT（－），EBER ISH（－）。

○ 诊断要点与鉴别诊断

原发性骨淋巴瘤发病率低，占结外淋巴瘤的 4% ～ 5%，其最常见的病理类型为弥漫大 B 细胞淋巴瘤。临床上多以局部骨痛和肿胀为首发，通常缺乏全身性的症状。最常发生于四肢长骨干骺端，特别是股骨，其次为骨盆和脊柱椎体，可累及多骨或单骨。PET 图像上病灶多表现为 ^{18}F-FDG 代谢增高，CT 图像上可分为溶骨型、硬化型和混合型骨质破坏，其中以"筛孔状""虫蚀状"溶骨性骨质破坏多见。骨质破坏区常出现小片状硬化或周边硬化带，硬化型表现为受累骨密度不均匀增高，多发生于椎体，可呈典型的"象牙椎"改变。原发性骨淋巴瘤影像学上具有骨质破坏范围相对轻，而周围软组织肿块大的特征。本例患者骨质破坏不明显，但周围软组织肿大明显。此外，周围伴肿大淋巴结，病灶葡萄糖代谢明显增高，均有助于骨淋巴瘤的诊断。

以下介绍另一例脊椎淋巴瘤。

MR 图像（图 72-3）示：T_{12} 椎体、L_1 椎体及左侧附件骨质破坏，信号异常，T_1WI 上呈低信号（图 72-3A），T_2WI 上及抑脂序列呈不均匀高、低混杂信号（图 72-3B、C），椎体及附件左旁巨大软组织肿块形成，边界清楚，分叶状改变，T_1WI 上呈低信号，T_2WI 上呈高信号，中心区可见更高信号影（图 72-3D），累及椎管，压迫脊髓；T_{12}/L_1 椎间隙尚存在；增强后骨质破坏区及椎旁软组织肿块明显强化，软组织肿块中心可见无强化低信号区，冠状位可见软组织肿块超出病变椎体范围，达下一椎体（图 72-3E）。

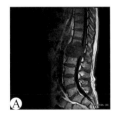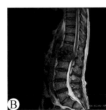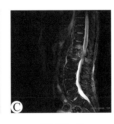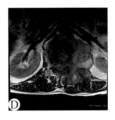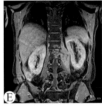

图 72-3

^{18}F-FDG PET/CT 图像（图 72-4）示：T_{12} 椎体、L_1 椎体及左侧附件、椎体旁巨大软组织肿块 ^{18}F-FDG 摄取显著异常增高，SUV_{max} 约为 13.2（图 72-4B、D、F）；同机 CT 扫描示 T_{12}、L_1 椎体及附件骨质密度增高，局部溶骨性骨质破坏（图 72-4A、C、E），破坏区可见"浮冰"样高密度影（图 72-4A，箭头所指）。

临床上原发性骨淋巴瘤需与骨髓瘤、骨转移瘤、尤因肉瘤及骨恶性纤维组织细胞瘤

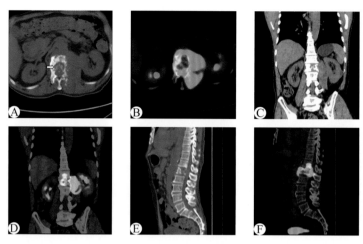

图 72-4

等鉴别。

（1）骨髓瘤。该病好发于中老年人，颅骨、肋骨呈穿凿样、虫蚀样骨质破坏，周围很少有硬化，多伴有广泛骨质疏松。

（2）骨转移瘤。该病患者常有原发肿瘤病史，脊柱常侵犯附件区，溶骨性转移瘤骨质破坏边缘多无硬化。

（3）尤因肉瘤。该病好发于青少年，多见于长骨骨干，典型特征为洋葱皮样骨膜反应。

（4）骨恶性纤维组织细胞瘤。该病好发于长骨干骺端，以斑片状骨质破坏或骨质破坏区间夹杂骨峰为主，并伴有超过溶骨破坏范围的软组织肿块，瘤周大范围水肿。

参考文献

[1] Singh T, Satheesh C T, Lakshmaiah K C, et al. Primary bone lymphoma: a report of two cases and review of the literature. Journal of Cancer Research and Therapeutics, 2010, 6(3): 296-298.

[2] 朱艳，刘兰，张瑜，等. 原发性骨淋巴瘤的 ^{18}F-FDG PET/CT 显像特点分析. 中国医学影像学杂志, 2017, 25(2): 116-120.

[3] Mulligan M E, McRae G A, Murphey M D. Imaging features of primary lymphoma of bone. American Journal of Roentgenology, 1999, 173(6): 1691-1697.

（浙江大学医学院附属邵逸夫医院：胡吉波　侯　妮　黄　弢）

（温州市中心医院：张丽敏）

Case 73 左股骨粗隆原发性平滑肌肉瘤

○ **简要病史**

患者，80岁，男性。左髋部疼痛1个月。患者1个月前无明显诱因出现左髋活动时疼痛，行走时加重，当地医院检查提示左股骨粗隆占位性病变。高血压病史2年，否认病毒性肝炎、结核等传染病病史，无不良嗜好，既往史无殊。为除外脊柱肿瘤性病变，申请行 ^{18}F-FDG PET/CT 检查。

○ **实验室检查**

肿瘤标志物 CA125 43.5U/ml，铁蛋白 244.39ng/ml，鳞状上皮细胞癌相关抗原 1.70ng/ml。癌胚抗原、前列腺特异性抗原水平正常。ESR 63mm/h，淀粉样蛋白 A 231mg/L，胃蛋白酶原Ⅰ 56.70ng/ml，甲状旁腺激素水平正常。

○ **影像学检查资料**

^{18}F-FDG PET/CT 图像见图 73-1。

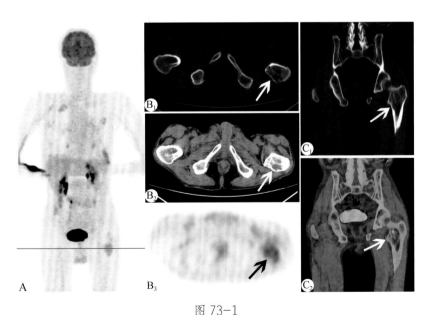

图 73-1

A. 全体部 PET/CT MIP 图像；B. 双髋关节 PET/CT 横断位图像；

C. 双髋关节 PET/CT 冠状位图像

○ **影像解读**

^{18}F-FDG PET/CT 图像（图 73-1）示：左股骨粗隆骨松质区多发骨质密度减低，内部骨性分隔完整，骨皮质局部变薄、模糊，^{18}F-FDG 摄取增高，SUV_{max} 约为 2.80，呈片状浓聚。

○ **最终诊断**

手术记录：用骨刀凿开骨皮质，见皮质下有灰色胶冻样组织，予以刮除。

手术病理（图 73-2）："左股骨近端，活检"示恶性肿瘤，首先考虑肉瘤，建议加行免疫组化。

免疫组化结果：CD34（－），CD68（－），CK（－），Desmin（－），NF（＋/－），S-100（＋/－），SMA（＋），Vim（＋）。

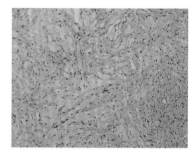

图 73-2

结合免疫组化结果，考虑平滑肌肉瘤，请结合临床。

○ **诊断要点与鉴别诊断**

骨原发性平滑肌肉瘤（PLB）极罕见，在临床及影像学诊断方面缺乏系统认识。PLB 平均发病年龄为 47 岁，男女发病率无差别。长期放化疗、白血病、淋巴瘤、Paget 病和双侧视网膜母细胞瘤患者易患该病。疼痛是其主要症状。长管状骨干骺端及骨干是 PLB 的好发部位，尤其是膝关节周围，其次是髂骨和肱骨。有学者认为 PLB 的组织来源来自骨髓腔内中等营养血管壁中层的平滑肌细胞或脉管周围的多功能性间叶细胞，也有学者认为平滑肌细胞是由多潜能的间充质细胞或中间细胞型转变而来。CT 图像主要表现为累及骨皮质和髓腔的界限不清的不规则溶骨性破坏并伴有软组织肿块，轻微或无骨膜增生，当发生病理性骨折时，骨膜增生明显。此外，还可表现为多房囊状膨胀性骨质破坏，骨皮质缺损小，软组织肿块一般不明显。MR 图像主要表现为 T_1WI 上呈等或低于肌肉信号，T_2WI 上呈混杂高信号。PET 图像主要表现为 ^{18}F-FDG 代谢增高，浓聚程度稍高于肝脏。

鉴别诊断：（1）骨多形性未分化肉瘤。该病主要为骨质破坏，不同部位的骨质破坏表现形式不同，如股骨近端病变主要为边界清楚的囊状骨质破坏；骨干病变主要为虫蚀状、大块或膨胀性骨质破坏；长骨干骺端病变以单纯的斑片状骨质破坏或骨质破坏区间夹杂粗细不等的骨嵴为主。PET 图像主要表现为 ^{18}F-FDG 代谢增高，因肿瘤成分比例差异，浓聚程度不同。

（2）骨髓炎。该病主要表现为局部可出现红、肿、热、痛，一般不累及骺板，沿髓腔方向生长。急性骨髓炎多表现为干骺端骨松质虫蚀样、融冰样不规则骨质破坏，边缘模糊；累及范围较大，可侵及骨干和骨皮质，引起骨皮质虫蚀样破坏；低密度区可有高密度死骨形成。层状或花边样骨膜反应，范围较长，起病迅猛者也可引起骨膜反应中断，形成骨膜三角（Codman 三角），受累骨周围可合并软组织脓肿，累及关节可引起化脓性关节炎。慢性骨髓炎多表现为不规则骨质破坏区周围有大范围的骨质增生硬化，有无效腔、死骨、窦道形成，伴有多层状或花边样骨膜反应，髓腔狭窄、闭塞，长骨骨质变性。PET 图像主要表现为 ^{18}F-FDG 代谢增高。

参考文献

[1] 徐丹君, 王加伟, 徐雷鸣. 骨原发性平滑肌肉瘤的影像表现. 中华放射学杂志, 2019, 53(8): 715-719.

[2] 叶铄, 张浩强, 许瑞林, 等. 股骨近端平滑肌肉瘤 1 例. 临床与病理杂志, 2017, 37(3): 637-640.

[3] 黄锦金, 王国松. 原发性股骨平滑肌肉瘤 1 例分析. 实用肿瘤杂志, 2015, 30(3): 281-282.

（中国人民解放军联勤保障部队第 903 医院：潘建虎　陈泯涵　张宝燕　方　元）

Case 74　长骨造釉细胞瘤

○ **简要病史**

患者, 18 岁, 男性。因摔伤导致左小腿疼痛伴活动受限入院, 外伤前无明显临床症状。

○ **实验室检查**

常规检查及肿瘤标志物检查均正常。

○ **影像学检查资料**

X 线平片见图 74-1A、B。MR 图像见图 74-1C、D。^{18}F-FDG PET/CT 图像见图 74-2。

○ **影像解读**

X 线平片正侧位（图 74-1A、B）示：左侧胫骨中上段见偏心性膨胀性骨质破坏，内可见粗大骨嵴，左胫骨前缘皮质不连续，边缘部分有骨质硬化，未见骨膜反应，骨髓腔密度增高。

MR 图像（图 74-1C、D）示：病灶在 T_1WI 上呈多发囊状低信号，其内有线状更低信号，为粗大骨嵴；在 T_2WI 上呈高信号，信号不均匀，伴有线状低信号，骨髓腔部分信号异常。

^{18}F-FDG PET/CT 图像（图 74-2）示：左侧胫骨中上段局限性骨质缺损区呈火山口样改变，髓腔密度增高，髓腔内粗大骨嵴呈丝瓜瓤改变，^{18}F-FDG 放射性摄取增高，$SUV_{max} = 4.5$；左侧胫骨部分骨质硬化，未见放射性摄取增高。

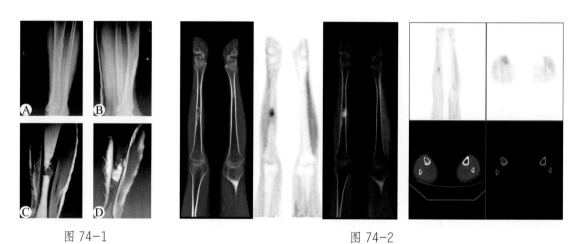

图 74-1   图 74-2

○ 最终诊断

病理诊断：左侧胫骨造釉细胞瘤。

免疫组化结果：CK（＋）。

瘤巢由梭形细胞和上皮样细胞混杂排列，上皮样细胞多角形、类圆形排列，呈团状分布在梭形细胞间（图 74-3）。

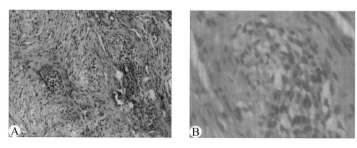

图 74-3

A. HE 染色（200×）；B. HE 染色（400×）

○ 诊断要点与鉴别诊断

长骨造釉细胞瘤是一种原发性低度恶性骨肿瘤,临床罕见。1913 年,Fischer 首次报道了长骨造釉细胞瘤。病理学上长骨造釉细胞瘤是由上皮组织和骨纤维组织成分构成的,两者以不同比例和形态相互交织排列,免疫组化检查显示上皮样细胞表达 CK 和部分表达 vimentin,不表达 CK8 和 CK18,骨纤维组织表达 vimentin,这充分表明长骨造釉细胞瘤具有向上皮样组织和纤维性组织双向分化的特点。因此,病理学上长骨造釉细胞瘤可分为经典型造釉细胞瘤、骨性纤维结构不良型造釉细胞瘤。

长骨造釉细胞瘤好发于 20 ~ 40 岁,男性多于女性。该病多数发生于胫骨,可达 90%,主要集中在胫骨的中段或上段 1/3 处,10% 可发生于股骨、肱骨、尺骨等。复习国内外文献可知,90% 的长骨造釉细胞瘤累及单骨,其发生与外伤有一定关系,肿瘤一般生长较慢,病程可长达 20 余年。其临床症状主要是局部进行性肿胀伴间歇性隐痛,部分患者因病理性骨折就诊,病变初期疼痛轻微,随着病情进展,病灶增大而疼痛加重。X 线平片表现为单个或多个囊性溶骨性骨破坏,边界清楚,大小不等,偏心性、膨胀性生长,沿骨干长轴生长,皮质变薄。一般无骨膜反应,发生病理骨折后,骨膜反应明显。部分病例可累及骨髓腔,穿破骨皮质侵入软组织,形成软组织肿块。MRI、CT 较 X 线检查能更加清楚地显示局部骨质细微结构,特别是病灶的长度、骨髓侵犯,有无软组织肿块等,可以为临床分期提供帮助。

^{18}F-FDG PET/CT 检查对肿瘤有独特的优势,可以显示病灶的范围及肿瘤的代谢活性,也可以指导临床分期。根据长骨造釉细胞瘤对 ^{18}F-FDG 的摄取程度可知,^{18}F-FDG 摄取越高,表明肿瘤的恶性程度越高,预后越差,越易发生复发及转移。因此,术前对长骨造釉细胞瘤行 PET/CT 检查很有必要。长骨造釉细胞瘤的临床症状、影像学表现均无特异性,与骨纤维结构不良、动脉瘤样骨囊肿、骨巨细胞瘤、转移瘤等不易鉴别。骨纤维结构不良、动脉瘤样骨囊肿等属于良性肿瘤,^{18}F-FDG 摄取不高。长骨的骨纤维结构不良好发于干骺或骨干并逐渐向远端扩展,典型骨质破坏呈囊状骨质破坏、磨玻璃样改变、丝瓜瓤状、地图状改变。动脉瘤样骨囊肿好发于长骨干骺端,膨胀性溶骨性骨质破坏呈"气球样"改变,可见液 – 液平面。骨巨细胞瘤是一种局部侵袭性肿瘤,好发于长骨干骺愈合的骨端,多呈膨胀性、多房性、偏心性骨质破坏,一般无骨膜反应。转移瘤一般有原发灶,而且 ^{18}F-FDG 摄取较高,PET/CT 检查能够很好地进行鉴别。

综上所述,对于临床上 20 岁以上的患者,当胫骨干出现良性骨肿瘤影像学特征时,应考虑长骨造釉细胞瘤。由于长骨造釉细胞瘤的 X 线影像学特征及病理分型不准确,故对于有恶性倾向的长骨造釉细胞瘤，应积极行 PET/CT 检查，以明确病变性质及有无转移。

参考文献

[1] 冉春艳, 黄可忻, 王亚男, 等. 股骨造釉细胞瘤一例. 临床放射学杂志, 2018, 37(1): 83-84.

[2] Houdek M T, Sherman C E, Inwards C Y, et al. Adamantinoma of bone: long-term follow-up of 46 consecutive patients. Journal of Surgical Oncology, 2018, 118(7): 1150-1154.

[3] Puchner S E, Varga R, Hobusch G M, et al. Long-term outcome following treatment of adamantinoma and osteofibrous dysplasia of long bones. Orthop Traumatol Surg Res, 2016, 102(7): 925-932.

[4] 潘婕, 林华豪, 刘云, 等. 长骨造釉细胞瘤诊疗进展. 广西医科大学学报, 2018, 35(1): 123-126.

[5] Sarita-Reyes C D, Greco M A, Steiner G C. Mesenchymal–epithelial differentiation of adamantinoma of long bones: an immunohistochemical and ultrastructural study. Ultrastructural Pathology, 2012, 36(1): 23-30.

[6] Taylor R M, Kashima T G, Ferguson D J, et al. Analysis of stromal cells in osteofibrous dysplasia and adamantinoma of long bones. Modern Pathology, 2012, 25(1): 56-64.

（江西省人民医院：邵明岩　徐　荣）

Case 75　朗格汉斯细胞组织细胞增生症（一）

简要病史

患者，44 岁，女性。腰部酸痛 1 年，加重 1 个月。10 天前行走时腰痛伴有右侧大腿前侧疼痛，未予治疗。后至当地医院就诊，行 MRI 检查，提示：L_3 椎体信号改变，不除外肿瘤可能。

实验室检查

肿瘤标志物：SCCA、HE4、CEA、CA125、AFP、CA19-9、CA724 水平均正常；NSE 19.43ng/ml（< 13.00ng/ml）；CYFRA21-1 3.33ng/ml（0 ~ 3.30ng/ml）。

○ **影像学检查资料**

^{18}F-FDG PET/CT 图像见图 75-1。

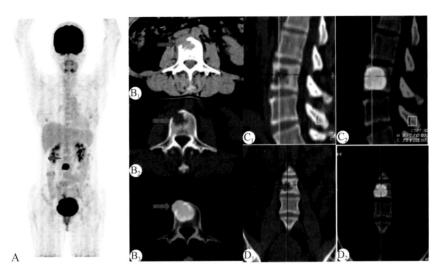

图 75-1

○ **影像解读**

全身 MIP 图像显示 L_3 椎体见块状高代谢病灶（图 75-1A，红色箭头所指），其他部位未见代谢异常。L_3 椎体横断断层（图 75-1B，红色箭头所指）、矢状断层（图 75-1C，"+"箭头所指）及冠状断层（图 75-1D，"+"箭头所指）示：L_3 椎体见溶骨性骨质破坏病灶，呈肿块样，伴边缘硬化；该病灶突破骨皮质，凸向椎体前，大小约 3.8cm×3.2cm×2.5cm，PET 图像上于相应部位见代谢明显增高，SUV_{max} = 22.6，SUV_{ave} = 15.9。

○ **最终诊断**

行腰椎病灶切除术，术后病理诊断：朗格汉斯细胞组织细胞增生症（嗜酸细胞肉芽肿）（图 75-2）。

○ **诊断要点与鉴别诊断**

朗格汉斯细胞组织细胞增生症（LCH）是一种罕见的组织细胞疾病，所有年龄组均可发生 LCH，但其最常见于 1～3 岁的儿童。该病多见于男性。其最常见的特征为单发性或多发性溶骨性骨病变，活检显示为细胞核形似豆状的组织细胞浸润，骨破坏病灶周围可形成椎旁软组织肿块，具有肿瘤的特征。2013 版 WHO 肿瘤组织学分类将其归为中间型，即具有局部侵袭性的肿瘤，骨破坏部位主要在椎体。"地图样"和"虫蚀样"骨

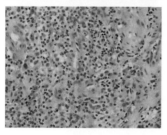

图 75-2

破坏相对多见，修复期可见硬化边或骨破坏周围可见骨质硬化。骨破坏易突破骨皮质，在椎旁或椎管内形成软组织肿块，相应部位代谢增高，骨硬化的部位代谢不增高。

本例特点：①中青年女性，以腰痛起病，病程较长（约1年）；②L$_3$椎体孤立性病变，代谢明显增高；③病灶处见明显溶骨性骨质破坏，边缘硬化，呈现骨质破坏和修复并存状态；④全身其他部位实质脏器、组织内未见代谢增高病灶。

LCH 需与以下疾病相鉴别：（1）尤因肉瘤。该病好发于儿童和青少年，在青少年中的发病率仅次于骨肉瘤，发病年龄多在5～20岁。尤因肉瘤以浸润性骨质破坏多见，椎旁软组织肿块往往巨大且易囊变坏死，部分可合并扁平椎，远较 LCH 少见。

（2）结核。两者均可表现为"虫蚀样"骨破坏，椎体结核往往伴椎旁脓肿形成，内部液化坏死相对常见，而 LCH 表现为椎旁软组织肿块或肿胀。

（3）骨髓炎。该病表现为骨破坏且硬化常见，往往以终板为中心。

（4）浆细胞瘤。孤立性浆细胞瘤与本例所见影像相近，往往病灶也呈现 ^{18}F-FDG 代谢明显增高，但病灶边缘常较光滑，硬化边不明显。

（5）转移瘤。独立的骨转移瘤可表现为多种改变，如溶骨性、成骨性或混合性骨质破坏，^{18}F-FDG 摄取常常较高，多数情况下，可在骨骼外实质脏器中找到肿瘤原发灶。

（6）骨淋巴瘤。单发骨淋巴瘤与独立性 LCH 较难区分，但一般骨淋巴瘤骨质破坏相对较轻，甚至无明显骨质破坏，同时多伴有骨外肿瘤侵犯。

参考文献

[1] 张立华，袁慧书. 脊柱 LCH 影像表现分析及鉴别诊断. 临床放射学杂志，2019，38(5): 882-886.

[2] Frosch K H, Proksch N, Preiss A, et al. Treatment of bony avulsions of the posterior cruciate ligament (PCL) by a minimally invasive dorsal approach. Oper Orthop Traumatol, 2012, 24(4-5): 348-353.

[3] Wang L J, Wu H B, Wang M, et al. Utility of F-18 FDG PET/CT on the evaluation of primary bone lymphoma. Eur J Radiol, 2015, 84(11): 2275-2279.

（南方医科大学南方医院：董　烨　吴湖炳）

Case 76　多骨型纤维结构不良

○ **简要病史**

患者，20 岁，女性。背部疼痛 1 周就诊。至当地医院就诊，行胸部 CT，提示：左侧多根肋骨及下胸段椎体骨质破坏性病变。1 年前发现左前胸壁无痛性肿物，位置固定，质硬，无变化，未予重视。

○ **影像学检查资料**

体部 ^{18}F-FDG PET 前后位图像见图 76-1。左侧第 2、3 肋 PET/CT 图像见图 76-2。T_{12} 椎体 PET/CT 图像见图 76-3。L_3 椎体（上排）、L_5 椎体（下排）病变层面 PET/CT 图像见图 76-4。S_{1-2} 椎体左侧翼突骨病变层面 PET/CT 图像见图 76-5。

○ **影像解读**

体部 ^{18}F-FDG PET 前后位图像（图 76-1）示：左侧第 2—3 肋、第 9—12 肋沿肋骨走行的 ^{18}F-FDG 摄取增高，其中第 3 肋的前端和后部可见局限性更高 ^{18}F-FDG 摄取灶；另外，T_{10-12} 椎体、L_{3-5} 椎体、S_{1-2} 椎体左侧翼突和右侧髂骨内可见多灶性 ^{18}F-FDG 摄取增高影；图中蓝色箭头所指点状 ^{18}F-FDG 浓聚为左侧卵巢的生理性摄取。

CT 图像上可见第 2、3 肋普遍性膨胀性增粗，髓腔被磨玻璃样密度增高的类骨组织

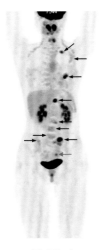

图 76-1

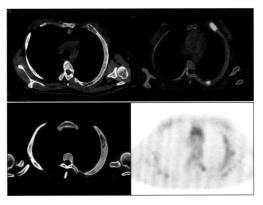

图 76-2

上排为第 2 肋骨 CT 图像和 PET/CT 融合图像；
下排为第 3 肋骨 CT 图像和 PET 图像

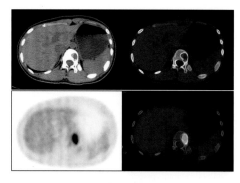

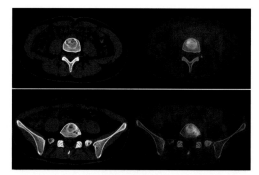

图 76-3

图 76-4

上排为 L₃ 椎体病变层面 PET/CT 图像；

下排为 L₅ 椎体病变层面 PET/CT 图像

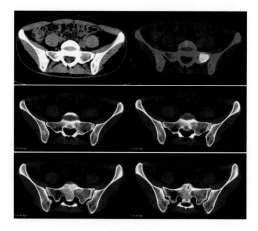

图 76-5

取代，PET 表现为轻度 ^{18}F-FDG 摄取增高（图 76-2）。其中，第 2 肋的前端和后部分别可见局灶性、囊状骨质破坏，可见 ^{18}F-FDG 摄取显著增高灶，SUV_{max} 分别为 5.21、3.34。但是，第 3 肋的前部亦可见地图样囊状骨质破坏灶，并未表现为很高的 ^{18}F-FDG 摄取，仅与邻近磨玻璃样硬化病变的 ^{18}F-FDG 摄取类似。

图 76-3 示 T₁₂ 椎体内类圆形骨质破坏病灶，左侧囊状骨破坏区 ^{18}F-FDG 摄取显著增高，SUV_{max} = 7.61；病灶右侧少许斑片状磨玻璃样密度增高影，并未见 ^{18}F-FDG 摄取增高。破坏灶周围可见完整的、环形硬化缘形成。

图 76-4 示 L₃ 和 L₅ 椎体类圆形或小囊状骨质破坏，正常小梁结构消失，但可见边缘完整硬化环形成。内部密度极不均匀，呈囊状或裂隙状较低密度、片状磨玻璃样高密

度混杂存在的状态。PET/CT 融合图上可见轻中度、不均匀的 ^{18}F-FDG 代谢增高。

图 76-5 示骶骨左侧翼突内正常骨小梁结构消失，取而代之的是结构紊乱、磨玻璃样不同高密度的骨样组织，边缘可见环形硬化，^{18}F-FDG 摄取增高，$SUV_{max} = 6.71$。翼突皮质完整，邻近骶髂关节面完整。

○ **最终诊断**

结合 PET/CT 检查结果，考虑纤维结构不良。随后患者在外院进行 CT 引导下椎体病变的穿刺活检，病理证实为纤维结构不良。

○ **诊断要点与鉴别诊断**

骨的纤维结构不良（FD）以往也称骨纤维异常增殖症（FDB），是一种非肿瘤性纤维增生性疾病，以正常骨松质被纤维组织或纤维骨样组织替代为特点。2013 版 WHO 骨肿瘤组织学分类将其纳入"未明确肿瘤性质的肿瘤"。

FD 可发生于任何年龄，从 3 岁至 60 岁，但主要发病年龄在 20 ～ 50 岁。FD 可发生于任何部位的骨骼。根据受累骨的多少与是否存在合并症，可以将 FD 分为三种类型，即单骨型、多骨型和 Mccune-Albright 综合征（多骨型伴有性早熟，皮肤色素沉着）。其中，单骨型占 70% ～ 80%，多发生于肋骨和长骨，长骨以股骨、胫骨和肋骨多见。多骨型占 20% ～ 30%，多发生于颅面骨、肋骨、骨盆和长骨，颅面骨主要累及上、下颌骨，颞骨和额顶骨。仅 2.5% 的 FD 患者可见脊柱受累，并且多为多发病变。

在 X 线和 CT 图像上，FD 具有特征性，其表现与基本病理改变及其进程密切相关。在疾病初期，松质骨被增生的纤维结缔组织或类骨组织取代，表现为囊状、规则或不规则或者地图样骨质破坏，其密度较低。随着疾病进展，纤维结缔组织和类骨组织逐渐矿化或反应性新骨形成，其内出现不同程度的密度增高，表现为斑片状、片状甚至更大范围的磨玻璃样密度增高。破坏灶边缘骨的反应性增生往往导致周围硬化缘形成。大量的纤维结缔组织增生或类骨组织形成并反复修复和重建，导致受累骨肥大、增粗，甚至变形，髓腔狭窄或闭塞。

^{18}F-FDG PET 图像上，病变骨质可以表现为不同程度的 ^{18}F-FDG 摄取。根据我们对诊断病例的观察，^{18}F-FDG 高摄取区更易出现在病变骨内囊性低密度区（往往代表纤维结缔组织增生或类骨组织为主的区域），而表现为磨玻璃硬化或更高密度骨硬化的区域其内 ^{18}F-FDG 摄取往往较低。同时，^{18}F-FDG 高摄取可能表示病变处于活跃期。

就本例而言，肋骨和椎体病变都具有特征性影像学表现，诊断较为容易。单骨型 FD 有时需要与非骨化纤维瘤、孤立性内生软骨瘤及巨细胞瘤鉴别。多骨型 FD 需要与甲状旁腺功能亢进、朗格汉斯细胞组织细胞增生症、Rosai-Dorfman 病（RDD）、Erdheim-Chester（ECD）病等疾病相鉴别。

参考文献

[1] Kushchayeva Y S, Kushchayev S V, Glushko T Y, et al. Fibrous dysplasia for radiologists: beyond ground glass bone matrix. Insights Imaging, 2018, 9(6): 1035-1056.

[2] Nagano H, Jinguji M, Nakajo M, et al. Bilateral tibial osteofibrous dysplasia on ^{18}F-FDG PET/CT. Clin Nucl Med, 2017, 42(8): e375-e376.

[3] Su M G, Tian R, Fan Q P, et al. Recognition of fibrous dysplasia of bone mimicking skeletal metastasis on ^{18}F-FDG PET/CT imaging. Skeletal Radiol, 2011, 40(3): 295-302

（山西医科大学第一医院：武志芳　郝新忠）

Case 77　骶骨衰竭骨折

○ **简要病史**

患者，69 岁，女性。1 年前确诊宫颈癌，行子宫及两侧附件切除术，末次放疗 2 个月余。近日出现骶尾部酸胀痛，数字分级评分法（NRS）评分 2～3 分。

○ **实验室检查**

红细胞计数 2.9×10^{12}/L，CEA 16.76ng/L，CA19-9 482.4U/L，铁蛋白 163.4ng/L，余均正常。

○ **影像学检查资料**

MR 图像见图 77-1—图 77-3。[18]F-FDG PET/CT 图像见图 77-4。

○ **影像解读**

MR 图像显示病变位于两侧骶骨翼，对称分布，大致与骶髂关节平行；MRI 平扫 T_1WI 横轴位显示两侧骶骨翼对称性斑片状低信号（图 77-1，箭头所指），STIR 横轴位则为骨髓水肿样高信号（图 77-2，箭头所指），增强扫描后两侧骶骨翼局部轻度强化，呈倒"八"字样（图 77-3，箭头所指）。

^{18}F-FDG PET/CT 图像（图 77-4）显示：两侧骶骨翼病变区放射性摄取增高，

$SUV_{max} = 5.0$；骶骨周围软组织未见异常。

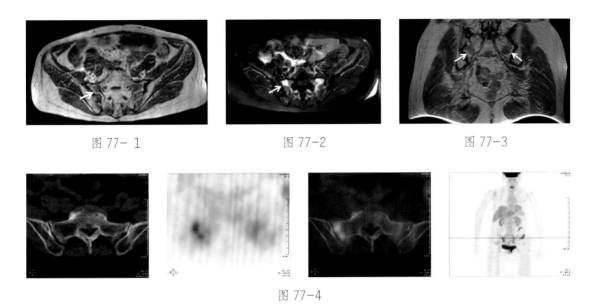

图 77-1　　　　　　　　图 77-2　　　　　　　　图 77-3

图 77-4

○ **最终诊断**

骶骨衰竭骨折。

○ **诊断要点与鉴别诊断**

骶骨衰竭骨折属于应力性骨折的一种类型，为正常外力作用于内源性强度减弱的骨骼上引起的骨折。引起骶骨衰竭骨折的潜在因素主要有骨质疏松、放射治疗、激素治疗等。女性发病率高于男性。骶骨衰竭骨折多见于盆腔肿瘤（如宫颈癌、直肠癌）放疗后、腰椎内固定术后、长期瘫痪卧床或类风湿性关节炎的患者，主要表现为下腰部或骶髂关节部疼痛不适，活动时加重，休息时减轻。骶骨衰竭骨折多发生于骶骨耳部，一般双侧发病多于单侧，典型形态为"H"形。X 线图像主要表现为线样或片状不均匀密度增高；CT 图像主要表现为骶骨不规则致密区伴线样、蛇形骨折线；MR 图像主要表现为长 T_1、长 T_2 骨髓水肿信号，骨折线为长 T_1、短 T_2 信号，增强扫描显示骨髓水肿区轻度强化，骨折线无强化；核素扫描主要表现为骶骨病变区同位素浓聚，阳性率达 100%。骶骨衰竭骨折可以合并其他部位的骨折，如髂骨、耻骨、坐骨、腰椎横突等。骶骨衰竭骨折具有可逆性，可自行愈合。

鉴别诊断：（1）放疗后一过性骨髓水肿。影像学上无骨折线，时间周期短，水肿消退快。

（2）转移瘤。该病一般多发，其大小、部位、形态不定，骨质破坏严重并且周围软组织肿块形成。

（3）骨髓瘤。该病病灶多分布于红骨髓区，穿凿样骨质破坏，多合并病理性骨折，Bence-Jones 蛋白阳性。

（武警浙江省总队医院：高　超　张联合）

Case 78　SAPHO 综合征

○ **简要病史**

患者，65 岁，女性。因间断性头痛 10 余天，前胸壁、右髋部疼痛 1 周入院。体温 36.4℃。询问病史，入院时可见双足掌面脓疱病持续 1 周有余，已结痂。追诉病史，患者近 2 年来曾因双足掌面脓疱病发作 2 次就诊于外院皮肤科，诊断为"疱疹"，对症治疗后症状消退。患脑梗死 9 年余，因胆囊结石行胆囊切除 10 余年。

○ **实验室检查**

ESR 36mm/h，CRP 21.000mg/L（0.068～8.200mg/L），补体 C_3 和 C_4 水平均在正常范围。类风湿因子（RF）阴性；人类白细胞抗原 B27（HLA-B27）阴性。

肿瘤标志物：CEA、AFP、NSE、CK19、CA125、CA153、CA19-9、CA50、CA724 和 HE4 水平均在正常范围。

○ **影像学检查资料**

^{18}F-FDG PET/CT 图像见图 78-1。第 1 肋 – 胸骨 – 锁骨关节联合体和胸骨斜冠状位曲面重组的骨窗 CT 图像见图 78-2。T_8 椎体骨窗 CT 图像见图 78-3。

○ **影像解读**

^{18}F-FDG PET MIP 图像（图 78-1）可见右侧第 1 肋 – 胸骨 – 锁骨关节处（粗实箭头）、胸骨柄 – 体关节处（细实箭头）、T_8 椎体前缘局灶性 ^{18}F-FDG 摄取增高影（虚箭头）；在断面低剂量 CT 图像上，右侧第 1 肋 – 胸骨 – 锁骨关节间隙内与关节周围、胸骨柄 – 体关节间隙内、T_8 椎体前缘骨破坏处 ^{18}F-FDG 摄取增高，SUV_{max} 分别为 5.89、10.23 和 5.21。

骨窗 CT 图像（图 78-2）示：胸骨体和胸骨柄未完全骨性融合，仍然保留胸骨柄 –

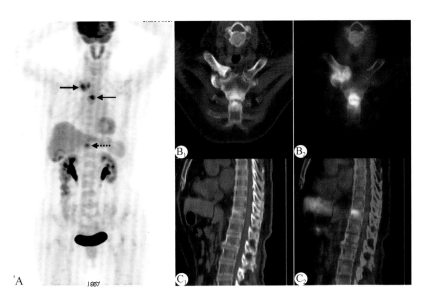

图 78-1

A. ^{18}F-FDG PET MIP 前后位图像；

B$_1$、B$_2$. 分别为前胸壁病变斜冠状面 CT 图像和 PET/CT 融合图像；

C$_1$、C$_2$. 分别为椎体病变矢状面 CT 图像和 PET/CT 融合图像

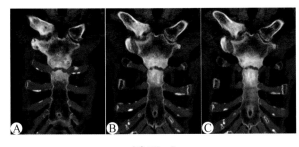

图 78-2

A—C. 分别为第 1 肋 – 胸骨 – 锁骨关节联合体和
胸骨的不同切面图像

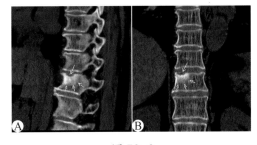

图 78-3

A. 矢状面图像；B. 冠状面图像

体关节间隙。在右侧第 1 肋 – 胸骨 – 锁骨关节、胸骨柄 – 体关节的骨性关节面均可见多发、小灶性的虫蚀状骨质破坏，关节面下骨质相对广泛、较大范围的骨质增生硬化，以胸骨柄、胸骨体和右侧锁骨胸骨端明显；大多数骨性关节面的破坏以单侧关节面为主，破坏灶相对应的对侧骨性关节面相对完整；另外，右侧第 1 肋 – 胸骨 – 锁骨关节处关节间隙增宽（与对侧比较），其内可见薄层增厚的软组织影。

T$_8$ 椎体骨窗 CT 图像（图 78-3）可见 T$_8$ 椎体右前上部终板面浅凹陷型、小的骨质

破坏（实箭头所指），破坏灶周围椎体松质骨内相对较大范围的骨内增生硬化（虚箭头指向的区域），与正常松质骨间逐渐过渡、延续。邻近 T_{7-8} 椎间隙未见变窄或增宽，骨破坏灶对侧关节面骨性关节面亦正常。

○ **最终诊断**

SAPHO 综合征。

○ **诊断要点与鉴别诊断**

SAPHO 综合征是滑膜炎（synovitis）、痤疮（acne）、掌跖脓疱病（palmoplantar pustulosis）、骨肥厚（hyperostosis）和骨炎（osteitis）几种病变的总称。SAPHO 综合征发病机制目前仍不清楚。SAPHO 综合征的诊断标准经历 3 次修订，从早期的强调病原学和病理学证据，到 2012 版诊断标准突出了影像的作用，只要发现骨肥厚或骨炎特征性表现涉及前上胸壁、脊柱或肢端骨，就可以诊断，可以伴或不伴皮肤损害。由此可见，影像学检查对 SAPHO 综合征诊断的重要性。

在性别分布上，女性等于或略多于男性，成年人发病年龄多在 40 ～ 60 岁。骨关节炎症和皮肤病变是 SAPHO 综合征最重要的特征。该病往往缓解和复发交替出现，多数患者诊断前已持续较长时间（平均 3.5 年）。皮肤病变典型者表现为掌跖脓疱和严重痤疮，掌跖脓疱多位于手掌大鱼际、指和（或）趾腹部。如上所述，皮肤病变并不是 SAPHO 综合征诊断的必要条件。相关文献报道，仅 15.3% ～ 80.0% 的 SAPHO 综合征患者合并皮肤病变。

骨及关节受累是 SAPHO 综合征的另一重要特征，包括滑膜炎、骨炎、骨肥厚及骨附着点的炎症。前胸壁受累最为常见，包括胸锁关节或第 1 肋 – 胸骨 – 锁骨关节联合体、胸骨柄 – 体关节及胸肋关节，占 60% ～ 95%。其次是脊柱，包括椎体和椎旁附属结构，占 32% ～ 52%。再次是骶髂关节、四肢周围骨及关节。CT 图像上往往表现为骨性关节面虫蚀状骨质破坏及其周围骨质相对广泛的骨质增生硬化，即使是影像学表现类似的骨质破坏灶，其 ^{18}F-FDG 摄取程度也可能存在很大差异（从无到显著的 ^{18}F-FDG 浓聚）。^{18}F-FDG 摄取增高往往表示骨破坏灶内病变处于炎症活动期，对于这类患者，给予积极治疗可能获得更多收益。骨质破坏周围的增生硬化部分往往无或有轻微 ^{18}F-FDG 摄取。骨肥厚和骨炎是慢性炎性反应分别累及骨皮质和骨髓所形成的，两者共同形成影像学所见的骨质增生硬化，在 CT 图像上表现为骨皮质增厚、均匀或不均匀髓腔硬化和狭窄。骨炎与骨肥厚往往同时出现，PET 图像上多表现为 ^{18}F-FDG 摄取轻度增高，显著高摄取者较为少见。

本例患者前胸壁和椎体受累，并且存在双足掌面脓疱病，具有SAPHO综合征典型影像学和临床表现，故诊断较为容易。

SAPHO综合征主要与感染性骨髓炎、骨肉瘤、尤因肉瘤、骨转移瘤、嗜酸细胞肉芽肿、Paget病、感染性椎间盘炎、胸骨-锁骨关节炎、锁骨致密性炎、锁骨内侧头骨骺坏死等鉴别。在儿童患者中，也需要与幼年特发性关节炎进行鉴别。

^{18}F-FDG PET/CT检查的优势在于可以发现更多的受累部位、更多的活性病灶，并且可以有效地排除恶性肿瘤。

参考文献

[1] Nguyen M T, Borchers A, Selmi C, et al. The SAPHO syndrome. Semin Arthritis Rheum, 2012, 42(3): 254-265.

[2] Dong A S, Bai Y S, Cui Y, et al. FDG PET/CT in early and late stages of SAPHO syndrome: two case reports with MRI and bone scintigraphy correlation. Clin Nucl Med, 2016, 41(4): e211-e215.

[3] Inoue K, Yamaguchi T, Ozawa H, et al. Diagnosing active inflammation in the SAPHO syndrome using ^{18}F-FDG-PET/CT in suspected metastatic vertebral bone tumors. Ann Nucl Med, 2007, 21(8): 477-480.

[4] Sun X C, Li C, Cao Y H, et al. F-18 FDG PET/CT in 26 patients with SAPHO syndrome: a new vision of clinical and bone scintigraphy correlation. J Orthop Surg Res, 2018, 13(1): 120.

（山西医科大学第一医院：武志芳　郝新忠）

Case 79　骨梅毒

○ 简要病史

患者，44岁，女性。左膝酸痛不适1年，劳累后加重，经口服药物、膏药等治疗效果一般。半个月前患者左膝下蹲困难，长时间行走后酸胀明显，为明确病因来武警浙江省总队医院就诊。自发病以来，患者神志清，精神可，饮食、睡眠可，大小便正常。

○ **实验室检查**

血小板计数 510×10^9/L，C 反应蛋白 65.5ng/L，谷丙转氨酶 57U/L，碱性磷酸酶 119U/L，ESR 99mm/h。梅毒螺旋体抗体阳性，梅毒非特异性血浆反应素阳性（1 ：16）。肿瘤指标及其他检查均正常。

○ **影像学检查资料**

DR 图像见图 79-1。CT 图像见图 79-2 和图 79-3。MR 图像见图 79-4—图 79-8。^{18}F-FDG PET/CT 图像见图 79-9。

○ **影像解读**

DR 摄影显示病变位于股骨下段及胫骨全长，对称分布，双侧股骨中下段、胫骨中上段骨质密度不均（图 79-1）。CT 图像示双股骨下段骨干增粗变形，骨皮质显示不清，骨髓质不规则硬化伴虫蚀状骨质破坏；胫骨皮质基本完好，髓质骨质破坏并且密度减低（图 79-2 和图 79-3）。首次左膝关节 MR 图像示左股骨、胫骨大片状骨质破坏，T_1WI 上呈低信号（图 79-4），STIR 上呈不均匀高信号（图 79-5 和图 79-6），局部"地

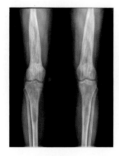
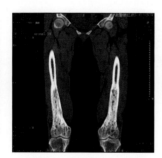
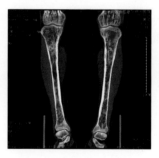
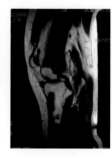

图 79-1　　　　　　图 79-2　　　　　　图 79-3　　　　　　图 79-4

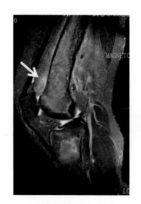
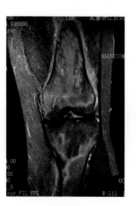
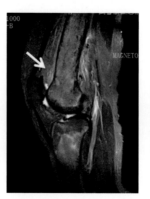
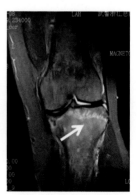

图 79-5　　　　　　图 79-6　　　　　　图 79-7　　　　　　图 79-8

图样"改变，周围软组织轻度水肿（图 79-5，箭头所指）。^{18}F-FDG PET/CT 图像（图 79-9）示两侧股骨下段、胫骨上段对称性摄取增高，两侧胫骨下段也见局灶性摄取增高，$SUV_{max} = 23.1$。

患者经对症治疗 1 个月后，临床症状明显改善。左膝 MRI 复查 STIR 序列示股骨下段软组织水肿明显改善（图 79-7，箭头所指），骨异常信号无明显变化。

2 年后再次出现左膝疼痛伴跛行，MRI 检查 STIR 序列示左股骨下段及胫骨上段病变进展（图 79-8，箭头所指），并累及关节面。

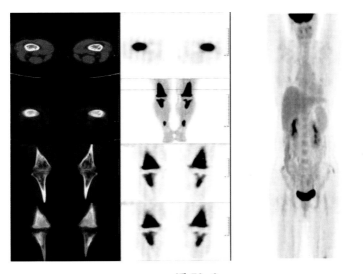

图 79-9

○ **最终诊断**

骨梅毒（Ⅲ 期，获得性）。

○ **诊断要点与鉴别诊断**

梅毒是由苍白螺旋体引起的一种主要通过性传播的传染性疾病。该病无性别差异，可发生于任何年龄段。20 世纪 50 年代末全国范围内基本消灭梅毒，近 10 年梅毒又重新出现，发病率有上升趋势。

梅毒按照发病时间及感染途径等的不同可分为先天性（胎盘传播）或获得性两类。梅毒分为三期，一期主要表现为皮肤表面溃疡或硬下疳；二期主要表现为皮肤黏膜损害及淋巴结肿大；三期一般在发病后 2 年，主要引起心血管、神经系统、骨骼、眼等器官病变。骨梅毒病理学上多诊断为巨噬细胞聚集、慢性炎性肉芽肿改变。

梅毒骨损害好发于长骨，以胫腓骨受累多见，尤其好发于先天性梅毒患儿，典型表现为单侧或双侧胫腓骨干不均匀增粗、髓腔变窄、骨皮质增厚、骨质密度不均匀等，部分可见虫蚀状骨质破坏区、毛刷状或花边状骨膜增生。梅毒发生于不规则骨较少见，文献见腰椎、颅骨、肩胛骨等报道。

鉴别诊断：（1）骨纤维异常增殖症。该病多表现为膨胀性骨质破坏，一般不对称分布，X 线检查可见骨髓腔磨玻璃病灶，MRI 检查示骨干变形更明显，T_2WI 上信号更高，PET 图像上多为均匀性摄取增高。

（2）畸形性骨炎。该病以骨盆及头颅多见，主要表现为骨皮质增厚、骨小梁粗大、骨外形增粗、髓腔减少。

（3）急性骨髓炎。该病全身中毒症状明显，可见大片死骨形成。

梅毒以青霉素治疗为主，梅毒骨损害属三期梅毒，治疗主要是消除组织内炎症，阻断病程的进展，但已损害的骨组织难以修复。该病预后往往较差。

（武警浙江省总队医院：高　超　张联合）

Case 80　布氏杆菌脊柱炎

○ **简要病史**

患者，57 岁，男性。无明显诱因午后出现低热伴盗汗 1 个月余，体温多在 38℃波动，不伴畏寒，入睡后出汗，以头颈部明显，并感颈肩部疼痛。专科检查：C_5—T_3 棘突、两侧肩胛区压痛，两侧肩关节活动稍受限。

○ **实验室检查**

白细胞计数 6.01×10^9/L，中性粒细胞百分比 42.9%，血红蛋白 125g/L，血小板计数 239×10^9/L，ESR 42mm/h，抗链球菌溶血素 O 62.7U/ml，类风湿因子 20U/ml，CRP 120mg/L，IgE 187U/ml。CEA、AFP、CA19-9 水平均正常。

○ **影像学检查资料**

颈椎 MRI 平扫图像见图 80-1。^{18}F-FDG PET/CT 图像见图 80-2—图 80-5。

○ **影像解读**

颈椎 MRI 平扫图像（图 80-1）示颈椎曲度变直，C_4—C_7 椎体前后缘骨质增生，以

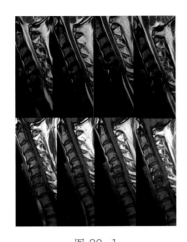

图 80-1

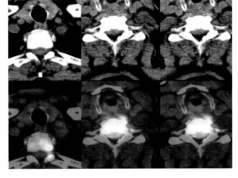

图 80-2

上排为 T_2WI 图像；下排为 T_1WI 图像

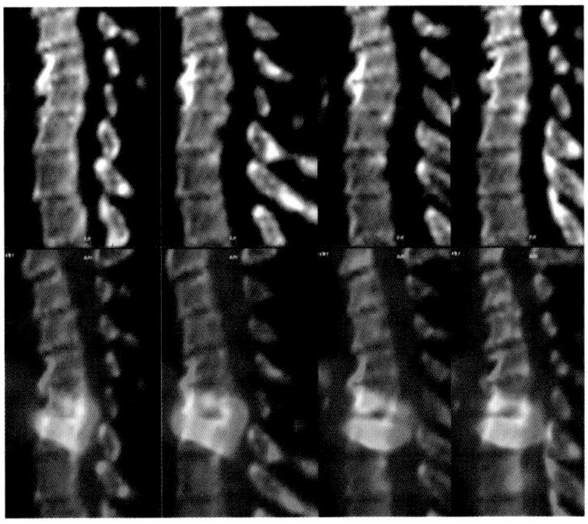

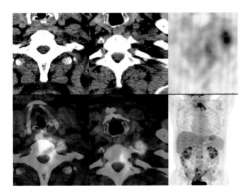

图 80-3

图 80-4

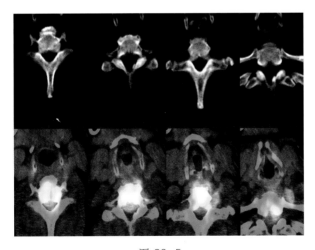

图 80-5

$C_{5/6}$ 为著，$C_{6/7}$ 椎体在 T_1WI/T_2WI 上信号均轻度不均匀减低，椎间隙未见明显狭窄，椎间盘形态、信号未见明显异常。

^{18}F-FDG PET/CT 图像（图 80-2—图 80-5）示 C_5、C_6、C_7 椎体前缘骨质增生，骨桥形成，C_6、C_7 椎体骨质密度不均匀，对应 ^{18}F-FDG 摄取增高，C_7 椎体左缘及颈髓斑片状 ^{18}F-FDG 摄取增高，椎间隙未见狭窄，椎体形态未见明显异常。

○ **最终诊断**

血液培养马耳他布氏杆菌（+），最终诊断为布氏杆菌脊柱炎。

○ **诊断要点与鉴别诊断**

布氏杆菌病，又称马耳他热、波浪热，常侵袭脊柱引起脊柱炎，多数患者以腰痛就诊。多数人群易感染布氏杆菌，有三类人群发病率较高：牧区的农牧民和兽医；饮用未经消毒灭菌的乳品或进食未经煮透的病畜肉类的人群；与含菌培养标本接触的实验室工作人员。本例即为牧区居民。

布氏杆菌可以侵犯脊柱的任何部位，腰椎为常见部位，局部可出现腰大肌脓肿或硬膜外脓肿。其影像学表现为椎体边缘虫蚀样骨质破坏，椎体内在 T_1WI 上呈均匀或不均匀低信号，T_2WI 上呈混杂长 T_2 信号。椎体破坏周围可见骨质硬化，呈条片状短 T_2 信号。一般无死骨，椎体边缘骨质增生明显，可形成骨桥，椎体无明显压缩或楔变。

布氏杆菌侵及脊柱的影像学表现主要与脊柱结核鉴别，两者的共同特点是受累椎体破坏，椎间隙变窄或消失，可形成椎旁脓肿，特别是在病变早期很难鉴别。但是两者也有不同之处，脊柱结核以椎体破坏为主，常见受累椎体失去正常形态，脊椎形成角状后突。布氏杆菌引起的脊柱改变常见的是相邻椎体边缘骨质破坏。椎体形态正常或只有轻度楔变，骨质破坏逐渐被致密而不规则的新骨替代，骨质修复增生大于骨质破坏。椎体边缘产生大量的骨赘。有时可见前纵韧带或后纵韧带骨化，椎体融合，小关节间隙消失等表现。

参考文献

[1] 洪丽云, 李晓燕. 呼伦贝尔市 1956—2005 年布鲁氏菌病流行病学资料分析. 中华疾病控制杂志, 2007, 11(1): 115-116.

[2] 季良, 赵宇浩, 许静晶. 布氏杆菌病 30 例分析. 中国误诊学杂志, 2006, 6(17): 3419.

[3] Pina M A, Modrego P J, Uroz J J, et al. Brucellar spinal epidural abscess of cervical location: report of four cases. Eur Neurol, 2001, 45(4): 249-253.

[4] Saltoglu N, Tasova Y, Lnal A S, et al. Efficacy of rifampicin plus doxycycline versus

rifampicin plus quinolone in the treatment of brucellosis. Saudi Med J, 2002, 23(8): 921-924.

[5] Gao M, Sun J, Jiang Z, et al. Comparison of tuberculous and Brucellar spondylitis on magnetic resonance images. Spine, 2017, 42(2): 113-121.

［海军军医大学第一附属医院（上海长海医院）：孙高峰　左长京］

Case 81　侵袭性 NK 细胞白血病

○ **简要病史**

患者，27 岁，女性。因"双下肢瘀点、瘀斑 3 周，发热伴咳嗽 10 余天"入院。患者 3 周前无明显诱因出现双下肢瘀点、瘀斑，并有口腔、牙龈出血，无发热、畏寒，无头晕、头痛，无恶心、呕吐等。外院血常规提示"血小板计数 3×10^9/L"；下肢超声检查提示左大腿符合蜂窝织炎声像改变；胸片提示双肺炎症。住院期间患者出现发热，最高体温 39.9℃，下午明显，咳嗽，伴咳白色泡沫痰，予抗感染治疗但效果欠佳。真菌 D- 葡聚糖检测 271.5 μg/L，加用抗真菌药。患者感咳嗽、咳痰稍好转，但仍间断发热。患者精神状态、体力情况均较差，食欲差、食量少，睡眠情况一般，体重无明显变化，大小便正常。

○ **实验室检查**

血常规：白细胞计数 4.44×10^9/L，血红蛋白 80g/L，血小板计数 216×10^9/L。LDH 2213U/L。EB 病毒 DNA 定量：1.60×10^6copies/ml。铁蛋白 5302.7ng/ml，β_2-MG 6.1mg/L，ESR 4mm/h，降钙素原 0.219ng/ml。

○ **影像学检查资料**

^{18}F-FDG PET/CT 图像见图 81-1。

○ **影像解读**

图 81-1A$_1$、A$_2$ 为全身及双下肢 MIP 图像，显示：全身多处肌肉代谢增高；全身多处皮肤及皮下结节状高代谢病灶；双肺多发斑片状及大片状高代谢病灶；全身骨髓代谢弥漫性增高。图 81-1B$_1$—E$_1$ 为右上肢、盆腔、双侧大腿及双肺平面 CT 平扫横断层图像，

图 81-1B₂—E₂ 为以上平面的 PET/CT 融合图像。以上图像显示右上肢、双侧臀部肌肉、双侧大腿肌肉见多发结节状及条片状高代谢病灶，病灶内摄取最高处 $SUV_{max} = 11.7$，$SUV_{ave} = 4.2$，CT 图像上可见病灶处肌肉密度明显降低（图 81-1B₁—D₂）；皮肤及皮下可见结节状高代谢病灶，摄取最高处 $SUV_{max} = 3.6$，$SUV_{ave} = 2.0$（图 81-1C₁—D₂）；双肺见多发斑片状及大片状高代谢病灶，病灶内摄取最高处 $SUV_{max} = 4.8$，$SUV_{ave} = 3.2$（图 81-1E₁—E₂）。鼻腔及鼻咽部未见明显高代谢病灶。

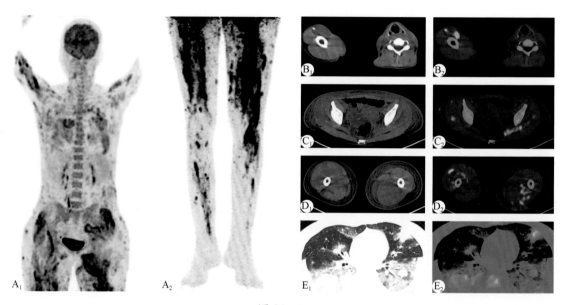

图 81-1

○ **最终诊断**

活检部位：右侧颈部肌、左侧大腿肌肉、左侧大腿内侧皮肤组织。

病理诊断：侵袭性自然杀伤（NK）细胞白血病，累及皮肤及骨骼肌，骨骼肌组织溶解性坏死（图 81-2）。

本例存在以下特点：①青年女性，以双下肢瘀点、瘀斑、发热伴咳嗽为主诉；②病变累及全身多处脏器、组织，包括肌肉、皮肤及皮下组织、双肺、骨髓，以肌肉受累及为著；③全身肌肉及皮肤、皮下组织内病变较特殊，特别是肌肉病变，大多数沿肌肉走行纵形条片状弥漫性浸润；④双肺病变呈结节状、斑片状及大片状，形态各异，内见支气管扩张，类似急性肺炎；⑤无实质脏器原发肿瘤的依据。

○ **诊断要点与鉴别诊断**

侵袭性 NK 细胞白血病（ANKL）是一种罕见类型的恶性淋巴组织增生性疾病，通

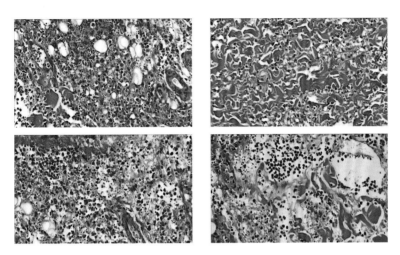

图 81-2

常以系统性 NK 细胞浸润和侵袭性临床过程为特征。ANKL 多见于东亚地区年轻人群，中位发病年龄为 30 ~ 40 岁，男女发病比例未见明显差异。在 ANKL 中，异常白血病细胞主要浸润骨髓、肝、脾和其他脏器，通常伴随弥散性血管内凝血、噬血细胞性淋巴组织细胞增生症及多器官功能衰竭等。血常规多为一系或多系的进行性减少，绝大多数患者有 LDH 升高及 EB 病毒感染的证据，治疗中对多种化疗方案反应不佳。因此，该病预后极差，患者多在发病后数周内死亡。

根据 2016 版 WHO 肿瘤组织学分类，成熟的 NK 细胞肿瘤可分为结外 NK/T 细胞淋巴瘤、鼻型 NK/T 细胞淋巴瘤和 ANKL。ANKL 是一种原发于骨髓和外周血的 NK 细胞肿瘤，与普通白血病相比，其肿瘤细胞散在分布于骨髓及外周血；与结外 NK/T 细胞淋巴瘤相比，尽管在形态学、免疫表型、遗传学及流行病学上有相似之处，但 ANKL 多呈暴发性临床过程。目前，全世界报道的 ANKL 病例数量不足 300 例，多为病例报道，大宗报道少见，人们对该病的各方面认识尚不透彻。

ANKL 需与以下疾病相鉴别。

（1）以肌肉侵犯为主的淋巴瘤。如弥漫大 B 细胞淋巴瘤、间变大细胞淋巴瘤等，可出现肌肉、皮肤侵犯，但大多数呈结节状和块状改变，本例则主要表现为沿肌肉纵行条片状浸润。另外，还需与皮下脂膜炎性 T 细胞淋巴瘤相鉴别，后者病变主要集中于皮下组织，呈片状、结节状改变，或呈弥漫性浸润，病灶常有渗出性改变，类似于皮下炎性组织，而本例皮肤和皮下组织改变较轻，病变更主要侵及肌肉。

（2）蜂窝织炎。该病病变也可出现 ^{18}F-FDG 摄取，常伴病变组织及其周围红肿、热痛和外周血白细胞计数明显增高，一般集中于一侧肢体，较少出现本例这样全身多处肌肉和皮肤受侵。

（3）真菌感染。本例双肺肿瘤侵犯，类似于感染性病变，如真菌或其他细菌感染，但后者常不伴全身多处肌肉、皮肤及皮下组织代谢明显增高。同时，对抗真菌药物和抗生素治疗敏感。

参考文献

[1] Suzuki R, Suzumiya J, Nakamura S, et al. Aggressive natural killer-cell leukemia revisited: large granular lymphocyte leukemia of cytotoxic NK cells. Leukemia, 2004, 18(4): 763-770.

[2] 周剑峰, 李春蕊. 侵袭性 NK 细胞白血病的诊断与鉴别诊断. 中华血液学杂志, 2014, 35(4): 278-279.

[3] Ruskova A, Thula R, Chan G. Aggressive natural killer-cell leukemia: report of five cases and review of the literature. Leuk Lymphoma, 2004, 45(12): 2427-2438.

[4] Swerdlow S H, Campo E, Pileri S A, et al. The 2016 revision of the World Health Organization classification of lymphoid neoplasms. Blood, 2016, 127(20): 2375-2390.

（南方医科大学南方医院：王丽娟　吴湖炳）

Case 82　鼻咽癌放疗引起左肩部软组织巨细胞瘤

○ **简要病史**

患者，32 岁，男性。鼻咽癌病史 4 年半，放化疗后，既往复查阴性。1 周前 MRI 检查提示"左下颈根部肌群内结节灶"。患者目前无回缩性血涕，无颈部疼痛肿胀感，无发热等。

○ **实验室检查**

血常规、肝肾功能、出血凝血系列、血清肿瘤标志物及 EB 病毒检测等均正常。

○ **影像学检查资料**

^{18}F-FDG PET/MR 图像见图 82-1。

影像解读

^{18}F-FDG PET/MR 图像（图82-1）示：左肩部肌群内见卵圆形异常信号结节，大小约 3.0cm×2.5cm，T_1WI 上呈等、稍高信号，T_2WI 上呈混杂等、高信号，病灶边界欠清，周围软组织可见斑片状渗出水肿信号，^{18}F-FDG 代谢异常增高，SUV_{max} = 16.84。

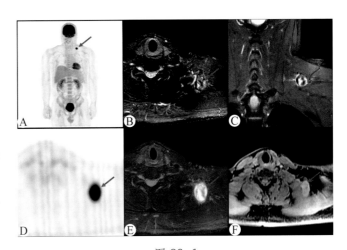

图 82-1

A. PET MIP 图像；B. 轴位 T_2WI 图像；
C. 冠状位 T_2WI 图像；D. PET 轴位图像；
E. PET/MR 融合图像；F. 轴位 T_1WI 图像

最终诊断

行左肩部结节切除术。病理：纤维组织内见纤维组织增生及大量组织细胞，多核巨细胞反应。

免疫组化结果：CK（−），EMA（−），S-100（散在＋），CD34（脉管＋），P63（−），CD68（＋），Vim（＋），SMA（−），Ki-67（<1% ＋）。

结合病理和免疫组化结果，考虑软组织巨细胞瘤。

诊断要点与鉴别诊断

软组织巨细胞肿瘤（GCT-ST）是一种罕见的低度恶性潜能的良性肿瘤。部分 GCT-ST 可局部复发，但很少发生远处转移，大部分发生于四肢及躯干，只有约 7% 发生于头颈部。在发生年龄和性别方面无特殊性。1972 年，Salm 和 Sissons 首次报道了这种罕见的肿瘤。其常表现为边界清楚的皮下无痛性肿块，缺乏特征性症状及体征。

病理学检查及免疫组织化学检查是诊断 GCT-ST 的主要依据。病理学研究表明，GCT-ST 的组织学特征与骨巨细胞瘤相似，都由圆形或卵圆形单核细胞和大量均匀分布的破骨样多核巨细胞混合构成。核分裂象（1～30）/10 高倍视野不等，单核细胞缺乏核异型性、多形性，并且只是局灶出现坏死。免疫组化染色中波动蛋白、SMA、CD68 以及抗酒石酸酸性磷酸酶在破骨样巨细胞中呈阳性表达。CD68 在多核巨细胞染色中呈强阳性，而只在部分单核细胞染色中呈阳性。

文献中 GCT-ST 通常以个案形式报道，无大宗病例总结其影像学表现。但组织学检查提示内含纤维，含铁血黄素沉着，CT 扫描通常呈稍低密度结节。MR T_1WI 上多呈稍低、等信号；T_2WI 上多呈混杂信号，内可见低信号。有文献个案报道放疗引起软组织细胞肿瘤发生的案例，其诊断标准可归纳如下：①有确切的放射线照射史；②肿瘤必须发生在放射野区域内；③有较长的潜伏期；④有病理组织学证实或具有与原发肿瘤不同的组织学类型，或有依据排除转移癌可能。结合本例鼻咽癌放疗病史，病灶位于放射野内，4 年半潜伏期，病理组织学证实与原发肿瘤组织类型不同，符合放疗引起软组织肿瘤的诊断标准。

鉴别诊断：转移瘤、腱鞘巨细胞瘤、未分化多形性肉瘤、神经源性肿瘤等。

参考文献

[1] 唐涛，覃胜，李春华，等 . 放疗诱发颈前软组织巨细胞瘤一例 . 中华耳鼻咽喉头颈外科杂志，2015, 50(4): 336-338.

[2] Lentini M, Zuccalà V, Fazzari C. Polypoid giant cell tumor of the skin. The American Journal of Dermatopathology, 2010, 32(1): 95-98.

[3] Rossi B, Ferraresi V, Appetecchia M L, et al. Giant cell tumor of bone in a patient with diagnosis of primary hyperparathyroidism: a challenge in differential diagnosis with brown tumor. Skeletal Radiology, 2013, 43(5): 693-697.

[4] Xi M, Liu M Z, Wang H X, et al. Radiation-induced sarcoma in patients with nasopharyngeal carcinoma : a single-institution study. Cancer, 2010, 116(23): 5479-5486.

[5] Wei Z, Xie Y, Xu J, et al. Radiation-induced sarcoma of head and neck: 50 years of experience at a single institution in an endemic area of nasopharyngeal carcinoma in China. Medical Oncology, 2012, 29(2): 670-676.

（杭州全景医学影像诊断中心：许远帆）

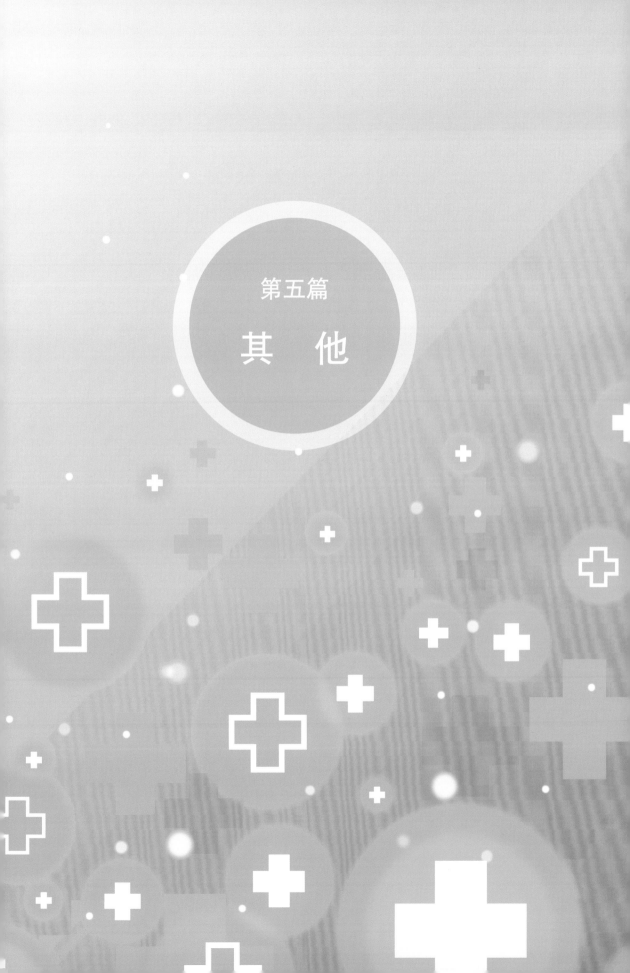

第五篇

其 他

Case 83 鼻咽癌并肝转移

○ 简要病史

患者，40 岁，男性。无明显诱因出现右上腹疼痛 6 个月余，呈阵发性胀痛，与进食、体位无关。伴腹胀、食欲减退，无恶心、呕吐。于外院行上腹部彩超，提示早期肝硬化，行中药治疗后腹痛反复。后至中山大学附属第三医院就诊，彩超考虑为肝癌的可能性大；肝内散在高回声结节，考虑肝硬化结节与子灶鉴别。上腹部 CT 考虑肝原发性肝癌并多发子灶形成，其中肝 S_5 段癌灶侵犯周围腹膜，肝门部和腹膜后多发淋巴结转移。按原发性肝癌行 2 次 TACE 术，为评估肿瘤治疗效果，于第 2 次介入治疗后 2 个月行 ^{18}F-FDG PET/CT 检查。

○ 实验室检查

血清生化检查：AST 55U/L，ALT 37U/L，GGT 59U/L。肿瘤标志物 AFP、CA19-9、CA125、CA15-3 及 CEA 水平均在正常范围。EB 病毒 DNA 测定：1.89×10^6copies/ml（正常参考值 < 500copies/ml）。

○ 影像学检查资料

^{18}F-FDG PET/CT 图像见图 83-1 和图 83-2。

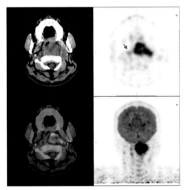
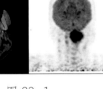

图 83-1

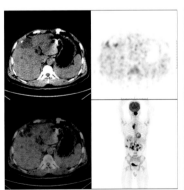
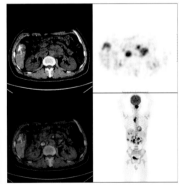

图 83-2

○ 影像解读

^{18}F-FDG PET/CT 图像（图 83-1）显示：鼻咽左侧壁及顶后壁明显增厚，形成一软组织肿块影，范围约 46mm×51mm×41mm，明显放射性浓聚，SUV_{max} 约为 14.7；左侧

咽隐窝消失，累及对侧鼻咽壁及同侧口咽壁，周围骨质未见明显破坏。右侧咽后见一肿大淋巴结影（红色箭头所指），范围约 16mm×12mm，放射性浓聚，SUV_{max} 约为 6.3。

图 83-2 显示：肝 S_4、S_5 段瘤灶内见斑点状碘油部分沉积影，瘤灶边界欠清，边缘部分区域可见放射性浓聚，SUV_{max} 约为 8.6；局部片状液化坏死区未见异常放射性分布。

○ **最终诊断**

鼻咽肿块送检组织数粒，病理（图 83-3）：肿瘤细胞排列呈巢团状，细胞有异型性，核大、呈空泡状，可见核仁及核分裂。结合免疫组化及 EBER 结果，符合未分化型非角化性癌。

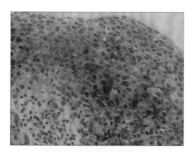

图 83-3

分子病理学结果：EBER（＋）。

免疫组化结果：CK（＋），P40（＋），Ki-67（70%＋），CD20（－），CD3（－）。

肝肿物送检组织数条，病理（图 83-4）：部分区域见异型性呈片状分布，部分细胞呈合体状，核仁及核分裂易见，并见多灶坏死，符合癌。结合临床病史及免疫组化结果，考虑鼻咽未分化型非角化性癌转移。

免疫组化结果：P40（＋），Hep（部分＋），CK7（－），CK19（＋）。

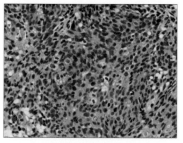

图 83-4

○ **诊断要点与鉴别诊断**

鼻咽癌是一种上皮来源恶性肿瘤，在中国南部、东南亚和中东地区流行分布。其发病部位隐匿，临床症状不典型，早期诊断困难，易发生转移。CT 和 MRI 诊断鼻咽癌主要依据鼻咽部软组织增厚或软组织肿块，鼻咽腔形态改变、左右对称性、咽隐窝变浅或消失等。PET/CT 图像表现为结节状、团块状或厚片块状高代谢病灶。咽后间隙和颈部 Ⅱ 区淋巴结转移是鼻咽癌常见的转移方式，PET/CT 根据淋巴结大小及其代谢综合判断淋巴结转移，敏感性和特异性高于 CT 和 MRI。在头颈部肿瘤中，鼻咽癌远处转移的发生率最高，5%～20% 的初诊患者确诊时有远处转移，且 2%～11% 为多处转移，最常见的远处血行转移部位依次为骨（20%～36%）、肺（13%）和肝（9%～26%）。PET/CT 评估远处转移病灶的灵敏度和特异度均为 100%，常规检查的灵敏度和特异度分别为 90.3%、94.8%；而且 PET/CT 一次检查即可完成全身检查，可以从不同的断面和角度进行观察，较常规检查可以发现更多的远处转移灶。联合血浆 EB 病毒 DNA 检测，可以更早期预测鼻咽癌局部复发或远处转移，这对鼻咽癌远处转移临床应用也有重大价值。本例患者鼻咽部症状不明显，早期及出现肝转移，初诊时误诊为原发性肝癌。但患者血清 AFP、CA19-9 及 CA125 阴性，而 EB 病毒 DNA 阳性，应考虑为鼻咽癌肝转移。

此外，本例还需与淋巴瘤鉴别。鼻咽部淋巴瘤多表现为鼻咽部对称性生长且较弥漫的软组织影，周围组织受累广泛但较为表浅，病灶 SUV_{max} 与头颈部鳞癌无显著差异，结合血清 LDH 水平有利于诊断。

参考文献

[1] 刘丽娟，金观桥，苏丹柯 . ^{18}F-FDG PET/CT 对鼻咽癌转移的诊断价值 . 功能与分子医学影像学 (电子版)，2017, 6(1): 1151-1154.

[2] 吴湖炳，王全师，王明芳，等 . 鼻咽癌 PET/CT 影像表现及临床价值 . 中华核医学杂志，2005, 25(6): 347-349.

[3] 李天然，田嘉禾，王卉，等 . ^{18}F-FDG PET/CT 评估鼻咽癌远处间隔转移、复发及效能分析 . 医学影像学杂志，2009, 19(1): 21-24.

[4] 孙新儒，梁培炎，胡莹莹，等 . 鼻咽癌 ^{18}F-FDG PET/CT 表现和血清 EBV-VCA/IgA 相关性的研究 . 分子诊断与治疗杂志，2010, 2(3): 176-180.

[5] 刘恺，张雪林，郭翠萍，等 . 鼻咽部非霍奇金淋巴瘤与鼻咽癌的影像鉴别诊断 . 临床放射学杂志，2011, 30(11): 1590-1594.

[6] 甄玉莎，徐文贵，宋秀宇，等 . ^{18}F-FDG PET-CT 在 NK/T 细胞淋巴瘤诊断与鉴别诊断中的价值 . 中国实验诊断学，2016, 20(4): 547-550.

[7] 柯金勇，汪玉芳 . 恶性淋巴瘤患者血清 CEA、CA125、LDH 及 β_2-MG 变化与肿瘤临床分期和预后的相关性研究 . 河北医药，2019, 41(7): 1068-1070.

（中山大学附属第三医院：程木华）

Case 84 原发性椎管内淋巴瘤

○ 简要病史

患者，35 岁，男性。胸背痛 2 个月余，加重伴双下肢麻木 1 个月。患者 2 个月前遭遇车祸致多处软组织挫伤，当时疼痛不剧烈，3 天后感胸背痛，活动时明显，休息后缓解。给予针灸、推拿治疗，效果短暂。近期疼痛加剧，无法平卧，继之下肢麻木，无畏寒、发热。否认病毒性肝炎、结核等传染病病史，无不良嗜好，既往史无殊。为除外脊柱肿瘤性病变，申请行 ^{18}F-FDG PET/CT 检查。

○ **实验室检查**

肿瘤系列未测，结核感染 T 细胞检测（－），血常规及其他检查正常。

○ **影像学检查资料**

^{18}F-FDG PET/CT 和 MR 图像见图 84-1。

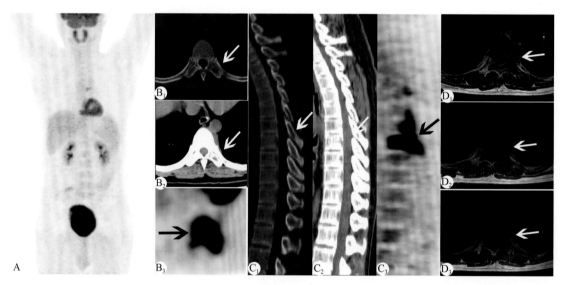

图 84-1

A. PET MIP 图像；B. PET/CT 横断位图像；C. PET/CT 矢状位图像；D. MR 图像

○ **影像解读**

^{18}F-FDG PET/CT 图像（图 84-1A—C）显示：$T_{6—8}$ 椎管内、T_5 左侧附件、T_7 椎体后缘、T_8 椎体及两侧附件、左侧第 8 肋头、$T_{8—9}$ 椎体旁多发 ^{18}F-FDG 代谢增高影，呈结状、片状浓聚；CT 示对应椎管内硬膜外及椎旁软组织匍匐样浸润，对应骨质密度减低，骨皮质连续。

MR 图像（图 84-1D）示 T_2WI 上椎管内及椎旁高信号，T_1WI 上椎管内及椎旁等低信号，增强后软组织均匀强化。

○ **最终诊断**

手术记录：暴露病灶，切除 $T_{6—8}$ 双侧椎板、棘突，见肿物组织呈 C 形由左向右环绕胸段脊髓生长，肿物灰白色、质软，无明显包膜，与脊膜无明显粘连，组织较松软，剥离无明显出血。

术后病理（图84-2）：（胸椎管）小细胞恶性肿瘤，倾向高级别恶性淋巴瘤。

免疫组化：未做。

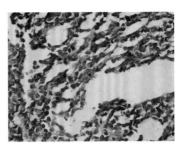

图 84-2

○ **诊断要点与鉴别诊断**

原发性椎管内淋巴瘤极为少见，占所有淋巴瘤的0.1%～6.5%，大多数属于中高分化B细胞来源的非霍奇金淋巴瘤，低分化的B细胞和T细胞淋巴瘤少见。该病多见于40～60岁男性，多发生于胸段，其次为腰段，颈段最少。其临床表现及影像学表现缺乏特异性，以脊髓压迫症状为主，前驱症状时间约为3个月，短期进行性加重，在病理确诊前诊断困难。矢状位上多表现为梭形或形状不规则肿物，累及2～3个椎体，T_1WI上呈等或稍低信号，T_2WI上呈等或略高信号，一般信号均匀，增强后轻中度强化。与肿块相邻的椎体及椎弓根见斑点状短T_1、稍长T_2信号等骨质破坏征象，增强后有不均匀强化。PET/CT检查敏感性高，^{18}F-FDG代谢增高明显。

原发性椎管内淋巴瘤需与椎管内其他肿瘤（如神经鞘瘤、室管膜瘤、星形细胞瘤及转移瘤等）鉴别。神经鞘瘤和脊膜瘤属于髓外硬膜下肿瘤，早期主要表现为根痛症状，MRI显示硬膜下肿块并表现其各自特点。室管膜瘤、星形细胞瘤属于髓内肿瘤，肿瘤呈实性或囊实性，一般见长T_1、长T_2信号，增强后强化明显。转移瘤可寻找到原发肿瘤。

脊柱结核是一种最常见的骨关节结核，常继发于肺结核，发病年龄以20～30岁多见。近年来，中老年人的发病数量呈逐渐增多趋势，发病部位依次为腰椎、颈椎、胸腰段、颈椎及骶椎。该病起病慢，早期无明显症状，有轻微钝痛，当压迫神经根时出现根痛症状，结核破坏力强，骨表现为溶骨性破坏，增生硬化不显著，椎旁出现寒性脓肿。按发生部位可将脊柱结核分为中心型－椎体型（又称儿童型）、边缘型－椎间型（最常见）、韧带下型－椎旁型、附件型。以椎间型为例，多发生于腰椎，病变起始于椎体上下缘的左右侧方、后方，易造成脊髓或神经根受压，上下缘骨质破坏易侵犯椎间盘，继之病变向上下蔓延侵犯相邻椎体向后可侵犯椎弓根与肋骨头。影像学上表现为病变区椎间隙狭窄，这是诊断脊柱结核的重要依据。早期MR T_1WI上呈低信号，T_2WI上呈不均匀混杂高信号，后期T_1WI、T_2WI上均呈低信号，椎间盘可消失，椎体楔形变，脊柱成角或侧弯畸形；增强后肉芽肿区强化明显，干酪样坏死区不强化；椎旁腰大肌脓肿或软组织肿块、椎旁脓肿与软组织肿胀和肿块三者同时存在，冷脓肿T_1WI上呈低或等信号，T_2WI上呈高信号，增强后呈周边强化或环形强化；^{18}F-FDG 摄取因结核发展阶段不同而不同程度增高，坏死区 ^{18}F-FDG 代谢减低或缺损。

参考文献

[1] 刘玉珂，李培岭，郭会利，等 . 原发性脊柱淋巴瘤的 MRI 诊断 . 实用放射学杂志，2019, 35(2): 253-256.

[2] 顾特卫，汪建军，张黄华 . 脊柱淋巴瘤的 CT 及 MRI 诊断 . 影像研究与医学应用，2018, 2(23): 200-201.

[3] 郎宁，张恩龙，苏敏英，等 . 动态对比增强 MRI 对脊柱骨髓瘤和原发非霍奇金淋巴瘤的鉴别诊断 . 中国医学影像学杂志，2018, 26(2): 135-139.

（中国人民解放军联勤保障部队第 903 医院：潘建虎　方　元　张宝燕　陈泯涵）

Case 85　颅内胶质母细胞瘤 + 结肠中分化腺癌

○ **简要病史**

患者，68 岁，男性。2 个月余前无明显诱因出现左侧肢体麻木，持续数秒后缓解，加重 1 周，无恶心、呕吐，无头痛、头晕，无四肢抽搐。既往有"阑尾炎""肛瘘"手术史，有肿瘤家族史。

○ **实验室检查**

肿瘤标志物（－）；血常规未见明显异常；大便检查：隐血试验（胶体金法）（＋＋）。

○ **影像学检查资料**

MR 图像见图 85-1。^{18}F-FDG PET/CT 图像见图 85-2—图 85-4。

○ **影像解读**

MR 图像（图 85-1）示右侧颞叶不均匀长 T_1、长 T_2 信号，边界欠清，增强后呈结节样、花环状强化，周围可见水肿。

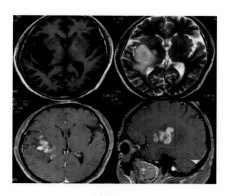

图 85-1

^{18}F-FDG PET/CT 图像示：右侧颞叶不规则混杂密度灶，^{18}F-FDG 代谢明显增高，$SUV_{max} = 14.6$，周围可见水肿（图 85-2）；乙状结肠肠壁增厚，^{18}F-FDG 代谢增高，$SUV_{max} = 6.4$（图 85-3）。图 85-4 为乙状结肠处病灶 PET/CT 三平面图像。

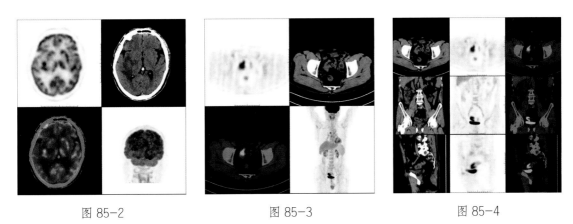

| 图 85-2 | 图 85-3 | 图 85-4 |

○ **最终诊断**

病理：（1）颅内胶质母细胞瘤（WHO Ⅳ级）（图 85-5）。

免疫组化结果（B2-1）：CFAP（＋），ATRX（＋），Olig-2（＋），P53（20%＋），Ki-67（20%＋），CD34（血管＋），NeuN（－），S-100（＋）。

（2）乙状结肠中分化腺癌（图 85-6）。

免疫组化结果（B2-1）：Her-2（＋），MLH1（－），MSH2（＋），MSH6（＋），PMS2（－），SATB2（＋），P53（＋）。

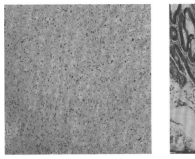
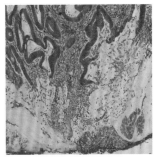

| 图 85-5 | 图 85-6 |

○ **诊断要点与鉴别诊断**

胶质母细胞瘤是一种颅内较常见的原发恶性肿瘤，是星形细胞瘤中恶性程度最高的胶质瘤。结肠癌是消化道最常见的肿瘤之一，但是胶质母细胞瘤同时并发结肠癌在临床上很少见。本例 ^{18}F-FDG PET/CT 检查同时显示颅内、结肠占位且 ^{18}F-FDG 代谢均增高，考虑结肠原发恶性肿瘤没有异议；颅内占位原发和转移鉴别困难，最后经手术确诊颅内为胶质母细胞瘤。PET/CT 检查是注入 ^{18}F-FDG 后全身一次成像检查，对全身多中心起源肿瘤有其他影像学检查无可比拟的优势。PET/CT 检查能为临床医师提供全面、客观的评价和信息，对治疗方案的制定和预后评估有指导意义。

鉴别诊断：包括结肠癌伴颅内转移和颅内、结肠淋巴瘤。

（金华市中心医院：温广华　郑　勇　董　科）

Case 86　同时性三原发恶性肿瘤: 胆总管下段腺癌、结肠癌和乳腺癌

○ **简要病史**

患者，67 岁，女性。因"巩膜、皮肤发黄半个月"入院。体检：神志清，精神可，皮肤、巩膜有黄染，余无殊。否认肿瘤家族史，无吸烟、饮酒嗜好。

○ **实验室检查**

白细胞计数 3.08×10^9 [（$3.50 \sim 9.50$）$\times 10^9$/L]（↓）。胰腺炎检验（血清）：脂肪酶 128U/L（$16 \sim 63$U/L）（↑），总淀粉酶 62U/L（$35 \sim 135$U/L），胰淀粉酶 48U/L（$0 \sim 53$U/L）。

○ **影像学检查资料**

肝胆 MRCP 提示肝内外胆管未见明显异常扩张，胆囊不大，胰管扩张，胰头占位。

^{18}F-FDG PET/CT 图像见图 86-1—图 86-3。

结肠镜检查提示：①升结肠肿瘤；②直肠乙状结肠息肉（恶性待排）；③结肠息肉。

○ **影像解读**

^{18}F-FDG PET/CT 图像（图 86-1）示：胆总管下段局部可见软组织结节，大小约 1.5cm×1.0cm，相应部位可见放射性分布浓聚灶，SUV$_{max}$ 约为 7.0；胰腺主胰管不均匀稍扩张，考虑胆管癌，伴胰腺炎及胰头周围少许渗出。图 86-2 显示升结肠软组织肿块，

大小约 5.0cm×4.2cm×2.9cm，相应部位可见放射性分布浓聚灶，SUV_{max} 约为 23.8，考虑恶性病变，原发肠癌可能，局部累及肠壁全层可能。图 86-3 显示双乳密度欠均匀并可见多发小结节和局部腺体致密区，左乳内侧象限（平乳头）可见软组织结节，大小约 1.4cm×0.7cm，相应部位可见放射性分布浓聚灶，SUV_{max} 约为 4.5，考虑原发性乳腺癌可能。

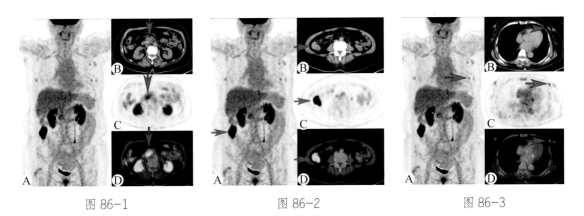

图 86-1　　　　　　　　图 86-2　　　　　　　　图 86-3

○ **最终诊断**

全麻下行腹腔镜下胰十二指肠切除（"Easy First"策略，Blumgart 胰肠吻合，网膜垫）＋右半结肠癌根治术＋肠粘连松解术＋术中超声。

病理报告如下。

（1）胰十二指肠切除标本：①胆总管下段癌，中分化腺癌（胰胆管型），大小约 1.5cm×0.8cm×0.8cm，浸润胆总管壁及周围胰腺组织至胰腺外脂肪组织，神经累犯（＋），脉管累犯（－）。胰颈切缘、胃切缘、十二指肠切缘、胆管切缘均阴性。胰周淋巴结（2/6）见癌转移，余淋巴结阴性。②升结肠癌，隆起型，大小约 4.5cm×4.0cm×2.0cm，中分化腺癌，癌组织侵及浆膜下层，神经累犯（－），脉管累犯（－）。上、下切缘均阴性。肠系膜淋巴结（0/15）未见癌转移。慢性阑尾炎。

（2）左乳腺癌根治术病理："左乳"浸润性乳腺癌，微乳头型，肿块大小约 1cm×1cm，侵犯乳腺周围脂肪组织，脉管累犯（＋），神经累犯（－）。自检乳头切缘、周切缘、基底切缘均阴性；自检腋窝淋巴结（9/19）、"腋中"淋巴结（1/6）见癌转移。

○ **讨 论**

多原发癌（MPC）发生率低，胆总管下段腺癌、结肠癌、乳腺癌同时性三原发癌更是非常少见，我们对此个案进行分析及相关文献复习。

（1）诊断标准：MPC 是指同一患者单个或多个器官同时或先后发生 2 种或 2 种以上原发恶性肿瘤。MPC 病因尚不明确，其发生可能与遗传、宿主自身、环境、医源性等因素有关。MPC 临床少见，国外文献报道其发生率为 1.2% ～ 10.7%，国内报道发生率为 0.4% ～ 2.4%。目前，国内外多数学者引用 Moertel 提出的定义：多种恶性肿瘤发生间隔在 6 个月内者称为同时性癌，超过 6 个月者称为异时性癌。至今，国内外学者多采用 Warren 和 Martini 所提出的诊断标准：①每种肿瘤均为恶性；②每种肿瘤均具有独立的病理学形态；③必须排除互为转移和复发可能；④每种肿瘤发生于不同源的器官。肿瘤应发生于不同部位或器官，相互之间不连续；每种肿瘤有其独特的转移途径；应排除转移癌和复发癌。本例患者三种原发肿瘤通过 ^{18}F-FDG PET/CT 检查同时被发现，三处肿瘤均手术切除，经病理证实，镜下病理学形态独立，免疫组化证实肿瘤细胞来源于不同组织，排除转移、复发可能，分别为胆总管下段腺癌、结肠癌、乳腺癌，符合同时性三原发癌的诊断标准。

（2）发生部位：世界各地报道的 MPC 发生部位不一，主要原因是各地区的肿瘤发生分布情况不同。日本报道 MPC 以消化道肿瘤为第一位，Irimie 等的研究显示以胃癌居多。我国福建报道 MPC 的发生以肠癌最多，山西地区则以食管癌、胃癌居多，本例患者就患有结肠癌。综上所述，消化系统是 MPC 最常见的发生部位，临床上需注意积极搜索整个消化道，以免漏诊。

PET/CT 检查一次扫描可完成全身显像，并且同时拥有 PET 的代谢功能信息和 CT 的形态学结构信息。MPC 的 ^{18}F-FDG PET/CT 影像学表现具有一定特征，可以比其他影像学检查方法更易发现 MPC。同时，还应结合病史、检验检查进行综合分析，以提高认识，有助于 MPC 的早期诊断和治疗方案的制定。近年来，应用 ^{18}F-FDG PET/CT 进行肿瘤的评价和临床治疗越来越广泛。^{18}F-FDG PET/CT 能够提高检查第二原发癌的敏感性，确保诊断的准确性。内镜、彩超、MRI 作为常规检查可联合使用来提高诊断的准确性。同时，可应用组织病理学检查、免疫组化来鉴别病灶是否为原发癌。多学科协同诊断与治疗可以最大限度发挥各个学科的专业优势，使患者获益最大化。多学科讨论可以协助MPC 的诊治，根据患者不同肿瘤的轻重缓急情况，准确诊断并积极采用合理的治疗方案，从而改善患者的生活质量，延长其生存期。

参考文献

[1] Utada M, Ohno Y, Hori M, et al. Incidence of multiple primary cancers and interval

between first and second primary cancers. Cancer Sci, 2014, 105(7): 890-896.

[2] Irimie A, Achimas-Cadariu P, Burz C, et al. Multiple primary malignancies– epidemiological analysis at a single tertiary institution. J Gastrointestin Liver Dis, 2010, 19(1): 69-73.

[3] 张夏林，李建民，王晶，等．山西地区上消化道双原发癌 34 例临床特征分析．临床医药实践，2015, 24(3): 178-181.

[4] 郭锐，李囡，王菲，等．^{18}F-FDG PET/CT 在同时性多原发癌中的应用．肿瘤，2018, 38(4): 371-378.

[5] 孙俊杰，李双庆．多原发癌病因及发病机制的探索．中国全科医学，2017, 20(9): 1136-1141.

（浙江省人民医院：程爱萍　傅立平　孙美玲）

Case 87　血管肉瘤

○ 简要病史

患者，71 岁，男性。3 天前夜间睡眠中突发胸痛胸闷，无其他不适。至浙江大学医学院附属第一医院急诊就诊，行冠脉造影，术后心电监护示窦性心动过缓，室性心率 42 ～ 50 次 / 分，转为交界性心律，室性心率 39 ～ 51 次 / 分，血压最低为 89/58mmHg，给予临时起搏器植入术。住院期间超声提示肝内多发病灶。高血压病史 30 余年，血压 200/120mmHg，药物治疗稳定；冠心病病史 10 余年；5 年前因腰椎间盘突出行手术治疗。饮酒史 30 年，每天 150ml，未戒；吸烟史 20 年，每天 20 支，已戒 20 年。

○ 实验室检查

血常规：白细胞计数 9.4×10^9/L，中性粒细胞百分比 85.6%（↑），红细胞计数 2.88×10^{12}/L（↓），血红蛋白 85g/L（↓）。

肿瘤标志物：CA125 39.1U/ml（↑），铁蛋白 3143.4ng/ml（↑），余阴性。

肝功能：谷丙转氨酶 574U/L（↑），谷草转氨酶 515U/L（↑），直接胆红素 16.8μmol/L（↑），C 反应蛋白 49.20mg/L（↑），乳酸脱氢酶 633U/L（↑）。

T–SPOT 阴性。

○ **影像学检查资料**

^{18}F-FDG PET/CT 图像见图 87-1—图 87-4。

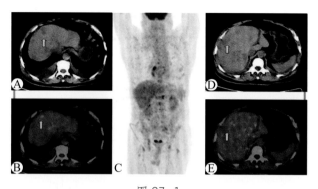

图 87-1

A、D. 上腹部断层 CT 图像；B、E. PET/CT 融合图像；

C. PET/CT 躯干 MIP 图像

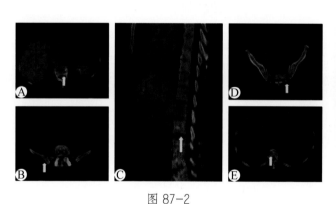

图 87-2

A、B、D、E. 骨窗断层 PET/CT 融合图像；

C. 骨窗矢状位 PET/CT 融合图像

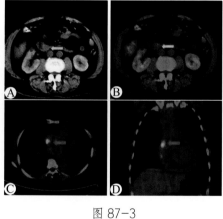

图 87-3

A. 断层 CT 图像；B. PET/CT 融合图像；

C. 断层 PET/CT 融合图像；D. 冠状位

PET/CT 融合图像

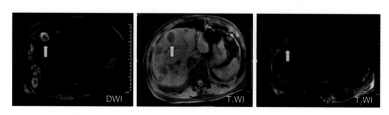

图 87-4

○ **影像解读**

图 87-1 示肝内多发低密度肿块，病灶密度不均匀，较大者位于右肝，大小约 3.8cm×3.6cm，放射性摄取轻度增高（蓝色箭头），SUV_{max} 约为 3.97。图 87-2 示两侧髂骨、多处胸腰椎、骶椎多发骨质破坏，放射性摄取增高（蓝色箭头），SUV_{max} 约为 4.6。图 87-3A、B 示十二指肠降水平部肠壁不规则增厚，局部代谢轻度增高（蓝色箭头），SUV_{max} 约为 2.77；图 87-3C、D 示心包积液，心包右缘近右心房结节状代谢增高灶（红色箭头），SUV_{max} 约为 6.69。图 87-4 示 T_1WI 上见肝内多发低信号灶，DWI 及 T_2WI 上均呈不均匀高信号。

○ **最终诊断**

肝穿刺活检病理：血管源性肿瘤。结合形态及免疫组化结果，考虑血管肉瘤。

免疫组化结果：CK（pan）（－），EMA（－），CD31（＋），CD34（＋），F8-R-Ag（＋），Desmin（－），MyoD1（－），CD99（＋/－），S-100（－），CD45（－），CD30（－），Fli-1（＋），HMB45（－），Ki-67（60%＋），Calretinin（CR）（－）。

○ **诊断要点与鉴别诊断**

血管肉瘤是起源于内皮细胞的恶性间叶性肿瘤，是一种比较少见的软组织肿瘤。血管肉瘤占所有软组织肉瘤的 1%～2%，死亡率高。肿瘤由不同程度异型性的内皮细胞构成，可表现为从分化很好而类似良性血管瘤到分化很差而呈实性巢状肿瘤，与癌、黑色素瘤及其他类型的肉瘤难以区别。

血管肉瘤恶性程度较高，可发生于身体各处，但以皮肤和软组织最为常见，乳腺、肝、骨、脾、心脏、小肠亦有报道。血管肉瘤恶性程度高，患者生存期中位数为 11 个月，49% 发生转移，20% 可局部复发。

本例肝脏、股骨多发轻度 ^{18}F-FDG 增高病灶，首先考虑转移瘤，虽然肝脏穿刺明确血管肉瘤，肝内病灶是否存在原发病灶无法判断，但是右心及十二指肠的病灶同样可以为原发病灶。

^{18}F-FDG PET/CT 全身显像是一种新型分子影像学检查方法，虽不能明确诊断，但经快速全身扫描，由 PET 提供病灶的功能与代谢等分子信息，CT 提供病灶的精确解剖定位，两种图像优势互补，可在了解生物代谢信息的同时获得精准的解剖定位，从而对疾病的判断给予支持。由于绝大部分恶性肿瘤葡萄糖代谢活跃，[18]F-FDG PET/CT 显像可检测出体积较小（直径 ≤ 1cm）的肿瘤，并可较早检测出淋巴结或远处脏器的转移灶，对肿瘤分期做出准确的评估。

参考文献

[1] 曾英，马强，钟鹏，等．小肠血管肉瘤 2 例报道．诊断病理学杂志，2019, 26(1): 44-47.

[2] Bilski M, Kamiń ski G, Dziuk M. Metabolic activity assessment of cardiac angiosarcoma by ¹⁸F-FDG PET-CT. Nucl Med Rev Cent East Eur, 2012, 15(1): 83-84.

[3] Köhler H F, Neves R I, Brechtbühl E R, et al. Cutaneous angiosarcoma of the head and neck: report of 23 cases from a single institution. Otolaryngol Head Neck Surg, 2008, 139(4): 519-524.

[4] 贾可，石玉香．原发性右心房血管肉瘤 1 例．临床与实验病理学杂志，2017, 33(3): 348-350.

（浙江大学医学院附属第一医院：陈冬河　赵　葵）

Case 88　皮下脂膜炎样 T 细胞淋巴瘤（一）

○ **简要病史**

患者，24 岁，女性。发现双上臂皮下肿物 6 个月余，局部皮肤有瘀斑。无发热、盗汗、消瘦等情况。

○ **实验室检查**

血常规：白细胞计数 4.51×10^9/L，淋巴细胞计数 2.29×10^9/L，中性粒细胞计数 1.77×10^9/L，单核细胞计数 0.41×10^9/L，淋巴细胞百分比 50.8%，中性粒细胞百分比 39.2%，血小板计数 189×10^9/L。感染二项及肿瘤标志物均未检查。

○ **影像学检查资料**

¹⁸F-FDG PET/CT 图像见图 88-1。

○ **影像解读**

图 88-1 显示双侧上臂及左侧肩背部皮下脂肪层内见多发局限性软组织密度影，病灶呈结节或片状，边缘模糊，类似"炎症"。PET 图像显示病灶代谢结节状增高，与 CT 图像所见基本相符。除皮肤和皮下组织见高代谢病灶外，未见淋巴结明显增大及代谢增高，也未见明显实质脏器内有高代谢病灶。

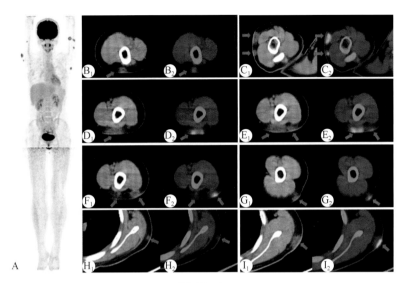

图 88-1

A. 全身 MIP 图像；B、C. 分别为右侧上臂中段及近段病灶 CT 平扫横断层图像（B_1、C_1）和 PET/CT 融合图像（B_2、C_2）；D、E、F、G. 分别为左上臂中段及近段病灶 CT 平扫横断层图像（D_1、E_1、F_1、G_1）和 PET/CT 融合图像（D_2、E_2、F_2、G_2）；H、I. 分别为左侧肩背部病灶 CT 平扫横断层图像（H_1、I_1）和 PET/CT 融合图像（H_2、I_2）

○ 最终诊断

送检：（左上臂皮下包块）灰黄灰白色条索样组织3条，长 1.1～1.3cm，直径约0.1cm。全取1盒。穿刺可见组织皮下脂肪小叶内灶片状异型淋巴细胞、泡沫样组织细胞及少量浆细胞浸润，并见淋巴细胞围绕单个脂肪细胞排列，细胞圆形、卵圆形或不规则形，异型明显，核深染，核仁不明显，胞质丰富，淡染。

病理诊断（图 88-2）：（左上臂皮下包块）符合皮下脂膜炎样 T 细胞淋巴瘤。

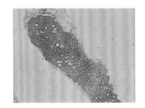 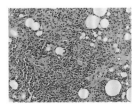 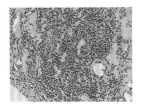 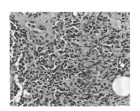

图 88-2

免疫组化结果：CD2（＋），CD3（＋），CD5（＋），CD7（＋），CD4（＋），CD8（＋），TIA-1（部分＋），GZB（部分＋），CD56（－），Ki-67（约 40%＋），

CD20（B 细胞＋），CD79a（B 细胞＋），PAX-5（B 细胞＋），CK（－），Bcl-2（＋），Bcl-6（－），c-Myc（－）。

原位杂交：EBER（－）。

最终诊断为皮下脂膜炎样 T 细胞淋巴瘤。

本例特点：①青年，女性，临床表现为双上臂皮下肿物，病程较长（6 个月）。②病变主要集中于双上臂皮肤及皮下组织。③影像学特征见"影像解读"。

○ 诊断要点与鉴别诊断

皮下脂膜炎样 T 细胞淋巴瘤（SPTCL）是一种不常见的成熟细胞毒性 T 细胞来源的外周 T 细胞淋巴瘤，在所有非霍奇金淋巴瘤亚型中所占比例低于 1%。该病好发于成年人（发病中位年龄为 36 岁），约 20% 的患者小于 20 岁，男女发病率无明显差异。约 20% 的患者在就诊时伴有某种自身免疫性疾病，如系统性红斑狼疮、幼年特发性关节炎、干燥综合征或 1 型糖尿病。SPTCL 的典型临床表现为一个或多个无痛性皮下结节或界限不清的硬化斑块，呈红色或紫红色，病灶大小从 0.5cm 至 20cm 不等，可能出现坏死，但溃疡并不常见（6%）。单发病灶罕见，约 80% 的患者存在多个结节和（或）斑块。SPTCL 可累及腿部（71%）、手臂（62%）、躯干（56%）和面部（25%）。病灶常被误诊为脂膜炎或其他皮肤病。研究显示，SPTCL 从病变发生到确诊的中位时间为 7 个月（范围为 1 个月～10 年）。这些结节和斑块可表现为一种消长变化的过程，因此可能见到处于不同生长和修复阶段的结节、斑块，而已消退的区域存在脂肪萎缩。SPTCL 极少侵犯皮下组织以外的组织和器官，腹腔、盆腔内脂肪组织偶有受累，淋巴结受累较少。SPTCL 可伴发热、盗汗、体重减轻等全身症状（60%）及骨髓异常（20%～30%）。但 SPTCL 侵犯骨髓非常少见，最常见的骨髓异常是噬血现象。据文献报道，约 17% 的 SPTCL 患者有继发性噬血细胞性淋巴组织细胞增生症（HLH），也被称为噬血细胞综合征（HPS）。HPS 是一种非常致命的并发症，主要表现为发热、斑丘疹、肝脾大、淋巴结肿大、血细胞减少、凝血病、肝功能检查异常或血清铁蛋白水平极高。

SPTCL 诊断主要依靠皮下组织病变活检，可能需要重复进行活检。SPTCL 的病理组织学特点是皮下组织被不典型的淋巴细胞浸润，这些淋巴细胞特征性地环绕单个脂肪细胞，且肿瘤细胞表达 CD3、CD8、α/β T 细胞受体和细胞毒性颗粒蛋白。2005 年以前，根据病理免疫表型的不同，SPTCL 可分为 CD8+，α/β T 细胞表型和 CD56+，γ/δ T 细胞表型。α/β T 细胞表型病变主要累及皮下组织，较少累及真皮和表皮，临床病程发展缓慢，可长时间（几年甚至十几年）类似于脂膜炎的表现，预后良好，5 年生存率约为 80%；

γ/δ T 细胞表型病变不仅累及皮下组织，且常累及真皮和表皮，临床病程进展快速，预后较差，约 50% 的患者继发 HPS，继发 HPS 者的 5 年生存率约为 46%。由于两者的免疫表型及预后有着明显差异，当前的 WHO 皮肤原发性淋巴瘤组织学分类将 SPTCL 限定为 α/β T 细胞淋巴瘤，而 γ/δ T 细胞淋巴瘤归类为原发性皮肤 γ/δ T 细胞淋巴瘤。目前，多采用联合化疗、单药治疗、局部放疗或局部放疗联合化疗等治疗 SPTCL。

SPTCL 病变在 CT 图像上表现为皮下脂肪组织呈网状、弥漫性片状或结节状软组织密度影，边界清晰或模糊，病变处皮肤及筋膜可轻度、中度或重度增厚；SPTCL 病变在 PET 图像上表现为相应皮下组织病灶 ^{18}F-FDG 摄取增高；SPTCL 亦可累及盆腹腔内脂肪组织（如腹膜、腹膜后、肠系膜等脂肪组织），相应病变 ^{18}F-FDG 摄取增高。SPTCL 病变 ^{18}F-FDG 摄取程度差异较大，SUV_{max} 值范围报道不一（SUV_{max} 为 1.2～14.6）。PET/CT 全身显像在显示 SPTCL 病变范围、指导活检、监测疗效等方面发挥着重要作用。

SPTCL 需与以下疾病进行鉴别诊断。

（1）原发性皮肤 γ/δ T 细胞淋巴瘤。与 SPTCL 不同，原发性皮肤 γ/δ T 细胞淋巴瘤不仅累及皮下组织，也常累及真皮和表皮，常导致表皮溃疡，常合并 HPS，病程进展快，预后差。但原发性皮肤 γ/δ T 细胞淋巴瘤有时也与 SPTCL 一样，类似脂膜炎表现，此时两者难以区分，需结合病理做出最终诊断。CD8、CD56 对 SPTCL 与 γ/δ T 细胞淋巴瘤的鉴别诊断具有重要价值。SPTCL 主要表现为 CD8（＋）、CD56（－），而 γ/δ T 细胞淋巴瘤则主要表现为 CD8（－）、CD56（＋）。

（2）蕈样肉芽肿（GF）。蕈样肉芽肿是一种皮肤上的成熟 T 细胞非霍奇金淋巴瘤，患者通常表现为持续性和（或）缓慢性进展的、大小形状各异的皮损。皮损可能为局限性或泛发性的斑片或斑块、肿瘤和（或）红皮病，通常存在皮肤瘙痒。与 SPTCL 不同，其病变集中于真皮和表皮，而不是皮下组织，也可累及淋巴结和内脏。

（3）恶性肿瘤皮下转移。SPTCL 极少侵犯皮下组织以外的组织和器官，偶可累及盆腹腔内脂肪组织（如腹膜、腹膜后、肠系膜等脂肪组织）、淋巴结等。PET/CT 全身显像能帮助找出皮下组织以外的恶性肿瘤病灶，有助于两者鉴别。

（4）脂膜炎。脂膜炎，即皮下脂肪层的炎症。脂膜炎有多种亚型，包括感染性、外部损伤及炎性疾病相关的脂膜炎。其中，结节性红斑是脂膜炎最常见的形式。结节性红斑最常发生于青年女性，通常表现为直径 2～3cm 的红色或紫红色疼痛性结节，少有溃疡形成，常见于小腿伸侧，常成群集或散在对称性分布，可伴发热及关节肿痛，病程有自限性。结节性红斑许多病例病因不明，链球菌性咽炎是最常见的可识别病因。部分病例的临床表现、影像学表现及病理学表现与 SPTCL 相似，不易区分，有时需要皮下结节多次活检确诊。当抗炎或激素治疗后反复出现皮肤结节、瘀斑或肿块、发热，随着病程进展出现 HPS 等，应高度怀疑 SPTCL。

参考文献

[1] Willemze R, Cerroni L, Kempf W, et al. The 2018 update of the WHO-EORTC classification for primary cutaneous lymphomas. Blood, 2019, 133(16): 1703-1714.

[2] Bennani-Baiti B, Yadav S, Flynt L, et al. Value of positron emission tomography in diagnosing subcutaneous panniculitis-like T-cell lymphoma. J Clin Oncol, 2015, 33(10): 1216-1217.

[3] 孔庆聪，王晓燕，郭若汨，等. 皮下脂膜炎样 T 细胞淋巴瘤的临床及影像征象分析. 中华临床医师杂志 (电子版), 2015(8): 1326-1330.

[4] 周见远，邹思娟，张国鹏，等. 皮下脂膜炎样 T 细胞淋巴瘤 ^{18}F-FDG PET/CT 影像分析并文献复习 (附 4 例报道). 国际放射医学核医学杂志 , 2019, 43(1): 10-16.

[5] 王泽芳. 结节性红斑 283 例临床分析. 四川医学 , 2010, 31(9): 1286-1288.

（南方医科大学南方医院：谭建儿　吴湖炳）

Case 89　皮下脂膜炎样 T 细胞淋巴瘤（二）

○ **简要病史**

患者，26 岁，女性。反复皮肤疖肿 1 年余，伴有水泡，蚊子叮咬后易出现，既往外院检查提示淋巴细胞百分比升高，淋巴细胞亚群提示 NK 细胞明显升高。近期皮肤水泡消失，出现多发实质性结节。体格检查：右乳内上象限、右侧臀部及两侧上下肢可触及多发高低、大小不规则的块状结节，无压痛；全身浅表淋巴结未及肿大；脾肋下 2 指，质地中等，无压痛。余无殊。

○ **实验室检查**

血常规：白细胞计数 3.58×10^9/L，血红蛋白 113g/L，血小板计数 257×10^9/L。

女性肿瘤标志物：CA125 85.3U/ml，余无殊。

生化指标：乳酸脱氢酶 514.1U/L，天门冬氨酸转移酶 39U/L，补体 C_4 0.54g/L，余无殊。

淋巴细胞亚群：总 T 细胞（CD3[+]）百分比 14.3%，辅助 / 诱导 T 细胞百分比 7.8%，抑制 / 细胞毒 T 细胞百分比 5%，NK 细胞（CD16[+]、CD56[+]）百分比 72.5%，总 B 细胞（CD19[+]）百分比 5.2%。

动态 ESR、肌钙蛋白测定、抗核抗体测定 / 甲状腺功能无殊。

○ **影像学检查资料**

^{18}F-FDG PET/CT 图像见图 89-1—图 89-5。CT 图像见图 89-6。

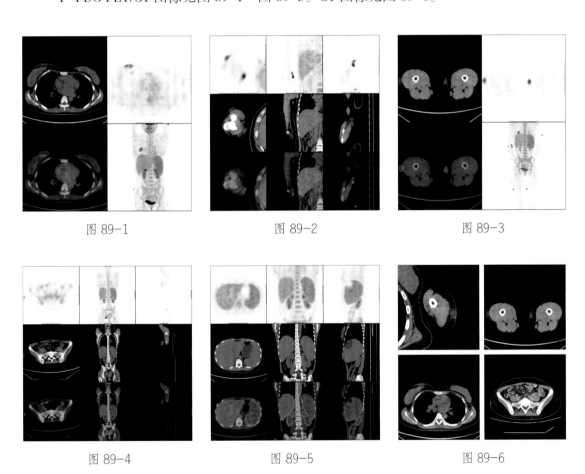

图 89-1　　　　　　　　　图 89-2　　　　　　　　　图 89-3

图 89-4　　　　　　　　　图 89-5　　　　　　　　　图 89-6

○ **影像解读**

^{18}F-FDG PET/CT 图像（图 89-1—图 89-5）示：右乳内上象限皮下脂肪组织内见密度增高模糊影，大小约 24mm×10mm，伴 ^{18}F-FDG 代谢增高，常规显像及延迟显像 SUV$_{max}$ 分别约为 3.70、4.63。右侧臀部皮下可见一斑片状软组织密度影，伴 ^{18}F-FDG 代谢增高，常规显像及延迟显像 SUV$_{max}$ 分别约为 1.93、2.46。左上臂、右肘部及前臂、两

侧下肢皮下脂肪内多发软组织状结节或斑片灶，以左小腿下段内侧为著，边缘模糊，伴^{18}F-FDG 代谢增高，代谢最高处位于左大腿内侧，SUV_{max} 约为 5.52。脾大，约 12 个肋单元，密度均匀，^{18}F-FDG 代谢弥漫性轻度增高，SUV_{max} 约为 3.11。

CT图像（图89-6）示：两侧上肢、下肢、右乳、右侧臀部皮下脂肪层内可见多发斑片状、结节状稍高密度影，边缘模糊。

○ 最终诊断

皮下组织活检病理（图89-7）：皮肤 EB 病毒相关 NK/T 细胞型淋巴组织增殖性疾病（EBV-LPD，NK/T 细胞型）。结合病史，符合 CAEBV-NK/T 细胞型（2—3 级，交界 - 肿瘤期）。

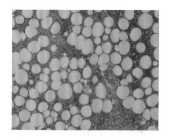

图 89-7

免疫组化结果：CD56（＋），Ki-67（70%＋），CD3（部分＋），CD5（部分＋），CD4（部分＋），CD8（部分＋），EBER（＋），TIA-1（＋），Granzyme B（＋），CD43（＋），CD2（部分＋），CD20（－），CD30（＋），CD79a（－），ALK（－），TdT（－），MPO（部分＋），CD34（血管＋），CD99（部分＋）。

骨髓活检：造血组织增生活跃。

免疫组化结果：CD138（＋，散在），CD15（＋），CD20（－），CD3（＋，散在），CD31（＋，巨核细胞），CD5（＋，散在），CD68（＋，散在），MPO（＋），CD56（－），Perforin（－），TIA-1（＋，散在）。

特殊染色：Masson 染色（－），铁染色（－），网状纤维染色（－）。

最终诊断为皮下脂膜炎样 T 细胞淋巴瘤。

○ 诊断要点与鉴别诊断

皮下脂膜炎样 T 细胞淋巴瘤（SPTCL）是一种原发于皮下的罕见的细胞毒性 T 细胞淋巴瘤，占所有非霍奇金淋巴瘤的 1% 以下。SPTCL 主要累及皮下脂肪组织，病变最常累及四肢，其次为躯干；该病多发生于青壮年，发病原因及机制不清，首发表现常为皮下结节或红斑，可单发或多发，可形成溃疡，可伴有疼痛。约 1/3 的患者随着病程进展可伴发噬血细胞综合征（HPS），表现为发热、贫血或全血细胞减少，病情进展迅速，预后差，是 SPTCL 的主要死亡原因之一。

镜下病理：皮下组织可见大小不等的多形性 T 细胞和大量巨噬细胞浸润。免疫组化结果：所有 SPTCL 患者均表现为 CD8（＋）。

^{18}F-FDG PET/CT 影像学特征：SPTCL 病灶往往表现为 ^{18}F-FDG 高摄取，对应部位

CT 表现为不规则斑片状、结节状稍高密度影，CT 值略高于脂肪组织；病灶大小不等，主要分布于皮下脂肪组织，以四肢和躯干等部位居多，面颈部少见，也可同时出现腹腔内脂肪组织侵犯（腹膜、腹膜后、肠系膜等脂肪组织）、淋巴结受累，其相应病灶 ^{18}F–FDG 摄取增高。我们另一例 SPTCL 病例为单纯腹腔内脂肪组织侵犯，未出现四肢、躯干皮下病灶，未见淋巴结受累。

鉴别诊断：包括单纯性脂膜炎、脂肪坏死等。

参考文献

[1] Brown N A, Ross C W, Gudjonsson J E, et al. Subcutaneous panniculitis-like T-cell lymphoma with bone marrow involvement. Am J Clin Pathol, 2015, 143(2): 265-273.

[2] 丁重阳, 李海, 刘冲, 等. 皮下脂膜炎样 T 细胞淋巴瘤的 ^{18}F-FDG PET/CT 表现及临床分析. 中国实验血液学杂志, 2017, 25(4): 1047-1052.

[3] 周见远, 邹思娟, 张国鹏, 等. 皮下脂膜炎样 T 细胞淋巴瘤 ^{18}F-FDG PET/CT 影像分析并文献复习 (附 4 例报道). 国际放射医学核医学杂志, 2019, 43(1): 10-16.

[4] 华逢春, 冯晓源, 张慧玮, 等. ^{18}F-FDG PET/CT 在皮肤淋巴瘤中的初步应用. 上海医学影像, 2010, 19(2): 81-83.

（绍兴市人民医院：赵振华　张雅萍）

Case 90　POEMS 综合征

○ **简要病史**

患者，48 岁，男性。反复双下肢无力、四肢麻木 5 年余，加重半年。5 年前在除草时因农药"百草枯"渗漏至下半身出现中毒，1 个月后出现双下肢无力和四肢麻木，开始有针刺感，波及大腿及手臂，外院诊断为"周围神经病"，予"甲钴胺、维生素 B_1"营养神经等对症支持治疗后，自觉四肢远端麻木无力稍改善，尚能站立行走但有不稳感，期间症状时有反复。半年前出现双下肢无力加重，不能行走，伴胸闷、气闭和大汗，颜面及双手皮肤变黑，性功能减退，胃肠功能紊乱，无头昏等其他不适。

体格检查：颜面部、双手背见皮肤色素沉着，杵状指，双侧乳腺男性发育，前胸腹部见多发血管瘤样病灶。

○ **实验室检查**

白细胞计数 5.3×10^9/L，血红蛋白 133g/L，血小板计数 180×10^9/L。乙肝表面抗体 138.51mU/ml（＋），免疫固定电泳（－），特定蛋白（骨髓瘤系列）正常。肿瘤标志物常规筛查（男性）（－），HIV（－），促甲状腺激素 5.96μU/ml，催乳素 28.38ng/ml，雌二醇 61.00pg/ml，硫酸脱氢表雄酮 123.8μg/dl。

脑脊液常规：潘氏试验阳性。

○ **影像学检查资料**

肌电图检查提示：上肢周围神经明显损害，下肢周围神经极严重轴索损害伴脱髓鞘改变。

X 线检查显示：双侧髂骨区域多枚结节状高密度影；头颅正侧位片未见明显异常改变；双侧膝关节退行性改变；颈胸腰退行性变。

B 超检查显示：男性双侧乳腺组织发育。

^{18}F-FDG PET/CT 图像见图 90-1 和图 90-2。

○ **影像解读**

^{18}F-FDG PET/CT 轴位图像示：肝脾轻度肿大，葡萄糖摄取不高，腹膜后淋巴结轻度肿大，葡萄糖摄取略增高，$SUV_{max} = 2.6$（图 90-1A）；双侧髂血管旁、锁骨上区、腋下、纵隔淋巴结轻度肿大，葡萄糖摄取略增高，$SUV_{max} = 2.9$（图 90-1B—D）；双侧乳腺男性发育增大，葡萄糖摄取未见增高（图 90-1E）。

PET/CT 骨骼窗（图 90-2）示：双侧肋骨、胸骨、骨盆多发骨、双侧锁骨近段见多发斑点状、小结节状高密度灶，边缘局部增生硬化，骨质破坏不明显，葡萄糖摄取未见增高。

PET/CT 诊断：肝脾轻度肿大，全身多发淋巴结轻度肿大，^{18}F-FDG 代谢略增高，全身多发骨质硬化改变，双侧乳腺男性发育增大，符合 POEMS 综合征表现。

○ **最终诊断**

骨髓穿刺病理（图 90-3）：三系增生减低，淋巴细胞、单核细胞比例稍增高；全片见巨核细胞 3 个，其中颗粒巨核细胞 2 个，裸巨核细胞 1 个，血小板呈小簇、小堆易见，标本混有外周血。

结合临床表现、影像学和实验室检查结果，最终诊断为 POEMS 综合征。

○ **诊断要点与鉴别诊断**

POEMS 综合征，又称 Crow-Fukase 综合征、PEP 综合征、Takatsuki 综合征、骨质硬

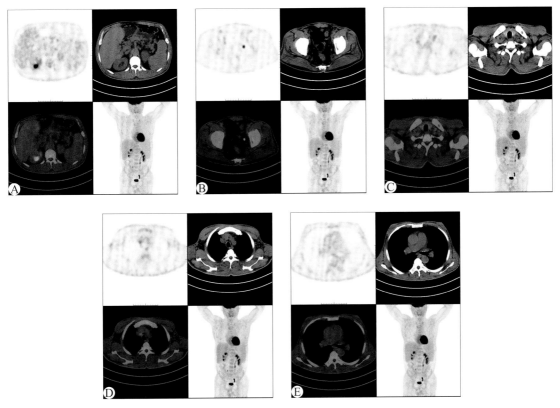

图 90-1

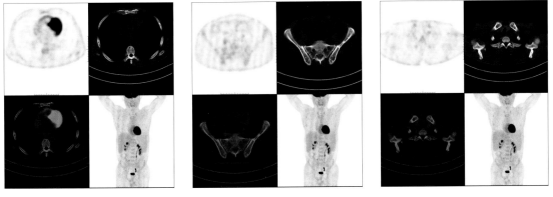

图 90-2

化性骨髓瘤等,是一种以多发性周围神经病变(polyneuropathy)、脏器肿大(organomegaly)、内分泌病变（endocrinopathy）、M 蛋白（M-protein）和皮肤病变（skin changes）为主要特征的多系统临床综合征,其临床表现复杂多样,易误诊。该病为克隆性浆细胞病,病因及发病机制尚未明确。POEMS 突出的影像学改变为骨骼损害，以脊柱、肋骨、骨盆损害为主，可表现为单发或多发的成骨（骨硬化）性、溶骨性、混合性骨质改变，以硬化性骨病变最为常见。该病通常不伴骨痛及骨折，骨病灶 ^{18}F-FDG 摄取程度代表了病灶内肿瘤细胞葡萄糖代谢的活跃程度，因此 PET/CT 检查可用于指导高代谢病灶穿刺活检以及通过观察治疗后病灶代谢变化来较早地

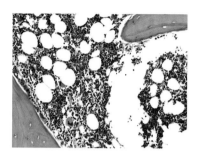

图 90-3

判断疗效。此外，该病很少出现类似淋巴瘤或白血病浸润所致的巨大肝或脾，肿大的淋巴结病理学上主要表现为 Castleman 病和反应性增生。本例患者病史较长，有治疗史，PET/CT 图像表现为多发硬化性骨病变，病灶的 ^{18}F-FDG 摄取不高，肝、脾、淋巴结轻度肿大，有内分泌病变、皮肤病变及外周神经损害，骨髓活检未见明确血液病表现，结合其临床表现、影像学及相关实验室检查结果，最终明确诊断。

鉴别诊断：（1）淋巴瘤。患者常有全身淋巴结肿大，往往融合较大较多，肝脾大明显，骨骼多为软组织破坏或浸润表现，成骨硬化少见。

（2）转移瘤。患者通常有原发肿瘤病史或新发肿瘤，利用 PET/CT 检查易鉴别。

（3）多发性骨髓瘤。该病常以多发溶骨性、穿凿性骨质破坏为主，可合并病理性骨折，而硬化性和混合性改变主要见于治疗后的患者，与 POEMS 综合征的骨骼损害表现相反。

（4）骨斑点症及骨岛。两者一般无 ^{18}F-FDG 摄取，边缘光整，无肝脾及淋巴结肿大表现。

参考文献

[1] 张冰，赵卫威，王晓燕，等 . ^{18}F-FDG PET/CT 在 POEMS 综合征诊断中的应用 . 中华核医学与分子影像杂志，2014, 34(5): 345-348.

[2] 陈旭，鞠梅，徐秀莲，等 . 伴多中心 Castleman 病和血小板增多症的 POEMS 综合征一例 . 中华皮肤科杂志，2012, 45(4): 259-262.

[3] 刘朝阳，易墩化，张丽红，等 . POEMS 综合征合并重度肾小管间质损害一例 . 中华肾脏病杂志，2013, 29(12): 945-946.

[4] 卢琳，王霖霞，邢小平，等 . 以 Addison 病为首发表现的 POEMS 综合征的临诊应对 . 中华内分泌代谢杂志，2018, 34(11): 955-959.

（丽水市中心医院：肖扬锐　王祖飞）

Case 91 ANCA 相关血管炎合并肺奴卡菌感染伴脑内、皮肤广泛播散

○ **简要病史**

患者，63 岁，男性。1 年前出现全身多处关节肿痛，以踝关节、跖趾关节、指间关节为重，夜间为重，行走不稳，并出现足底麻木及针刺样疼痛，伴活动受限、全身乏力，双下肢麻木感，外院诊断为 ANCA 相关血管炎、脊髓亚急性联合变性。1 周前出现发热、头昏，最高体温 38.5℃，偶感左胸痛，无咯血，无寒战等不适。

○ **实验室检查**

白细胞计数 11.4×10^9/L，血红蛋白 95g/L，CRP 106mg/L。类风湿因子 73.8U/ml，免疫球蛋白 E 159.0U/ml，ESR 128.0mm/h。尿隐血＋＋＋＋/μl。维生素 B_{12} > 2000pg/ml。CA724 15.4U/ml，铁蛋白 868.9ng/ml，余肿瘤标志物正常。cANCA ＋ GBM pANCA 阳性，抗髓过氧化物酶抗体 423.4U/ml。

○ **影像学检查资料**

胸部 CT 图像见图 91-1。头颅 MR 图像见图 91-2。^{18}F-FDG PET/CT 图像见图 91-3。

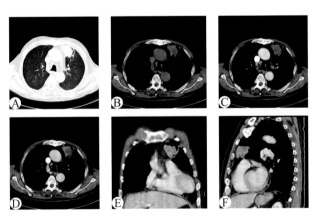

图 91-1

A. CT 轴位肺窗图像；B. CT 轴位平扫图像；C. CT 增强轴位动脉期图像；

D. CT 增强轴位延迟期图像；E. CT 冠状位图像；F. CT 矢状位图像

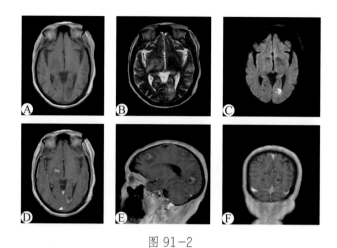

图 91-2
A. 轴位 T_1WI 图像；B. 轴位 T_2WI 图像；C. 轴位 DWI 图像；
D. 轴位增强扫描图像；E. 矢状位增强扫描图像；F. 冠状位增强扫描图像

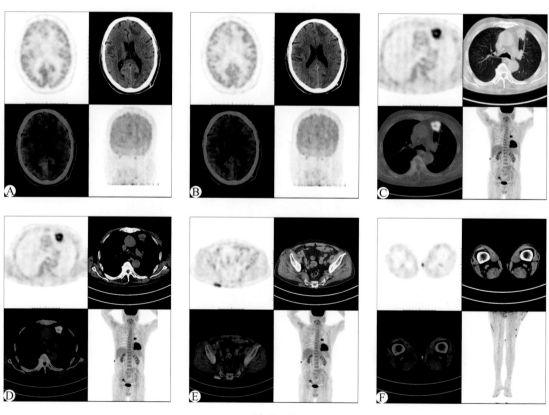

图 91-3

○ **影像解读**

胸部 CT 图像示：左肺上叶前段见不规则团块影，边界欠清（图91-1A）；平扫可见外侧缘气体密度影，CT 值为 17～43HU（图91-1B）；增强扫描可见病灶不均匀强化，内见片状低密度坏死区，动脉期 CT 值为 20～47HU，延迟期 CT 值为 21～71HU（图91-1C、D）；冠状位、矢状位显示病灶内有多个分隔样改变，分隔及病灶周边强化，中央不强化（图91-1E、F）。

头颅 MR 图像示：脑内多发大小不一的类圆形病灶，T_1WI 上呈等低信号（图91-2A）；T_2WI 上呈相对高信号，局部低信号改变，周围可见高信号水肿带（图91-2B）；DWI 上见左枕叶病灶中央呈高信号（图91-2C）；增强扫描可见病灶边缘环状强化，洞壁边缘尚规则（图91-2D—F）。

^{18}F-FDG PET/CT 图像示：两侧大脑半球可见多发结节样病灶，边缘欠清，大者位于左额叶，葡萄糖摄取增高，SUV_{max} = 8.2，周围见片状低密度水肿带（图91-3A、B）；左肺上叶前段可见不规则团块影，边界欠清，其内密度不均匀，葡萄糖摄取环形增高，SUV_{max} = 6.4，中央见缺损区，邻近胸膜局部肥厚（图91-3C、D）；右上臂、右腰部、右臀部、两侧大腿、左小腿多处皮下软组织结节状葡萄糖摄取增高，SUV_{max} = 5.7（图91-3E、F）。

PET/CT 诊断：左肺上叶前段不规则结节伴坏死，^{18}F-FDG 代谢周边异常增高，考虑炎性肉芽肿；脑内多发结节伴周围脑水肿，^{18}F-FDG 代谢稍增高，亦考虑炎性肉芽肿病变；全身多处皮下软组织结节状增厚，^{18}F-FDG 代谢增高，考虑免疫相关炎性病变。

○ **最终诊断**

送检少量肺组织，见纤维组织明显增生及淋巴细胞、浆细胞浸润，炭末沉着，局部纤维组织退变坏死，肺泡上皮细胞增生（图91-4）。特殊染色结果：PAS 反应和六胺银染色未找到真菌。组织细菌培养：星形奴卡菌（＋）。

"左下肢"送检皮肤组织真皮质小血管增生，血管壁增厚伴中性粒细胞浸润，血管周围多量淋巴细胞、浆细胞、组织细胞、中性粒细胞浸润，局部间质坏死（图91-5），符合小血管炎。组织细菌培养：星形奴卡菌（＋）。

最终诊断为 ANCA 相关血管炎合并左上肺奴卡菌肺炎伴脑内、皮肤广泛播散。

○ **诊断要点与鉴别诊断**

肺奴卡菌病，为星形奴卡菌（属放线菌属）感染引起的化脓性炎症，大部分原发于肺。其临床表现为发热、咳嗽、咳脓痰、胸痛、咯血等，症状、体征及影像学均无明显

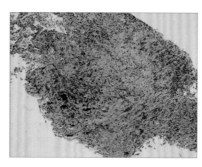 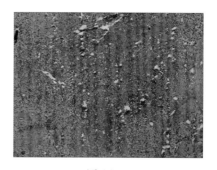

图91-4 图91-5

特异性，影像学上表现为肺内单发或多发结节，双肺单叶或多叶片状实变、间质浸润病灶，可为融合性支气管肺炎、肺实变、坏死性肺炎伴空洞形成，形成蜂窝状脓腔影，极少钙化。脓肿形成是肺外奴卡菌病较具特征性的表现。确诊需要结合组织病原学检查，且需多次多部位采集。

本例患者根据其CT、MR图像表现可误诊为左肺癌伴脑内转移，但肺多次穿刺活检未见明确肿瘤证据，PET/CT评估表现为肺内单发病灶环形高摄取，中央坏死呈缺损区，并发现肺外（脑、皮肤）血行播散病灶，综合分析否定前期影像学诊断。结合既往有ANCA相关血管炎激素治疗病史，机体免疫功能减弱，并予皮肤高代谢病灶活检，组织培养为星形奴卡菌阳性，最终确诊。

鉴别诊断：（1）多系统ANCA相关血管炎肺部浸润。该病的病理基础为坏死性小血管炎，是多系统受累的自身免疫性疾病，多见于中老年患者。肺肾受累最为多见，可有非特异性的全身症状，如肌肉关节疼痛、皮下结节等，主要依靠病理确诊。

（2）肺癌伴广泛转移。该病中老年患者有咯血、胸痛等不适症状，肿瘤形态不规则，有分叶毛刺及胸膜凹陷等恶性征象，无蜂窝状脓腔改变，位于胸膜下常合并恶性胸水表现。

（3）肺曲霉菌感染。该病亦为条件致病菌感染所致，肺部病灶周围可有晕征、空气新月征、洞丝征表现，往往是多发、多样化病灶并存，予以广谱抗生素治疗无效。

（4）淋巴瘤。该病可见单发或多发肺内结节、肿块，结节常融合，可有充气支气管征，均质强化，多伴有全身淋巴结肿大表现。

参考文献

[1] 叶枫，李少强，崔江禹，等.肺奴卡菌病七例报告并文献复习.中华生物医学工程杂

志 , 2014, 20(3): 244-247.

[2] 杨胡琴 , 施焕中 , 童朝晖 . 奴卡菌病 13 例临床分析 . 中华结核和呼吸杂志 , 2017, 40(8): 588-591.

[3] 郑培兵 , 李晓哲 , 冯勋刚 . 奴卡氏菌致全身多发脓肿的诊断学特征分析 . 中华诊断学电子杂志 , 2019, 7(2): 109-113.

（丽水市中心医院：肖扬锐　王祖飞）

Case 92　真菌感染累及脑组织、食管和骨骼

○ 简要病史

患者，50 岁，女性。无明显诱因开始出现头昏不适 6 天，无畏寒、发热，外院诊断为"风寒"并予相关治疗。后症状反复，逐渐出现头痛，前额针刺样阵发性疼痛，无明显进行性加重，自服镇痛药物后头痛可稍缓解，伴较剧烈餐后恶心、呕吐，呕吐物为进食后的食物，无明显腹痛、腹胀，无停止肛门排气、排便，明显乏力，后逐渐出现嗜睡。1 个月内体重下降约 3kg。

○ 实验室检查

血常规：白细胞计数 14.28×10^9/L，中性粒细胞百分比 94.2%，中性粒细胞绝对值 13.46×10^9/L。血清（1，3）– β –D 葡聚糖 213.8pg/ml（0 ～ 100.5pg/ml）。血清结核杆菌抗体阴性，结核感染 T 细胞（A 抗原）、结核感染 B 细胞（B 抗原）0 个（0 ～ 6 个）。脑脊液涂片未见抗酸杆菌。

○ 影像学检查资料

^{18}F–FDG PET/CT 图像见图 92–1—图 92–3。

○ 影像解读

^{18}F–FDG PET/CT 图像显示：双侧额叶、顶叶、颞叶、枕叶、双侧基底节区多个类圆形稍高密度结节影，大部分结节可见放射性浓聚，SUV_{max} 约为 6.4（左枕叶），较大者范围约 23mm × 16mm（右侧基底节区）；大部分结节周围可见片状低密度影，未见放射性浓聚（图 92–1）。图 92–2 显示喉咽和颈段食管（C_4 椎体上缘至 T_1 椎体中段水平）

放射性浓聚，SUV_{max} 约为 6.5，局部食管壁增厚，喉咽旁和食管旁脂肪间隙不清晰，软组织沿着椎体右前方生长，范围到 T_3 椎体水平。图 92-3 显示 C_6、C_7 椎体和 T_2 椎体可见骨质破坏，周围未见硬化边，可见放射性浓聚，SUV_{max} 约为 5.8。

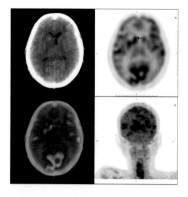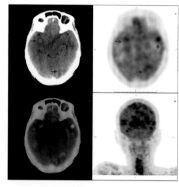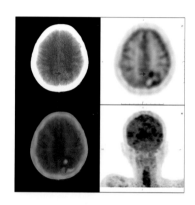

图 92-1

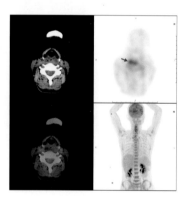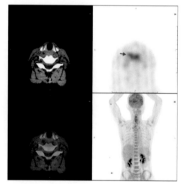

图 92-2

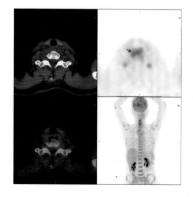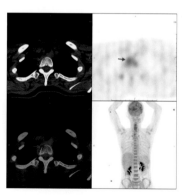

图 92-3

○ **最终诊断**

（额叶、顶叶及颞叶肿物）送检脑组织病理（图 92-4）：软脑膜及脑实质内见多灶区域大量中性粒细胞、少量淋巴细胞及浆细胞浸润伴脓肿形成，间质小血管增生，并见广泛出血；周围胶质细胞轻度增生，结合临床，符合脑脓肿改变。

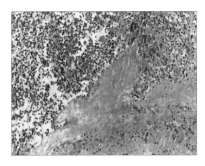

图 92-4

脑脓肿活检标本送检培养结果鉴定皮疽诺卡菌生长，细菌及真菌培养结果提示酵母样孢子菌及菌丝生长。

最终诊断为真菌感染累及脑组织、食管和骨骼。

○ **诊断要点与鉴别诊断**

颅内真菌感染是指各种致病真菌通过血行或邻近器官直接侵入颅内而引起的特异性感染。其发病率在颅内感染中所占比例较低，约占 10%。但随着近年来抗生素、免疫抑制剂及激素类药物的应用，颅内真菌感染的发病率出现上升趋势。由于颅内真菌感染的病理学改变的复杂性及多样性，导致该病的影像学表现多种多样。对于免疫功能正常或轻至中度免疫功能不全的患者，颅内真菌感染往往会形成真菌性脓肿，表明机体正常功能的免疫系统足以将病灶局限在一定范围内。血行播散的病灶可为多发，由邻近器官直接蔓延而来的病灶多为单发。病灶一般具有一定的占位效应。在 CT 平扫图像上，病灶为低密度，边界较为清晰。增强扫描显示病灶多呈环形强化，而脓肿内壁的突起或结节一般无强化。这是由于真菌脓肿腔内容物主要为液化坏死成分，内壁结构则包括梗死的脑组织及真菌菌体、菌丝成分。慢性真菌脓肿进一步机化、纤维化可形成真菌性肉芽肿，多见于免疫功能正常或有轻至中度免疫功能缺陷患者。CT 平扫显示病灶可为结节状等、稍低密度病灶，可单发或多发。增强扫描显示病灶可出现明显均匀强化，部分病灶中心部分出现坏死而表现为不均匀强化。

颅内真菌感染的鉴别诊断主要包括结核性脓肿或肉芽肿、细菌性脑脓肿、星形细胞瘤、转移瘤及脑囊虫病等。

食管真菌感染临床上多表现为吞咽困难、胸骨后不适、食欲不振等症状；影像学上表现为食管壁不均匀性增厚，增强扫描后呈轻至中度强化，管腔狭窄，病灶周围脂肪间隙较清楚。这与早期无周围侵犯或淋巴结转移的食管癌表现相近，鉴别较困难。

骨的真菌感染属罕见部位的深部真菌病，一般由皮肤直接蔓延或体内其他部位感染经血液循环或淋巴道而来。骨的真菌感染影像学表现的共同点有：①病变累及骨松质；

②溶骨性骨质破坏，边缘有厚薄不均匀硬化环；③有死骨，无骨膜反应，周围骨皮质反应性增生硬化；④病灶中央有液化坏死区。最后诊断需结合病理、真菌学发现炎症及致病真菌。

本例需与结核及食管癌并脑、骨转移鉴别。

参考文献

[1] 李妙玲，孙兴旺，王秋萍，等. 肝脓肿的 CT 诊断. 实用放射学杂志，2007, 23(4): 472-474.

[2] 董帜，周丽莎，冯仕庭. 颅内真菌感染的临床病理及影像学表现. 影像诊断与介入放射学，2014(4): 358-361.

[3] 李清娟，周荣林，曹伟娜，等. 真菌性食管炎CT误诊为食管癌2例. 医学影像学杂志，2014, 24(1): 67, 72.

[4] 许多，徐雷鸣，周勤. 股骨真菌感染的影像表现二例. 临床放射学杂志，2017, 36(4): 488-489.

（中山大学附属第三医院：程木华）

Case 93　肝脏结核合并全身多处淋巴结结核

简要病史

患者，61岁，女性。因"胸闷、乏力1年"入院。当地医院就诊，查胸部 CT，示双肺纹理增浓，伴磨玻璃样改变；左肺上叶舌段膨胀不全，双肺小结节；心脏增大，心包积液，右侧胸腔少量积液；双侧腋下多发淋巴结肿大。现患者诉胸闷、气促、乏力，无腹泻，无发热、畏寒，无恶心、呕吐，无头晕、头痛。自发病以来，患者精神、体力欠佳，胃纳、睡眠欠佳，大小便无殊，体重无明显减轻。以往体质一般，3年前曾行胆囊炎手术。

实验室检查

肿瘤标志物：CA153 43.20U/ml，AFP、CEA 等均为阴性。血常规：血红蛋白 8.9g/dl，血小板计数 75×10^9/L。血生化：天冬氨酸氨基转移酶 94U/L，碱性磷酸酶 150U/L，$L-\gamma-$

谷氨酰转移酶 60U/L。ESR 56mm/h。

○ **影像学检查资料**

^{18}F-FDG PET/CT 图像见图 93-1—图 93-4。

○ **影像解读**

^{18}F-FDG PET/CT 图像显示：右肝内可见形态不规则的放射性分布增高灶；双颈部、双侧锁骨上、双侧腋窝、纵隔、双肺门、肝胃间隙、腹膜后多发放射性分布异常增高灶（图93-1）。双肺纹理增粗，透亮度降低，双肺野内可见散在纤维条索影，未见明显异常放射性分布浓聚灶（图 93-2A—D）。心脏增大，心包见少量水样低密度影；双侧胸腔见少量弧形液体密度影，未见明显异常放射性分布浓聚灶（图 93-2E—H）。右肝内可见

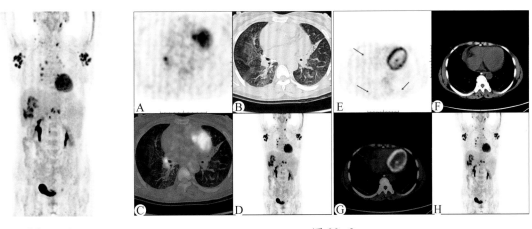

图 93-1　　　　　　　　　　　　　　　图 93-2

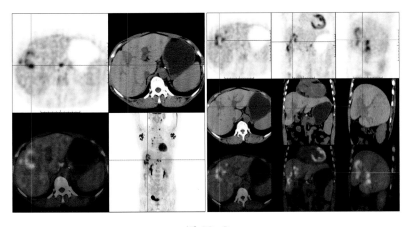

图 93-3

形态不规则的低密度肿块影，边界欠清，病灶边缘见放射性摄取异常增高，SUV_{max} 约为 10.2，病灶中央呈放射性摄取缺损；病灶旁另见小结节样放射性分布浓聚影，SUV_{max} 约为 4.5（肝脏本底 SUV_{max} 约为 2.7）（图 93-3）。双颈部、双侧锁骨上、双侧腋窝、纵隔及双肺门区、右侧心膈角、肝胃间隙、腹膜后多处肿大淋巴结，部分淋巴结内伴钙化，较大者直径约 1.6cm，可见放射性分布浓聚影，SUV_{max} 约为 6.9（图 93-4）。

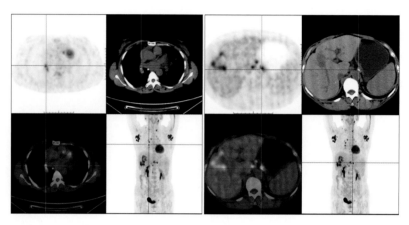

图 93-4

○ 最终诊断

彩超引导下肿块穿刺病理：（左腋窝结节穿刺）淋巴结内上皮样肉芽肿性病变（图 93-5A、B）。

彩超引导下肿块穿刺病理：（肝脏肿块穿刺）小条肝组织伴肝细胞浊肿，局部见较多淋巴细胞浸润，并见小灶类上皮样肉芽肿结节形成（图 93-5C、D）。

免疫组化单克隆抗体及癌基因检测：CK7（胆管 +），GPC3/Glypican-3（－），CD34（血管 +），CD10（胆小管 +），AFP（－），Ki-67（个别 +）。

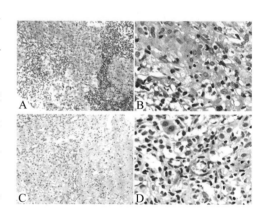

图 93-5

结核感染 T 细胞检测：有反应性。

综合以上结果，考虑肝脏结核合并全身多处淋巴结结核，患者经抗结核治疗后症状已基本消失。

○ 诊断要点与鉴别诊断

本例患者为中老年女性，因胸闷、乏力、气促入院，实验室检查示贫血、肝功能异常，ESR 增快，肿瘤标志物 CA153 水平轻度增高，AFP、CEA 等均为阴性。^{18}F-FDG PET/CT 显示肝脏不规则低密度灶，病灶边缘见放射性摄取异常增高灶，病灶中央呈放射性摄取缺损。全身多发高代谢肿大淋巴结，部分淋巴结内可见钙化。双肺纹理增粗，透亮度降低，伴磨玻璃样改变；双肺野内可见散在纤维条索影，未见明显异常代谢增高灶。心包积液，两侧胸腔少量胸水。

肝结核在临床上较为少见，临床表现及影像学特征缺乏特异性，因此易发生误诊和漏诊。肝结核临床上可表现为右上腹疼痛，肝大，呼吸道症状、乏力，体重减轻和低热、盗汗，部分患者可伴有脾大、腹水和黄疸；实验室检查通常有碱性磷酸酶和谷氨酰转移酶水平升高以及白蛋白/球蛋白比例倒置。肝脏血运丰富，结核杆菌主要通过血行播散侵入肝脏，最常见于肺部结核杆菌经肝动脉入肝，来自消化道的结核杆菌亦可通过门静脉系统进入肝脏。除了血行播散外，肝结核也可由淋巴系统及邻近器官组织的结核病灶直接感染。肝结核的基本病理变化为肉芽肿，可表现为干酪样坏死、液化坏死、纤维组织增生及钙化等，不同时期可有不同的影像学表现，亦可几种表现同时存在。肝活检结合分枝杆菌培养被认为是诊断肝结核最特异的检查方法。

目前肝结核分型尚无统一标准，Luther 等将其分为浆膜型和实质型，后者又分为粟粒型、结节型和肝内结核性胆管炎型。粟粒型肝结核较为多见，肝常肿大，肝实质内见随机分布的低密度小结节，增强扫描通常无明显改变；结节型肝结核表现为肝内低密度灶，形态可不规则，可单发或多发，可有钙化，增强扫描可见轻中度的边缘强化；结核性胆管炎型肺结核极为少见，超声检查可见沿胆管分布的粟粒状钙化。

鉴别诊断：（1）肝癌伴淋巴结转移。肝细胞肝癌肿瘤标志物 AFP 水平常增高，常有肝硬化基础病史，动态增强 CT 多表现为"快进快出"征象，显示假包膜可明确诊断。^{18}F-FDG PET/CT 检查对肝细胞肝癌的诊断灵敏度为 50% ～ 70%，部分分化较高的肝细胞肝癌由于己糖激酶水平较高，表现为 ^{18}F-FDG 低摄取甚至无摄取，而表现为假阴性；胆管细胞肝癌常伴有肝脏的萎缩，肝内胆管的扩张，常表现为 ^{18}F-FDG 高代谢。

（2）肝脏淋巴瘤。原发于肝脏的淋巴瘤较为少见，且以单发为主，极少有淋巴结的受累；而继发性淋巴瘤可表现为单发病灶、多发病灶和肝脏的弥漫浸润。CT 图像表现为低密度，边界清晰或模糊，大多数病灶密度较均匀，由于淋巴瘤沿肝脏间质生长，增强扫描见血管穿行于病灶间不受侵犯而形成"血管漂浮征"，此征象为淋巴瘤较为特征性的表现。PET/CT 图像表现为病灶 ^{18}F–FDG 代谢不同程度增高。

参考文献

[1] Schininà V, Albarello F, Cristofaro M, et al. Diagnostic imaging of hepatic tuberculosis: case series. The International Journal of Tuberculosis and Lung Disease, 2018, 22(7): 779-787.

[2] Ahmadi M H, Teimouri H, Alizadeh S. The liver metastatic adenocarcinoma of colorectal cancer with synchronous isolated hepatic tuberculosis. Hepatitis Monthly, 2013, 13(5): e9844.

[3] Luther V P, Bookstaver P B, Ohl C A. Corticosteroids in the treatment of hepatic tuberculosis: case report and review of the literature. Scandinavian Journal of Infectious Diseases, 2010, 42(4): 315-317.

[4] Hickey A J, Gounder L, Moosa M Y S, et al. A systematic review of hepatic tuberculosis with considerations in human immunodeficiency virus co-infection. BMC Infectious Diseases, 2015, 15: 209.

[5] Kakkar C, Polnaya A M, Koteshwara P, et al. Hepatic tuberculosis: a multimodality imaging review. Insights Imaging, 2015, 6(6): 647-658.

（浙江省肿瘤医院：李　欣　庞伟强　李林法）

Case 94　朗格汉斯细胞组织细胞增生症（二）

○ 简要病史

患者，53 岁，女性。2015 年 1 月，因"烦渴、多尿"至中国人民解放军总医院就诊，诊断为"中枢性尿崩症"，一直服用醋酸去氨加压素治疗。2015 年 4 月，因发现"双颈部无痛性肿物 2 个月，进行性增大"再次就诊。颈部超声：双颈部、双锁骨上窝多发肿大淋巴结。期间抗炎治疗 5 天，效果欠佳。病程中无发热、盗汗、皮疹，无关节疼痛，偶有咳嗽，无痰。半年来体重减轻约 15kg。否认传染病、遗传病病史。

2015 年 4 月 17 日，行垂体 MRI 检查：垂体柄增粗。2015 年 4 月 20 日，行 ^{18}F–FDG PET/CT 检查，了解全身病变情况，进一步协助诊断病变性质。

○ **实验室检查**

血常规：白细胞计数 9.26×10^9/L，血红蛋白 86g/L（↓），红细胞计数 3.21×10^{12}/L，中性粒细胞百分比 85.5%，嗜酸性粒细胞百分比 0.4%。

血生化：血清白蛋白 34.3g/L，AST 39U/L。

ESR 51mm/h，CRP 1.26mg/dl。

甲状腺功能检查：ATG 368.5 U/ml，Anti-TPO 71.6 U/ml（↑），TRAb 0.694U/L。

肿瘤标志物：CEA 7.01ng/ml（<5ng/ml），CA125 55.01U/ml（<35U/ml）（↑），CA19-9、NSE、CA724、CA242、HCG、AFP、SCCA、PSA、CK19、CA153 水平均在正常范围。

尿常规：尿比重为 1.005（1.015～1.020）。

性激素：性腺六项（—）。

ACTH 分泌节律（—）。

免疫相关检查：补体 C_3 204.0mg/dl，补体 C_4 41.9mg/dl，IgE 135.0U/ml，IgG 1710.0mg/dl；抗平滑肌抗体、抗线粒体抗体、抗核抗体五项、自身抗体谱 11 项均为阴性。

传染病学相关检查：伤寒 O 抗体、伤寒 H 抗体、甲型副伤寒 A、乙型副伤寒 B、斑疹伤寒抗体、流行性出血热病毒抗体 IgG 及 IgM 均为阴性；布鲁氏菌抗体滴度在正常范围。

○ **影像学检查资料**

^{18}F-FDG PET/CT 图像见图 94-1—图 94-4。

○ **影像解读**

图 94-1 显示：头颅 PET MIP 图像可见垂体柄局灶性 ^{18}F-FDG 摄取增高。体部 PET MIP 图像可见多部位 ^{18}F-FDG 摄取增高淋巴结（主要累及双侧颈部，纵隔、双侧盆腔内壁可见少量小淋巴结代谢增高）；脾大并且代谢增高；中轴及四肢近端骨骼（或骨髓）弥漫性代谢增高，T_{10}、L_1、L_4、左侧髂骨翼、右侧髂骨体、左侧耻骨上肢内可见多发局灶性 ^{18}F-FDG 摄取更高灶。

图 94-2 可见垂体柄增粗，并且 ^{18}F-FDG 摄取增高，$SUV_{max} = 5.59$。

图 94-3 可见双颈部大小不等淋巴结并且 ^{18}F-FDG 摄取增高，最浓聚处 $SUV_{max} = 8.77$，最大者约 2.7cm × 2.4cm；脾大，密度均匀，但 PET 图像上表现为在弥漫性 ^{18}F-FDG 摄取增高的基础上，存在多灶性 ^{18}F-FDG 摄取更高灶，$SUV_{max} = 5.34$。

图 94-4 显示：CT 图像上可见椎体和骨盆骨内多发不规则、穿凿样或类圆形骨质破

坏，正常骨质被软组织密度病变取代，部分病灶累及骨皮质，致局部骨皮质缺损。骨质破坏灶周围多无硬化，部分骨破坏灶周围见少许骨质增生硬化；PET 图像上表现为不同程度的 ^{18}F-FDG 摄取增高，最浓聚处 $SUV_{max} = 6.66$。

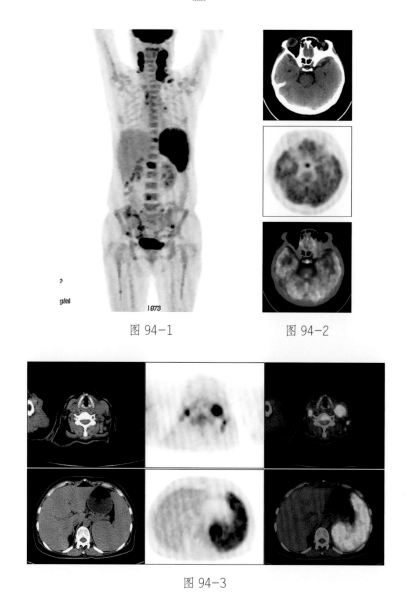

图 94-1　　　　　　　　　图 94-2

图 94-3

○ **最终诊断**

行右颈部淋巴结切除术，术后病理提示：淋巴结被膜增厚、纤维化，边缘窦及淋巴滤泡结构消失，见片状浅染区，大细胞增生，细胞胞质丰富、浅染，核大、浅染，染色

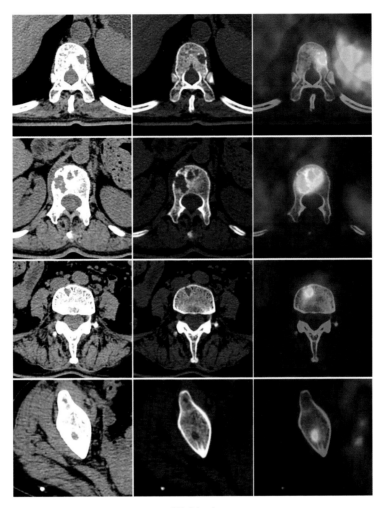

图 94-4

质细，部分核有折叠，部分成熟小淋巴细胞弥漫分布其间。另见多量不同分化阶段的浆细胞及少量嗜酸性粒细胞，部分血管管腔内见中性粒细胞聚集。

免疫组化结果：CD20（－），CD3（＋），CD1a（＋），CD21-FDC（＋），CD68（－），CD163（＋），S-100（＋），CD123（－），Ki-67（60%＋）。

本例形态学上片状朗格汉斯细胞增生，细胞增殖较活跃，结合临床多发淋巴结肿大，最终诊断为朗格汉斯细胞组织细胞增生症。

○ **诊断要点与鉴别诊断**

朗格汉斯细胞组织细胞增生症（LCH）是以朗格汉斯细胞增生为主要病理特征，起病缓急、临床症状、病变范围差异很大的一组疾病，原因未明。LCH 的影像学诊断需要充分熟悉不同类型的临床、影像学特征和实验室检查才能综合得出，病理学诊断仍是其确诊的主要依据。

根据疾病的临床特征，经典文献将 LCH 分为以下三种类型，分别是勒－雪病（Letterer-Siwe disease）、韩－薛－柯病（Hand-Schüller-Christian disease）和骨嗜酸细胞肉芽肿（EGB）。

勒－雪病常见于 3 月龄至 3 岁男童。该病特点是呈暴发性、多器官病变，致死率高（95%），临床以皮疹和发热最多见，伴随肝脾大和淋巴结肿大、贫血。韩－薛－柯病常见于 2 ~ 6 岁儿童，成年人较为少见。该病起病缓慢，致死率较低（15%），临床以骨质破坏（90%）、突眼、尿崩症（三联症）为主要表现，可伴皮疹、肝脾大及贫血。EGB 可见于各年龄段，常见于 4 ~ 7 岁儿童和少年。该病多为单发骨病灶（约占70%），以颈椎多见，常由骨折破坏导致椎体压缩变扁后产生相应症状和体征才被发现，表现为椎体"钱币"样外观。EGB 有一定自限性。上述三种分型并不能囊括所有疾病类型，因此有学者在此基础上增加了"混合型"和"单一器官损害型"两个类型。

LCH 累及器官多变，诊断较为困难。^{18}F-FDG PET/CT 诊治 LCH 的优势在于发现多活性病灶和受累脏器，未经治疗的大部分 LCH 病灶会表现为 ^{18}F-FDG 摄取增高，只有部分病灶不表现为 ^{18}F-FDG 摄取增高。

当 LCH 累及骨和肺时，其影像学表现相对具有特征性，据此可能做出 LCH 的诊断。同时，由于病变所处的时期不同，故其影像学表现又存在一定差异。肺 LCH 的早期以多发不规则间质结节为主，晚期多以多发、肺气囊肿（囊壁略厚）形成为主要表现，病灶多以双肺中上肺分布的形式出现。骨 LCH 常累及扁平骨和不规则骨（尤其是颅盖骨、椎体、盆骨和肋骨）。病变起源于骨髓腔并向外侵犯，早中期以松质骨内溶骨性骨质破坏为主，类圆形、不规则形或虫蚀状，随着时间的推移，病变可侵犯骨皮质，甚至形成椎旁软组织病灶（往往较小）。部分骨病灶周围也可见不同程度和形式的骨增生硬化，甚至环形硬化缘，常被认为晚期或修复的表现。

LCH 累及中枢神经系统罕见，更多是基于颅骨病变向脑内扩展和侵犯。相对而言，LCH 更易累及脑内脑膜、室管膜、脉络膜丛、松果体等无血脑屏障区域。同样，下丘脑正中隆起、垂体漏斗和垂体后叶等室周无血脑屏障区器官也易被累及，导致尿崩症，常难以恢复（永久性伤害）。对于累及部位的病变，应该联想到 LCH 可能。

LCH 需要与其他组织细胞增生性疾病进行鉴别，如 Rosai-Dorfman 病（RDD）和 Erdheim-Chester 病（ECD），两者在累及器官、^{18}F-FDG 代谢方面与 LCH 存在许多相似之处。

ECD 是一种病因不明、罕见的非郎格汉斯细胞组织细胞增生症，以泡沫样细胞侵犯组织形成脂质肉芽肿为主要特点，也可表现为单或多器官受累。Arnaud 等分析了 53 例 ECD 患者的临床表现，其中骨骼侵犯占 96%，心脏受累占 77%，腹膜后腔侵犯占 43%，51% 的患者波及中枢神经，肺部侵犯占 43%。中枢神经内分泌系统受累也较常见，可表现为尿崩症。ECD 与 LCH 的主要鉴别要点如下：① ECD 多见于中老年人，LCH 以儿童多见。② ECD 骨骼病变通常累及长骨骨干和干骺端的髓腔，以股骨和胫骨多见，表现为斑块状或弥漫性骨硬化，且多呈对称性；而 LCH 常以骨溶解为主，较少涉及长骨。③病理学上，ECD 中细胞 CD1a 和 S-100 抗原表型阴性，且缺乏 Birbeck 颗粒；而 LCH 中细胞 CD1a 和 S-100 抗原表型阳性，且电子显微镜下可以见到 Birbeck 颗粒。本例 LCH 患者受累骨病变的累及部位、形态学特征有助于与 ECD 相鉴别。

RDD 是一种罕见的、病因尚不明确的良性组织细胞增生性疾病。RDD 以双颈部无痛性淋巴结肿大为常见临床表现，多达 40% 的患者淋巴结外器官受累。最常见的淋巴结外发病部位为皮肤、上呼吸道和骨骼。累及骨骼者比例不到 10%，最常见的骨骼受累部位包括颅骨、颌面骨和胫骨，CT 图像上表现为溶骨性骨质破坏为主，部分病灶也可有硬化缘。影像学上，RDD 与 LCH 鉴别诊断十分困难。病理学上，免疫组织化学染色显示组织细胞 CD68 和 S-100 蛋白阳性而 CD1a 阴性，这有助于 RDD 与 LCH 和 ECD 的鉴别。

此外，根据 LCH 累及器官的不同，还需要与不同的疾病进行鉴别。就 LCH 自身而言，也需要与转移瘤、淋巴瘤、多发骨髓瘤等疾病相鉴别。基于 ^{18}F-FDG PET/CT 全身扫描的优势，PET/CT 可有效地诊断或排除原发灶恶性肿瘤。本例患者 PET/CT 未发现原发恶性肿瘤病灶，也意味着恶性肿瘤转移的可能性基本被排除。另外，当恶性肿瘤发生淋巴结转移时，转移淋巴结往往遵循一定的淋巴引流途径，而 LCH 受累淋巴结往往不存在此规律。当淋巴瘤累及骨髓时，CT 图像上很少见到可见的骨质破坏，往往表现为无明显骨质破坏的 ^{18}F-FDG 高代谢灶，而本例患者存在明显骨质破坏。即使淋巴瘤髓内侵犯累及骨骼，多表现为溶骨骨质破坏，罕见破坏周围极少反应性增生硬化，而 LCH 的骨病灶周围可以有不同程度的反应性增生硬化。多发骨髓瘤也易侵犯骨骼，多累及不规则骨和扁骨，其骨破坏多表现为虫蚀状、囊状或不规则骨质破坏灶，可与 LCH 骨病变类似，但周围骨髓瘤破坏灶周围很难见到骨增生硬化［硬化型骨髓瘤很罕见，主要表现为受累骨多灶和（或）广泛骨硬化］。另外，多发骨髓瘤髓外受累极为罕见，脾和淋巴结肿大伴随代谢增高也极为罕见。大部分骨髓瘤为分泌型，血清单克隆免疫球蛋白或轻链（M蛋白）检测、尿本周蛋白阳性和继发肾功能损害等有助于骨髓瘤的诊断。

同时，^{18}F-FDG PET/CT 也可以用于 LCH 的疗效评价和预后评估。其对 LCH 疗效的监测优于骨扫描，可以用于鉴别骨扫描持续异常骨病灶是否为活性病灶。

参考文献

[1] Albano D, Bosio G, Giubbini R, et al. Role of ^{18}F-FDG PET/CT in patients affected by Langerhans cell histiocytosis. Jpn J Radiol, 2017, 35(10): 574-583.

[2] Arnaud L, Hervier B, Néel A, et al. CNS involvement and treatment with interferon-α are independent prognostic factors in Erdheim-Chester disease: a multicenter survival analysis of 53 patients. Blood, 2011, 117(10): 2778-2782.

[3] Andrysek K. Erdheim-Chester disease: a case study and literature review. Dimens Crit Care Nurs, 2011, 30(4): 184-189.

[4] Mosheimer B A, Oppl B, Zandieh S, et al. Bone involvement in Rosai-Dorfman disease (RDD): a case report and systematic literature review. Curr Rheumatol Rep, 2017, 19(5): 29.

[5] Mantilla J G, Goldberg-Stein S, Wang Y. Extranodal Rosai-Dorfman disease: clinicopathologic series of 10 patients with radiologic correlation and review of the literature. Am J Clin Pathol, 2016, 145(2): 211-221.

[6] Binkovitz L A, Olshefski R S, Adler B H. Coincidence FDG-PET in the evaluation of Langerhans' cell histiocytosis: preliminary findings. Pediatr Radiol, 2003, 33(9): 598-602.

（山西医科大学第一医院：武志芳　郝新忠）

Case 95　误诊为肺癌伴骨转移的朗格汉斯细胞组织细胞增生症

○ 简要病史

患者，45岁，男性。腰背痛伴双下肢无力2个月，呈持续性疼痛，夜间常痛醒，难以忍受。体格检查：体温 37.6℃，腰背部压痛叩痛，双下肢肌力 4 级，浅感觉减退，病理征未引出，肝脾无肿大，皮肤未见皮疹，浅表淋巴结无肿大。4 年前体检发现肺结节，当时 CT 及 1 年半前 ^{18}F-FDG PET/CT 检查均报告炎性结节的可能性大，且影像随访病灶基本相仿。20 天前，至外院骨科就诊，并行 MRI 检查，报告 T_{10} 病理性骨折。

○ **实验室检查**

血常规：白细胞总数及分类正常，红细胞计数 4.07×10^{12}/L［$(4.30 \sim 5.80) \times 10^{12}$/L］（↓），血红蛋白 12.8g/L（130.0 ～ 175.0g/L）（↓），血小板正常。

肝功能：白蛋白 33.5g/L（40.0 ～ 55.0g/L）（↓），白、球蛋白比值 0.9（1.2 ～ 2.4）（↓），丙氨酸氨基转移酶 78U/L（9 ～ 50U/L）（↑）。

肾功能、甲状腺功能正常。

炎症指标：D-二聚体 1.17mg/L（0 ～ 0.50mg/L）（↑），ESR 41mm/h（0 ～ 15mm/h）（↑），CRP 水平正常。

肿瘤标志物：CA125 74.2U/ml（0 ～ 35.0U/ml）（↑），其余 AFP、CEA、CA153、CA19-9 水平均正常。

○ **影像学检查资料**

MR 图像见图 95-1。ECT 图像见图 95-2。^{18}F-FDG PET/CT 图像见图 95-3—图 95-5。

○ **影像解读**

MR 图像（图 95-1）显示：T_{10} 椎体变扁伴后凸压迫脊髓，T_1WI 序列信号减低（三角箭头所指），椎体前方见 T_2WI 高信号软组织肿胀（细箭头所指），T_{10} 椎体、T_{9-10} 棘

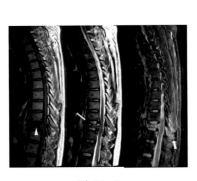

图 95-1

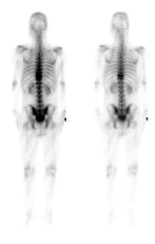

图 95-2

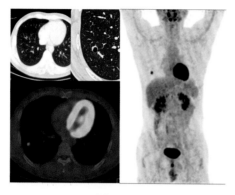

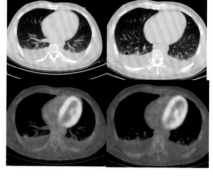

图 95-3   图 95-4

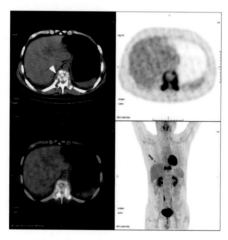

图 95-5

突 T_2 STIR 序列弥漫性信号增高（粗箭头所指），考虑椎体转移并伴脊髓压迫。

ECT 图像（图 95-2）显示：T_{10} 椎体弥漫性放射性浓聚。

1 年半前行 ^{18}F-FDG PET/CT 检查，显示：右肺下叶外基底段见一直径约 12mm 的结节，其内大部分为气囊腔，囊壁厚薄不均，呈戒圈样（箭头所指），囊壁代谢增高，$SUV_{max} = 4.2$，延时 2 小时后 $SUV_{max} = 5.9$，胸椎等均未见异常征象（图 95-3）。该结节经与其 2 年前 CT 老片对比基本相仿，考虑炎性结节的可能性大，但考虑到该结节单发伴囊壁厚薄不均及高代谢改变，囊周未见炎性病变，故 PET/CT 诊断认为难排除恶性肿瘤性病变，建议影像学随访观察。

本次 ^{18}F-FDG PET/CT 检查显示：右肺下叶高代谢结节所见与老片基本相同，与 1 年半前相似，新出现两侧胸腔积液（图 95-4）；T_{10} 椎体及两侧椎弓根均见骨质破坏伴椎体明显压缩变扁，代谢明显增高，$SUV_{max}=9.3$，椎旁软组织弥漫肿胀（图95-5，箭头所指）。鉴于持续存在高代谢肺结节病史，新出现胸椎单发骨破坏并累及椎弓根伴高代谢，PET/CT初诊为右肺恶性肿瘤伴椎体转移。

○ **最终诊断**

本例术前由呼吸科提请门诊进行多学科讨论，此时医学影像科在综合分析全部影像资料后，结合临床病史认为，骨骼病变趋向首先考虑嗜酸细胞肉芽肿性病变，肺结节以炎性结节首先考虑，且也趋向考虑以朗格汉斯细胞组织细胞增生症肺部受累。鉴于临床存在脊髓压迫及下肢肌力下降，骨科建议收入院手术。后行胸椎后路病灶切除减压、椎体重建植骨融合内固定术，术后恢复良好。

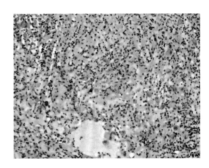

图 95-6

镜下见多量炎症细胞增生，其内散在多边形胞质丰富的细胞，嗜酸性粒细胞易见（图95-6）。

术后镜下组织学结合免疫组化阳性结果［CD1a（＋＋＋）、S-100（＋）、CD68（＋＋＋）］，符合朗格汉斯细胞组织细胞增生症。

○ **诊断要点与鉴别诊断**

朗格汉斯细胞组织细胞增生症（LCH）是以大量朗格汉斯细胞增生、浸润和肉芽肿形成，导致器官功能障碍为特征的一组疾病。该病多见于婴幼儿，儿童发病率为2～10/百万；成年人相对少见，发病率为1～2/百万。LCH临床表现复杂呈多样化，病变可累及单器官或者多器官。单一器官受累又称嗜酸细胞肉芽肿（EG），常常累及骨骼或者皮肤。全身系受累最常见的临床表现包括发热、肝脾大、骨受累、肺受累、淋巴结肿大等。

2009年4月，国际组织细胞协会（Histolocyte Society）发布了《郎格汉斯细胞组织细胞增生症评估与治疗指南》，其病理诊断标准如下：初诊——仅依据病理学检查的光镜所见典型的LCH细胞。确诊——在光学显微镜检查的初诊基础上，以下3项中有1项及以上指标阳性：①郎格素阳性；②CD1a抗原阳性；③电子显微镜检查发现病变细胞内含Birbeck颗粒。

鉴别诊断：（1）骨嗜酸细胞肉芽肿。该病少见，占全部骨肿瘤及肿瘤样病变的比例不足1%，且好发于儿童和青少年。该病多见于颅骨、肋骨、下颌骨、脊柱、骨盆和长骨等，以膨胀性、侵蚀性骨病变为特征，临床表现为局部疼痛、压痛，多为单骨受累。在所有脊柱骨中，以胸、腰椎发病最为常见，颈椎次之，影像学表现为椎体弥漫溶骨性改变伴椎体楔形或铜钱样扁平改变，椎体周边软组织肿胀呈"袖套状"改变，椎间盘一般不受累。扁平椎与袖套征是椎体嗜酸细胞肉芽肿的特征性影像学征象，是其定性诊断的重要依据，这有别于需要鉴别的椎体转移、原发骨肿瘤与结核。椎体转移或原发骨肿瘤病灶相对局限，通常不出现椎旁软组织肿块或局限软组织肿块；椎体结核通常累及相邻椎体对应缘伴椎间隙狭窄，椎旁可见冷脓肿或钙化征象。该病病灶在 PET/CT 与 ECT 图像上均呈高放射性浓聚的代谢特征，尤其是 PET/CT 有助于疾病全身受累情况与临床危险程度分级的综合评估。本例影像学检查显示受累椎体骨质破坏扁平，椎旁软组织均匀肿胀呈袖套样改变，且呈显著高代谢特征，相邻椎间盘正常，均符合上述 EG 的特征改变。

（2）LCH 肺部受累。该病占 LCH 的 7%～26%。肺受累的 LCH 分为两类：一类肺受累为全身多系统病变的表现之一，为常见类型；另一类为单独肺部受累，此类多见于成年吸烟者，儿童很少见。肺部受累的主要病理改变是朗格汉斯细胞在小气道内皮增殖，形成肉芽肿阻塞气道，进而形成囊腔，最终形成大小不一、形状不规则、壁厚不均的囊性病变与结节，常双肺弥漫性受累，大多表现为良性和迁延的病程。根据 LCH 肺部受累诊断指南，在病理业已确诊 LCH 的基础上，符合以下 1 项及以上：①肺的高分辨力 CT 的典型表现；②肺部 LCH 的组织病理学或细胞学诊断，即可诊断肺部受累。因此，本例在椎体 LCH 病理确诊的基础上，肺部结节尽管未有病理诊断，但肺部结节呈典型壁厚不一的气囊腔样改变，且囊壁呈明显高代谢改变，均支持 LCH 肺部受累的诊断。

本例影像学检查（包括 PET/CT 与 MR）初诊均误诊为转移性骨肿瘤，分析误诊原因如下：首先是对 LCH 影像学表现特征，尤其是扁平椎与袖套征的形态学特征认识不足，这也是报道本例的初衷之一；其次是本例肺部受累并非常见的弥漫性病变，而是单发结节，属于 LCH 肺部受累少见表现；再次，也与肺癌结节伴椎体转移十分常见有关，日常诊断中易被优先考虑。本例在多学科阅片过程中，经过全面分析，我们认为肺结节囊壁虽然厚薄不一，但壁内外缘平滑，囊壁呈较显著的高代谢特征，而多年随访形态学基本稳定，均不支持肺癌结节特征；T_{10} 椎体病变除具扁平椎与袖套征的特征外，MR 图像上相邻 T_{9-10} 棘突均可见片状长 T_1、长 T_2 异常信号，也难以以转移性肿瘤局限性病灶解释，而支持炎性水肿改变；同时 T_{10} 椎体呈弥漫均匀异常信号改变，也支持 EG 弥漫性融骨破坏特征，而不同于骨转移等肿瘤性病变特征；此外，两侧胸腔中见少量积液，而胸膜未见明确形态学与代谢异常，也不支持肺癌转移，而趋向支持椎体旁软组织炎症导致相邻胸膜反应性炎性渗出改变。另外，本例临床上存在低热，实验室检查发现 ESR 加快，D- 二聚体等的水平增高，红细胞与血红蛋白偏低、白蛋白偏低与白球蛋白比值下降等也是 LCH 常见的临床实验室特征，具有一定的参考诊断价值。据此，多学科讨论中，PET/CT 医师综合分析上述影像形态学与代谢特征，并充分结合临床资料，得以纠正原先的诊断意见，指出本例以 LCH 骨、肺部受累的可能性大。

综上，LCH 常表现为多系统受累，其中骨与肺部为常见且重要的受累部位。影像形态学上，扁平椎与袖套征是椎体骨受累的主要特征，而薄壁或壁厚薄不均的肺气囊结节也具有一定特征。PET/CT 图像上，上述病灶均呈高代谢特征，这有助于疾病全身受累情况与临床危险程度分级的综合评估，且对临床诊疗具有重要的指导意义。

参考文献

[1] 吴升华 . 郎格罕细胞组织细胞增生症评估与治疗指南介绍 . 中华儿科杂志 , 2012, 50(2): 155-158.

[2] Obert J, Vercellino L, Van Der Gucht A, et al. ^{18}F-fluorodeoxyglucose positron emission tomography-computed tomography in the management of adult multisystem Langerhans cell histiocytosis. Eur J Nucl Med Mol Imaging, 2017, 44: 598-610.

[3] Agarwal K K, Seth R, Behra A, et al. ^{18}F-fluorodeoxyglucose PET/CT in Langerhans cell histiocytosis: spectrum of manifestations. Jpn J Radiol, 2016, 34(4): 267-276.

[4] 金敏敏 , 周姝娟 , 李广政 , 等 . 脊椎骨嗜酸性肉芽肿的 MRI 影像分析 . 中国血液流变学杂志 , 2013, 23(2): 377-379.

[5] 唐晓蕾 , 王维 , 刘金荣 , 等 . 儿童肺受累的朗格罕细胞组织细胞增生症病例分析 . 中华儿科杂志 , 2014, 52(12): 902-905.

（温州医科大学附属第一医院：郑祥武　唐　坤　林　洁　纪晓微）

Case 96　Rosai-Dorfman 病

○ 简要病史

患者，43 岁，女性。因"发现左腋下肿块 5 天"入院。患者于 5 天前无意中发现左腋下肿物，约鸡蛋大小，无红肿、疼痛。社区医院双乳超声示：右乳外上象限0.6cm×0.5cm 结节，双侧腋下可及多个低回声团块，左侧较大者约 4.1cm×2.5cm，右侧较大者 1.3cm×1.4cm。提示：①双乳腺囊性增生伴右乳结节（BI-RADS 3 类）；②双侧腋下低回声块（淋巴来源？）。既往 10 余年前曾有肺结核病史，自诉服药后控制可，无结核再发；类风湿性关节炎 10 年；异位妊娠术后 8 年。余体格检查未见明显异常。

○ **实验室检查**

肿瘤标志物 AFP、CA19-9、CEA、CA125、CA153 水平均在正常范围。白细胞计数在正常范围，血红蛋白 103g/L（115～150g/L）（↓），红细胞计数 3.71×10^{12}/L[（3.80～5.10）×10^{12}/L]（↓），超敏 C 反应蛋白 13mg/L（0～8mg/L）（↑），淋巴细胞百分比 61%（20%～50%）（↓），IgG 18.30g/L（7.23～16.85g/L）（↑）。

○ **影像学检查资料**

^{18}F-FDG PET/CT 图像见图 96-1—图 96-4。

○ **影像解读**

^{18}F-FDG PET/CT 图像示：双侧腋窝多发肿大淋巴结，葡萄糖代谢增高，SUV$_{max}$=14.1（左侧）（图 96-1）；左侧腹股沟多发肿大淋巴结，葡萄糖代谢增高，SUV$_{max}$=6.9（图 96-2）；鼻腔内不规则软组织影，葡萄糖代谢增高，SUV$_{max}$=9.9（图 96-3）；体部全身皮下多发随机性分布、大小不等的软组织结节，葡萄糖代谢增高，SUV$_{max}$=6.3（右腰部皮下结节）（图 96-4）。

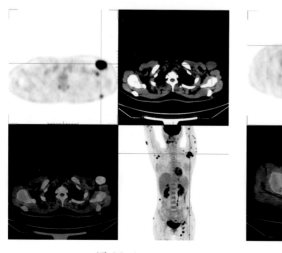

图 96-1

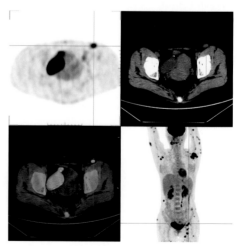

图 96-2

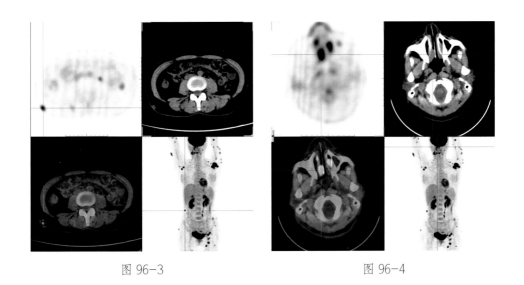

图 96-3   图 96-4

○ **最终诊断**

左腋下淋巴结活检：淋巴结 1 枚，最大径 4cm，淋巴窦扩张，窦内见较多大而胞质丰富、淡染的细胞伴有吞噬现象，淋巴间质见浆细胞浸润，可见少许残存淋巴滤泡。

免疫组化结果：CK（－），Vim（＋），LCA（＋），CD68（＋），S-100（＋），CD1a（－），CD30（－），Ki-67（约 5%＋）。

结合形态及免疫组化结果，符合 Rosai-Dorfman 病。

○ **诊断要点与鉴别诊断**

Rosai-Dorfman 病（RDD）是一种原因未明的良性组织细胞增生性疾病。该病主要发生于儿童和青少年，典型临床表现为发热、双侧颈部无痛性肿大淋巴结伴白细胞增多及高 IgG 球蛋白血症，病变亦可累及腋窝、腹股沟及纵隔淋巴结。约 43% 的患者可出现淋巴结外受累表现，其中皮肤是最常见的淋巴结外受累部位，其次是上呼吸道、唾液腺、骨、中枢神经系统，也可见于胃肠道或泌尿生殖道等部位。病理学上以泡沫状窦组织细胞浸润为特征，其胞质内可见吞噬形态完整、数量不一的淋巴细胞、浆细胞或嗜中性粒细胞，称为"伸入运动"，具有诊断意义。免疫组织化学 S-100 阳性、CD68 阳性、CD1a 阴性可帮助识别散在的组织细胞和伸入现象。有文献报道，RDD 与炎性假瘤可能是同一个组织病理谱系，早期组织病理表现为以组织细胞为主，后期由于细胞因子的异常表达，导致组织细胞转变为纤维母细胞为主，表现为炎性假瘤。

本例患者以左侧腋窝肿块来院就诊，无发热症状，白细胞计数正常，肿瘤标志物均正常，但 IgG 水平增高，PET/CT 检查显示全身不同组织器官内多发软组织影、淋巴结影，葡萄糖代谢均增高，影像学表现无特异性，与淋巴瘤、结节病等难以鉴别，最终诊断需依赖病理组织学检查。

鉴别诊断：①淋巴瘤、继发性淋巴结结核、非特异性淋巴结炎；②结节病。

目前该病尚无特效疗法，多数患者临床症状较轻，预后较好；部分患者不予特殊处理亦可自愈，应密切随访。对于单发、较小的病灶，手术切除是最有效的方法，辅以术后放化疗及激素治疗。

参考文献

[1] 赵越，龙世亮，吴居蛟，等 . Rosai-Dorfman 病的影像表现 . 中华放射学杂志，2017，51(10): 800-802.

[2] Brenn T, Calonje E, Granter S R, et al. Cutaneous Rosai-Dorfman disease is a distinct clinical entity. Am J Dermatopathol, 2002, 24(5): 385-391.

[3] Veinot J P, Eidus L, Jabi M. Soft tissue Rosai Dorfman disease mimicking inflammatory pseudotumor: a diagnostic pitfall. Pathology, 1998, 30(1): 14-16.

[4] 石小霞，向微，李慎秋 . 混合型 Rosai-Dorfman 病及文献复习 . 临床皮肤科杂志，2016, 45(5): 353-356.

（杭州市肿瘤医院：耿雅文　赵春雷）

Case 97　韦格纳肉芽肿

○ 简要病史

患者，51 岁，男性。因"阵发性头痛 6 个月，加重 2 个月"入院。患者 6 个月前无明显诱因出现双侧颞部阵发性头痛，每次持续 2 ～ 3 小时，无恶心、呕吐、眩晕，无咳嗽、咳痰、气促等。近 2 个月头痛范围扩大至面部，发作次数增多。于当地医院就诊，头颅 MRI 显示轻度脑白质脱髓鞘病变，生化指标未见明显异常（具体不详），予激素、改善循环等治疗（具体不详）后无明显好转。自患病来，精神、食欲和睡眠正常，体重无明显变化，大小便正常。

○ **实验室检查**

血常规：白细胞计数 10.87×10^9/L，血红蛋白 124g/L，血小板计数 395×10^9/L。肝肾功能：白蛋白 33.9g/L，肌酐 65μmol/L。ESR 109mm/h。自身抗体谱、血管炎二项均正常。肿瘤标志物 CEA、NSE、AFP、CA19-9、CA724 等均为阴性。骨髓穿刺病理提示粒细胞明显增生，有成熟障碍。

○ **影像学检查资料**

^{18}F-FDG PET/CT 图像见图 97-1 和图 97-2。

○ **影像解读**

图 97-1A 为 ^{18}F-FDG PET/CT MIP 图像。图 97-1B$_1$—E$_1$ 为 CT 平扫横断层图像，显示脑垂体、筛窦、鼻腔及鼻咽部平面。图 97-1B$_2$—E$_2$ 为对应平面的 PET/CT 融合图像。以上图像显示双侧泪腺、垂体、颅底、筛窦及左侧上颌窦、鼻腔及双侧下鼻甲多发片块状不规则形高代谢病灶，病灶内摄取最高处的 SUV$_{max}$ = 12.7，SUV$_{ave}$ = 4.4。

图 97-2A 为全身 MIP 图像。图 97-2B$_1$—E$_1$ 为 CT 平扫横断层图像，显示纵隔左主支气管、右肺下叶支气管开口、双肾门及双肾下极平面。图 97-2B$_2$—E$_2$ 为对应层面的 PET/CT 融合图像。以上图像显示双侧主支气管管壁稍增厚伴代谢增高，病灶代谢最高处 SUV$_{max}$=8.2，SUV$_{ave}$=4.2；双肾多发结节状高代谢病灶，代谢最高病灶的 SUV$_{max}$=17.9，SUV$_{ave}$=7.6。图 97-2 F$_1$、F$_2$ 分别为右髂总动脉平面的横断层和冠状断层 PET/CT 融合图像，显示右侧髂总动脉见软组织环形包绕伴代谢增高，病灶的 SUV$_{max}$=11.6，SUV$_{ave}$=5.6。

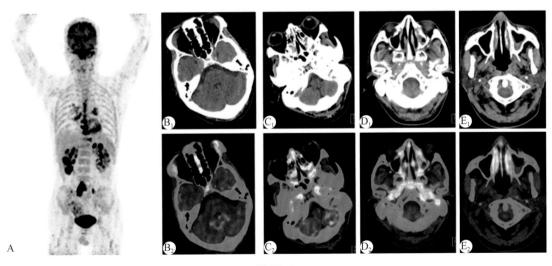

图 97-1

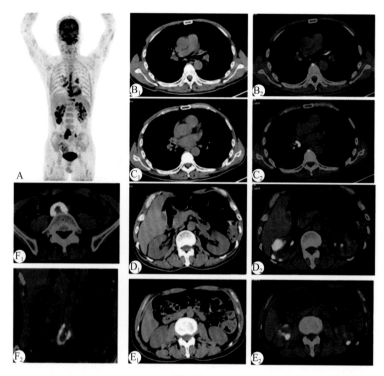

图 97-2

○ 最终诊断

病变取材为左侧下鼻甲、左侧中鼻甲和左后筛窦。病理组织学诊断为肉芽肿性炎伴弥漫坏死（图 97-3），结合临床，考虑韦格纳肉芽肿病变。

本例存在以下特点：①中年，男性，因阵发性头痛起病，病程较长（6 个月）；②病变累及全身多处脏器、组织，如泪腺、鼻旁窦、鼻腔及鼻咽部软组织、肾脏、血管、皮肤等；③病灶累及以身体中线为主，且多数病灶呈现左右侧较对称性改变；④病灶形态不一，有结节状、条状、片块状和沿血管包绕等多种形态；⑤多数病灶代谢明显增高。

○ 诊断要点与鉴别诊断

韦格纳肉芽肿（WG），又称肉芽肿性多血管炎（GPA），是一种病因不明的中、小血管坏死性肉芽肿性炎性疾病。上

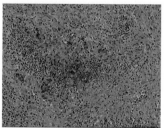
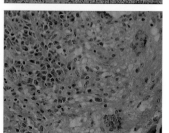

图 97-3

呼吸道、肺脏、肾脏损伤是 WG 典型的三联症表现，也可同时累及其他脏器（如眼部、

耳道等），偶尔会累及大动脉。WG 的主要临床症状为发热、鼻窦炎、呼吸道症状和进行性肾衰竭。抗中性粒细胞胞质抗体（ANCA）在 WG 的诊断和治疗随访中具有重要的价值，活动期 WG 表现为 ANCA 阳性，缓解期或者早期 WG 可表现为 ANCA 阴性。相关文献报道，WG 典型的影像学表现主要有：①眼部的眶内假瘤及鼻窦黏膜不同程度的增厚伴代谢增高；②肺受累，可表现为多发、散在和多种征象并存（结节、肿块合并空洞、渗出影、支气管壁增厚等）；③肾脏表现为多发结节状高代谢病灶或肾皮质代谢弥漫性增高。诊断时，如同时存在鼻窦、肺脏、肾脏、眼部等脏器受累的临床表现或影像学表现时，需要考虑 WG 可能。对于 WG，予抗生素治疗无效。

鉴别诊断：（1）淋巴瘤。淋巴瘤可侵犯全身多处脏器、组织，可出现淋巴结肿瘤侵犯和结外脏器肿瘤侵犯，其影像学表现与本例相近，但本例病灶主要集中于身体中线，略与淋巴瘤不同，后者分布比较散在。

（2）活动性结核。活动性结核也可出现多脏器、组织侵犯，但较少出现双侧泪腺比较对称的累及，同时包绕血管生长也非常少见，病变易出现中心性坏死。

（3）真菌感染。全身播散性真菌感染也可出现全身多处脏器、组织侵犯，影像学表现与本例相近，但也较少出现双侧泪腺对称性累及和包绕血管生长，常易出现双肺和脏器累及。

参考文献

[1] Schilder A M. Wegener's granulomatosis vasculitis and granuloma. Autoimmun Rev, 2010, 9(7): 483-487.

[2] Soussan M, Abisror N, Abad S, et al. FDG-PET/CT in patients with ANCA-associated vasculitis: case-series and literature review. Autoimmun Rev, 2014, 13(2): 125-131.

[3] De Geeter F, Gykiere P. (18)F-FDG PET imaging of granulomatosis with polyangiitis-Wegener's syndrome. Hell J Nucl Med, 2016, 19(1): 53-56.

[4] Nelson D R, Johnson G B, Cartin-Ceba R, et al. Characterization of F-18 fluorodeoxyglucose PET/CT in granulomatosis with polyangiitis. Sarcoidosis Vasc Diffuse Lung Dis, 2016, 32(4): 342-352.

（南方医科大学南方医院：傅丽兰　吴湖炳）

Case 98　组织坏死性淋巴结炎

○ **简要病史**

患者，15 岁，女性。间断发热 20 余天，体温最高 39.4℃，偶有右下腹不适。病初口服药物无好转，至当地医院就诊，予地塞米松、头孢呋辛、利巴韦林等治疗 3 天，体温正常 3 天（不详）后再次发热，最高 39.6℃，余症状同前；当地医院继续予头孢曲松、阿米卡星、利巴韦林治疗 3 天，体温正常 3 天后再次发热；遂至上级医院就诊，腹部 B 超检查示"腹腔内多发低回声团（淋巴结肿大？淋巴瘤？）"，予头孢曲松静脉输注 3 天，体温仍反复。

○ **实验室检查**

血常规：红细胞计数 4.00×10^{12}/L，白细胞计数 2.57×10^9/L［（$4.00 \sim 10.00$）$\times 10^9$/L］（↓），血小板计数 299×10^9/L，血红蛋白 113g/L（↓），中性粒细胞百分比 59.1%，中性粒细胞绝对值 1.52×10^9/L（↓）。C 反应蛋白 75.00mg/L（↑）。

活化部分凝血酶原时间 39.4s。国际标准化比值为 1.01。纤维蛋白原 5.54g/L（↑）。凝血酶时间 16.7s，凝血酶原时间 13.0s。ESR 58mm/h（↑）。

大便常规：隐血弱阳性。

巨细胞病毒 IgM 抗体：阴性。弓形虫 -IgM 抗体：阴性。弓形虫 -IgG 抗体：阴性。风疹病毒 -IgM 抗体：阴性。风疹病毒 -IgG 抗体 129.20U/ml（↑）。巨细胞病毒 IgG 抗体 397.80U/ml（↑）。

组蛋白抗体、核糖核蛋白抗体、PM-SCL、PCNA、AMA-M2、抗 Ro-52 抗体、ANA 系列、着丝点抗体、核小体抗体均阴性。

生化：总胆红素 6.6μmol/L，白蛋白 43.1g/L，谷丙转氨酶 12U/L，乳酸脱氢酶 432U/L，类风湿因子 53.0U/ml，血淀粉酶 30U/L，抗链球菌溶血素 O 80.2U/ml。

○ **影像学检查资料**

^{18}F-FDG PET/CT 图像见图 98-1。CT 图像见图 98-2 和图 98-3。

○ **影像解读**

^{18}F-FDG PET/CT 图像（图 98-1）显示：两侧颈部、左侧锁骨上区、两侧腋窝、腹腔小肠系膜区、腹膜后、两侧髂血管旁、腹股沟区多发淋巴结肿大（以腹腔肠系膜区为

著），部分呈融合状态，最大短径约 21mm，伴葡萄糖代谢增高，SUV_{max} 约为 8.9。

CT 平扫（图 98-2）、CT 增强图像（图 98-3）显示：腹腔右侧系膜区多发淋巴结肿大部分成融合状态，增强后部分肿大淋巴结内见片状液化坏死区明显（箭头所指）。

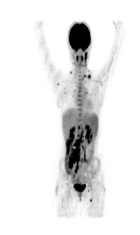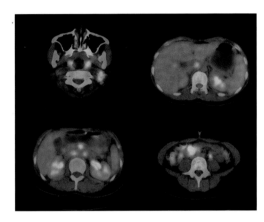

图 98-1

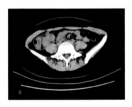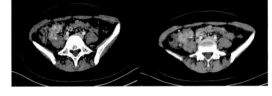

图 98-2   图 98-3

○ **最终诊断**

（腹腔镜下淋巴结活检）病理（图 98-4）：见凝固性坏死区和吞噬细胞，诊断为组织坏死性淋巴结炎。

○ **诊断要点与鉴别诊断**

组织细胞坏死性淋巴结炎属于淋巴结增生性病变，多数情况下是一种自限性疾病。该病多见于日本、中国等亚洲国家，主要发生于青壮年，女性略多于男性。春夏季发病较多，与病毒感染相关。临床上主要表现为持续高热、

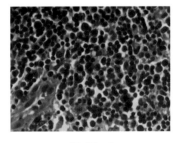

图 98-4

突发淋巴结肿大，伴白细胞计数不升高或轻度下降，抗生素治疗无效，且其淋巴结亦可随着发热的高低增大、缩小，这与肿瘤性病灶无痛性、进行性增大不同；淋巴结活检及组织病理学检查表现为 T、B 细胞呈混合性增生，而非单一性或单克隆增生，内见多发

核碎片及凝固性坏死，该表现与非霍奇金淋巴瘤中淋巴结正常结构消失、单克隆性（T细胞或 B 细胞）淋巴包膜及周围组织被侵犯不同。

本例表现为年轻女性，持续高热，PET/CT 检查示全身多发淋巴结增大，无其他原发肿瘤依据，且病灶葡萄糖代谢增高，SUV_{max} 约为 8.9，仅从影像学表现易诊断为淋巴瘤，但结合临床，患者 C 反应蛋白水平明显增高，白细胞计数轻度下降，其临床发热特点与淋巴瘤相似，但与结核不同，结核表现为低热，相应 T-SPOT 及 X-SPOT 试验表现为阳性。仔细观察患者相关 CT 增强图像，可见腹腔右下腹系膜区病灶内部片状低密度坏死区，该现象在初发未治的淋巴瘤中罕见，但常见于结核，而且该病灶强化方式与结核典型环形强化又有所不同，这在诊断中有一定的指导意义。

目前现有的检查技术诊断组织细胞坏死性淋巴结炎有一定难度，仍需结合相关临床病史及检验指标。当青壮年出现高热，白细胞计数减低，抗生素治疗无效时，需考虑此病，应进一步完善检查并进行相关淋巴结活检以明确诊断。

参考文献

[1] 马小军，王爱霞，邓国华，等. 不明原因发热 449 例临床分析. 中华内科杂志，2004，43(9): 682-685.

[2] 黄玉，戈伟，丁万军，等. 组织细胞坏死性淋巴结炎 8 例临床分析. 疑难病杂志，2012，11(11): 875-876.

[3] Lee S, Yoo J H, Lee S W. Kikuchi disease: differentiation from tuberculous lymphadenitis based on patterns of nodal necrosis on CT. American Journal of Neuroradiology, 2012, 33(1): 135-140.

（温州医科大学附属第一医院：林　洁　郑祥武　唐　坤　纪晓微）

Case 99　Castleman 病（浆细胞型）

○ **简要病史**

患者，69 岁，男性。日常无明显身体不适，小脑血管母细胞瘤放疗后 10 余年，高血压病史 6 年，因高血压住院。发现左腋下淋巴结肿大 2 年余，胸部 CT 提示纵隔及左腋下多发淋巴结肿大，较 1 年前胸部 CT 有增大。为进一步明确淋巴结性质，申请行 ^{18}F-FDG PET/CT 检查。

○ **实验室检查**

红细胞计数 4.11×10^{12}/L（↓），ESR 30mm/h（↑），球蛋白 37.8g/L（↑），IgG 22.60g/L（↑），IgE 2340U/L（↑），免疫球蛋白轻链 κ 18.50g/L（↑），免疫球蛋白轻链 λ 8.64g/L（↑），单纯疱疹病毒 I 型 IgG（+），EB 病毒相关抗体（+）。

血肿瘤指标系列：铁蛋白 203.06ng/ml（↑）。

未行结核相关实验室检查。

○ **影像学检查资料**

^{18}F-FDG PET/CT 图像见图 99-1。

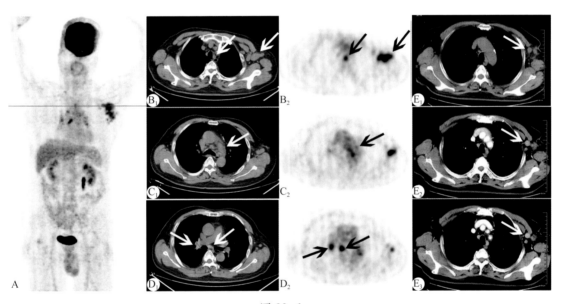

图 99-1

A. 体部 PET/CT MIP 图像；B—D. PET/CT 横断位图像；E. 胸部 CT 平扫 + 增强图像

○ **影像解读**

^{18}F-FDG PET/CT 图像（图 99-1A—D）示纵隔及左腋下多发大小不等、形态各异的软组织结节，不融合，密度均匀，^{18}F-FDG 代谢增高，呈结节状浓聚，SUV_{max} 约为 7.33。

胸部 CT 平扫图像示纵隔及左腋下多发淋巴结肿大，增强后可见明显持续均匀强化（图 99-1E）。

○ **最终诊断**

左腋下淋巴结活检病理：（腋窝肿块）淋巴结正常结构消失，代之滤泡的免疫表型特征消失；滤泡间隔内小血管增生，中等大小的淋巴细胞浸润伴之以显著的浆细胞浸润及少量嗜酸性粒细胞浸润，考虑为淋巴结病，疑为 Castleman 病。

免疫组化结果：Bcl-2（GC −），Bcl-6（GC +），CD10（GC 表达减弱），CD20（GC +），CD3（+），CD5（T +），CD79a（GC 表达减弱），Ki-67（GC 表达减弱），CD21（GC +），CD23（GC 表达减弱），CD43（T +），Cyclin D1（−）。

外院病理会诊：（腋窝肿块）淋巴结淋巴组织活跃增生，以淋巴滤泡旺炽性增生为主，伴淋巴滤泡及副皮质区较多浆细胞聚集。结合考虑 IG 基因重排阴性，倾向浆细胞型 Castleman 病。

○ **诊断要点与鉴别诊断**

Castleman 病，又称巨淋巴结增生症，是一种少见且原因不明的淋巴结增殖性疾病，目前认为可能与白细胞介素 −6 过度分泌和人疱疹病毒 −8 感染相关。其病理特征为明显的淋巴滤泡、血管及浆细胞不同程度增生。病理学上主要分为浆细胞型（8% ～ 9%）、透明血管型（约 90%）和混合细胞型（1% ～ 2%）。临床上以深部或浅表淋巴结肿大为特点，部分病例可伴全身症状和（或）多系统损害，男女发病比例约为 1 ：4。浆细胞型多见多中心型 Castleman 病，透明血管型多见局灶型 Castleman 病。浆细胞型 Castleman 病镜下可见滤泡间成熟浆细胞显著增生浸润，多数淋巴窦结构保存，淋巴滤泡血管透明变不明显。多中心型 Castleman 病伴有全身症状、肝脾增大及实验室检查异常，或为 POEMS 综合征的表现之一，实验室检查常发现球蛋白水平增高，白蛋白水平降低，骨髓中浆细胞数增多。局灶型 Castleman 病表现为单个软组织密度肿块，边缘光滑、规整，直径小于 5cm 的病灶多为等密度，较大病灶呈混杂密度，增强后早期显著强化，延迟后持续强化，病灶中央可出现分枝状或斑点状钙化，胸部病灶约 10% 出现钙化，腹部病灶 30% ～ 50% 出现钙化，病灶越大，钙化率越高，瘤内坏死、液化极少见。MR 图像表现为 T_1WI 上呈等低信号，T_2WI 上呈高信号，中央出现星形低信号区，肿块内可见稀疏的流空小血管影。^{18}F-FDG 代谢轻至中度增高，增高程度与大小、病理分型无关。

鉴别诊断：（1）淋巴瘤。淋巴瘤好发于中青年，占位程度轻，多为钙化，囊变坏死少见，^{18}F-FDG 摄取程度高于 Castleman 病，增强 CT 表现为中度强化。有报道称 Castleman 病可以转化为淋巴瘤。

（2）结节病。结节病典型的影像学表现为对称性两侧肺门淋巴结肿大，常累及双肺，表现为肺内多发小结节，有报道统计结节病淋巴结 ^{18}F–FDG 摄取高于 Castleman 病，增强后强化通常低于 Castleman 病。

（3）肉芽肿性结节。感染病原体不同，表现也不同，以结核为例，淋巴结结核表现为淋巴结肿大，密度不均，增强后呈不均匀环形强化，干酪样坏死区不强化。

参考文献

[1] 郑红伟，彭晓博，郑凌云，等 . Castleman 病的 CT 表现及病理分析 . 中国中西医结合影像学杂志，2019, 17(5): 503-505.

[2] 葛明，涂丹丹，刘振宇，等 . 透明血管型局限性 Castleman 病 CT、MRI 特征及误诊分析 . 实用放射学杂志，2019, 35(10): 1644-1647.

[3] 丁重阳，李天女，王聪 . Castleman 病的 ^{18}F–FDG PET/CT 显像特点 . 中华核医学与分子影像杂志，2015, 35(1): 14-17.

（中国人民解放军联勤保障部队第 903 医院：潘建虎　张宝燕　陈泯涵　方　元）

Case 100　噬血细胞综合征

○ 简要病史

患者，36 岁，男性。20 天前劳累受凉后出现发热，体温最高 38.2℃，伴畏寒、咽痛、前额跳痛及全身肌肉酸痛，活动后稍感胸闷，有排尿灼热感。外院诊断为"上呼吸道感染"，先后予酚麻美敏胶囊及头孢地尼胶囊对症治疗，咽痛、头痛好转，但仍有反复发热、全身肌肉酸痛，纳差，乏力，感恶心，偶有呕吐胃内容物。后出现右颈部及右耳后淋巴结肿大，有压痛不适。既往无高血压、糖尿病等基础疾病。

○ 实验室检查

白细胞计数 3.1×10^9/L，中性粒细胞百分比 54.3%，淋巴细胞百分比 34.1%，单核细胞百分比 11.0%，血红蛋白 136g/L，血小板计数 44×10^9/L。异型淋巴细胞镜检 2%。降钙素原 0.63ng/ml，CRP 53.8mg/L。谷丙转氨酶 477U/L，谷草转氨酶 338U/L，谷氨酰转肽酶 441U/L，碱性磷酸酶 511U/L，总胆红素 62.7μmol/L，直接胆红素 52.3μmol/L，总胆汁酸 149.2μmol/L，白蛋白 29.9g/L，乳酸脱氢酶 830U/L，铁蛋白稀释 20825.9ng/ml。

甘油三酯 5.36mmol/L。EB 病毒 DNA（＋）。

○ **影像学检查资料**

¹⁸F–FDG PET/CT 图像见图 100–1 和图 100–2。

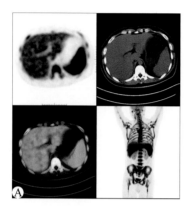 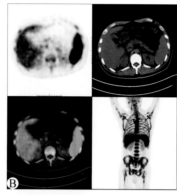 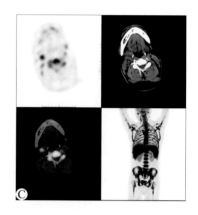

图 100–1

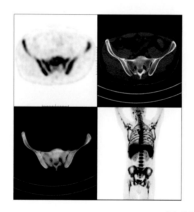 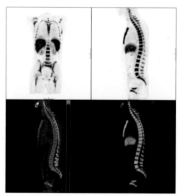

图 100–2

○ **影像解读**

¹⁸F–FDG PET/CT 图像显示：肝脾大，¹⁸F–FDG 摄取明显增高，脾 SUV_{max} = 12.0（图 100–1A）；腹膜后、双侧颈部、颌下轻度肿大淋巴结，¹⁸F–FDG 摄取增高，SUV_{max} = 5.3（图 100–1B、C）。骨盆骨、胸骨、脊柱骨、四肢骨普遍 ¹⁸F–FDG 代谢增高，SUV_{max} = 10.4；同机 CT 示骨质未见明显溶骨性或成骨性骨质破坏（图 100–2）。

PET/CT 诊断：肝脾大伴 ¹⁸F–FDG 代谢明显增高，全身多发轻度肿大淋巴结，所示轴心骨及四肢骨 ¹⁸F–FDG 代谢普遍增高，考虑血液系统疾病或淋巴瘤可能。

○ **最终诊断**

右侧颈部肿块穿刺活检结果（图100-3）符合系统性EB病毒阳性T细胞淋巴组织增殖性疾病。

免疫组化结果：CD3（＋），CD56（＋），CD4（＋），CD8（＋），Ki-67（80%＋），颗粒酶B（－）。

原位杂交：EBER（＋）。

骨髓：涂片可见8%的幼稚淋巴细胞及2%的噬血细胞，形态学考虑淋巴瘤继发噬血细胞综合征可能，建议活检送病理。

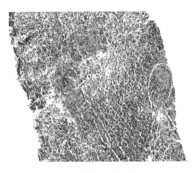

图100-3

最终诊断为EB病毒阳性T细胞淋巴组织增殖性疾病，噬血细胞综合征。

○ **诊断要点与鉴别诊断**

噬血细胞综合征（HPS），又称噬血细胞性淋巴组织细胞增生症（HLH），是一种多器官、多系统受累，且进行性加重伴免疫功能紊乱的巨噬细胞增生性疾病，是在遗传性或获得性免疫缺陷基础上发生的难以控制的危及生命的过度炎症反应。其特征性表现为骨髓或淋巴组织和（或）器官中出现异常增生的组织细胞，吞噬自身血细胞，进而引起多脏器浸润及血细胞减少。根据病因不同，将其分为原发性和继发性两种类型。临床上以持续发热、肝脾大、全血细胞减少、高甘油三酯、低纤维蛋白原、高血清铁蛋白，以及骨髓、肝、脾、淋巴组织发现噬血现象为主要特征。本例患者为中青年男性，此次因反复发热住院，病程较长，发热原因不明，实验室检查EB病毒DNA阳性，CRP水平升高，白细胞、血小板计数下降，起病时有咽痛，后出现淋巴结肿大，需考虑EB病毒感染继发性HLH。PET/CT检查能够准确评估HLH全身累及范围，为HLH明确病因及临床治疗提供依据。

该病临床表现多样，病情进展迅速，病死率极高，且诊断困难，确诊时多已发生多脏器功能衰竭。本例患者住院3天后抢救无效死亡，因此PET/CT早期诊断、明确病因及临床早期治疗尤为重要。

鉴别诊断：（1）感染相关HLH。这是继发性HLH最常见的形式，包括病毒、细菌、真菌以及原虫感染等，可表现为感染触发和（或）宿主免疫损害时的机会致病，尤其是EB病毒感染是最主要的诱因。

（2）恶性肿瘤相关HLH。该病主要是血液系统肿瘤，可见于淋巴瘤、急性白血病、多发性骨髓瘤、骨髓增生异常综合征等，其中以淋巴瘤相关HLH最为常见，尤以T细胞和 NK 细胞淋巴瘤多见。

（3）巨噬细胞活化综合征（MAS）。MAS 是 HLH 的另一种表现形式，目前认为超过 30 种系统性或器官特异性自身免疫性疾病与 HLH 相关，其中全身型幼年特发性关节炎（sJIA）、系统性红斑狼疮和成人斯蒂尔病是常见病因。

（4）其他类型的噬血细胞综合征。妊娠、药物、器官和造血干细胞移植也可诱发 HLH。

参考文献

[1] 丁重阳，李天女，杨文平，等 . 继发性噬血细胞性淋巴组织细胞增多症 ^{18}F-FDG PET/CT 显像特点 . 中华核医学与分子影像杂志，2014, 34(5): 341-344.

[2] 刘燕鹰，周株含，张莉，等 . 噬血细胞综合征 77 例临床分析 . 中华医学杂志，2015, 95(9): 681-684.

[3] 郝红，黄士红，杨志云 . 儿童 EB 病毒相关性疾病及诊疗进展 . 中西医结合心血管病电子杂志，2017, 5(28): 13-14.

[4] 肖莉，宪莹，戴碧涛，等 . HLH-2004 方案治疗 83 例 EB 病毒相关噬血淋巴组织细胞增生症患儿疗效分析 . 中华血液学杂志，2011, 32(10): 668-672.

[5] 褚晓鑫，张颖，缪胜菊，等 . 嗜血细胞综合征并发血栓性微血管病肾损害一例 . 中华肾脏病杂志，2017, 33(8): 625-626.

（丽水市中心医院：肖扬锐　王祖飞）

缩写词表

（按英文字母顺序排列）

缩写词	英文全称	中文全称
AA	Alzheimer's Association	阿尔茨海默病协会
ACTH	adrenocorticotropic hormone	促肾上腺皮质激素
AD	Alzheimer's disease	阿尔茨海默病
ADC	apparent diffusion coefficient	表观扩散系数
AE	autoimmune encephalitis	自身免疫性脑炎
AFP	α-fetoprotein	甲胎蛋白
AIP	autoimmune pancreatitis	自身免疫性胰腺炎
ALK	anaplastic lymphoma kinase	间变性淋巴瘤激酶
ALP	alkaline phosphatase	碱性磷酸酶
ALT	alanine aminotransferase	丙氨酸转氨酶
AMPAR	α-amino-3-hydroxy-5-methl-4-isoxazolepropionic acid receptor	α-氨基-3-羟基-5-甲基-4-异噁唑丙酸受体
ANA	antinuclear antibody	抗核抗体
ANCA	anti-neutrophil cytoplasmic antibodies	抗中性粒细胞胞质抗体
ANKL	aggressive natural killer cell leukemia	侵袭性 NK 细胞白血病
Anti-TPO	anti-thyroid peroxidase	甲状腺过氧化物酶抗体
ASO	antistreptolysin O	抗链球菌溶血素 O
AST	aspartate aminotransferase	天冬氨酸转氨酶
ATG	anti-thyroglobulin antibodies	抗甲状腺球蛋白抗体
ATRX	X-linked alpha thalassemia mental retardation syndrome gene	α 地中海贫血伴智力低下综合征基因
Aβ	amyloid-β	β 淀粉样蛋白
BALT	bronchus-associated lymphoid tissue	支气管相关淋巴样组织
BCSH	British Committee for Standards in Haematology	英国血液学标准委员会
BI-RADS	Breast Imaging Reporting and Data System	乳腺影像报告和数据系统

续表

缩写词	英文全称	中文全称
CA	carbohydrate antigen	糖类抗原
CAEBV	chronic active Epstein-Barr virus infection	慢性活动性 EB 病毒感染
cANCA	cytoplasmic anti-neutrophil cytoplasmic antibodies	胞质型抗中性粒细胞胞质抗体
^{11}C-CFT	^{11}C-methyl-N-2β-carbomethoxy-3β-(4-fluorophenyl) tropane	^{11}C- 甲基 -N-2β- 甲基酯 -3β-（4-F- 苯基）托烷
CD	cluster of differentiation	分化群
CDFI	color Doppler flow imaging	彩色多普勒血流图
CDR	Clinical Dementia Rating	临床痴呆评定量表
CDX-2	caudal type homeobox transcription factor 2	尾型同源转录因子 2
CEA	carcinoembryonic antigen	癌胚抗原
CgA	chromogranin A	嗜铬粒蛋白 A
CK	cytokeratin	细胞角蛋白
^{11}C-RAC	^{11}C-raclopride	^{11}C- 雷氯必利
CRP	C-reactive protein	C 反应蛋白
CT	computed tomography	计算机体层摄影
CTA	computed tomography angiography	计算机体层摄影血管造影
CYFRA21-1	cytokerantin-19-fragment	细胞角蛋白 19 片段抗原
DAT	dopamine transporter	多巴胺转运体
DLB	dementia with Lewy body	路易体痴呆
DLBCL	diffuse large B-cell lymphoma	弥漫大 B 细胞淋巴瘤
DNT（DNET）	dysembryoplastic neuroepithelial tumor	胚胎发育不良性神经上皮肿瘤
DOTA	1,4,7,10-tetraazacyclododecane-1,4,7,10-tetraacetic acid	1,4,7,10- 四氮杂环十二烷 -1,4,7,10- 四乙酸
D-PAS	diastase peniodic acid-sehiff stain	淀粉酶消化后过碘酸希夫反应
DTBZ	dihydrotetrabenazine	二氢丁苯那嗪
DWI	diffusion weighted imaging	扩散加权成像
EBER	Epstein-Barr virus encoded RNA	EB 病毒编码的 RNA

缩写词	英文全称	中文全称
EBV	Epstein-Barr virus	EB 病毒
ECD	Erdheim-Chester disease	Erdheim-Chester 病
ECT	emission computed tomography	发射计算机体层扫描
EG	eosinophilic granuloma	嗜酸细胞肉芽肿
EGB	eosinophilic granuloma of bone	骨嗜酸细胞肉芽肿
EGFR	epidermal growth factor receptor	表皮生长因子受体
EHE	epithelioid hemangioendothelioma	上皮样血管内皮细胞瘤
EMA	epithelial membrane antigen	上皮膜抗原
EP	extramedullary plasmacytoma	髓外浆细胞瘤
ESAT	ectopic splenic autotransplantation	自体异位脾种植
ESR	erythrocyte sedimentation rate	红细胞沉降率
EWS	Ewin's sarcoma	尤因肉瘤
FD	fibrous dysplasia	纤维结构不良
FDB	fibrous dysplasia of bone	骨纤维异常增殖症
FDG	fluorodeoxyglucose	氟代脱氧葡萄糖
^{18}F-FET	O-(2-[^{18}F] fluoroethyl)-L-tyrosine	O-（2-^{18}F- 氟乙基）-L- 酪氨酸
FISH	fluorescence in situ hybridization	荧光原位杂交
FLAIR	fluid attenuated inversion recovery	液体抑制反转恢复
FNH	focal nodular hyperplasia	局灶性结节增生
FTD	frontotemporal dementia	额颞叶痴呆
FUBP1	far upstream element-binding protein 1	远端上游元件结合蛋白 1
GABA$_B$R	gamma aminobutyric acid receptor type B	1- 氨基丁酸 B 型受体
GBM	glioblastoma multiforme	多形性胶质母细胞瘤
GCDFP-15	gross cystic disease fluid protein-15	囊泡病液体蛋白 15
GCT	giant cell tumor of bone	骨巨细胞瘤
GCT-ST	giant cell tumor of soft tissue	软组织巨细胞瘤
GF	granuloma fungoides	蕈样肉芽肿
GFAP	glial fibrillary acidic protein	胶质纤维酸性蛋白

续表

缩写词	英文全称	中文全称
GGT	γ-glutamyl transferase	γ-谷氨酰转肽酶
GPA	granulomatosis with polyangiitis	肉芽肿性多血管炎
HCG	human chorionic gonadotropin	人绒毛膜促性腺激素
HCV	hepatitis C virus	丙型肝炎病毒
HEAML	hepatic epithelioid angiomyolipoma	肝上皮样血管平滑肌脂肪瘤
HEHE	hepatic epithelioid haemangioendothelioma	肝脏上皮样血管内皮细胞瘤
HIV	human immunodeficiency virus	人类免疫缺陷病毒
HL	Hodgkin lymphoma	霍奇金淋巴瘤
HLA	human leukocyte antigen	人类白细胞抗原
HLH	hemophagocytic lymphohistiocytosis	噬血细胞性淋巴组织细胞增生症
HNEN	hepatic neuroendocrine neoplasm	肝神经内分泌肿瘤
HNF1B	hepatocyte nuclear factor-1β	肝细胞核因子 1B
HP	helicobacter pylori	幽门螺杆菌
HPS	hemophagocytic syndrome	噬血细胞综合征
IAP	International Association of Pancreatology	国际胰腺病协会
ICDC	International Consensus of Diagnostic Criteria	诊断标准的国际共识
IDH	isocitrate dehydrogenase	异柠檬酸脱氢酶
Ig	immunoglobulin	免疫球蛋白
IgG_4-RD	IgG_4 related disease	IgG_4 相关性疾病
ISUP	International Society of Uological Pathology	国际泌尿病理协会
Ki-67	kiel university, monoclonal antibody number 67	细胞增殖相关核抗体
LCA	leukocyte common antigen	白细胞共同抗原
LCH	Langerhans cell histocytosis	朗格汉斯细胞组织细胞增生症
LDH	lactic dehydrogenase	乳酸脱氢酶
LELC	lymphoepithelioma-like carcinoma	淋巴上皮癌
LGI1	leucine-rich glioma inactivated 1	富亮氨酸胶质瘤失活蛋白 1
LN	laminin	层粘连蛋白
LPD	lymphoproliferative disease	淋巴增殖性疾病

缩写词	英文全称	中文全称
LyG	lymphomatoid granulomatosis	淋巴瘤样肉芽肿
MAS	macrophage activation syndrome	巨噬细胞活化综合征
MCI	mild cognitive impairment	轻度认知功能障碍
MG	microglobulin	微球蛋白
MIBI	methoxyisobutylisonitrile	甲氧基异丁基异腈
MIP	maximum intensity projection	最大密度投影
MM	multiple myeloma	多发性骨髓瘤
MMSE	Mini-Mental State Examination	简易精神状态量表
MPC	multiple primary carcinoma	多原发癌
MPO	myeloperoxidase	髓过氧物酶
MRCP	magnetic resonance cholangiopancreatography	磁共振胰胆管成像
MR	magnetic resonance	磁共振
MRI	magnetic resonance imaging	磁共振成像
MSA	multiple system atrophy	多系统萎缩
NHL	non-Hodgkin lymphoma	非霍奇金淋巴瘤
NIA	National Institute on Aging	美国国家衰老研究院
NK	natural killer	自然杀伤
NMDAR	N-methyl-D-aspartate receptor	N- 甲基 -D- 天冬氨酸受体
NRS	Numerical Rating Scale	数字分级评分法
NSE	neuron-specific enolase	神经元特异性烯醇化酶
NTM	nontuberculoaus mycobacteria	非结核分枝杆菌
ONB	olfactory neuroblastoma	嗅神经母细胞瘤
pANCA	perinuclear anti-neutrophil cytoplasmic antibodies	核周型抗中性粒细胞胞质抗体
PAS	periodic acid-Schiff	过碘酸希夫
PCNA	proliferating cell nuclear antigen	增殖细胞核抗原
PD	Parkinson's disease	帕金森病
PDRP	Parkinson's disease related pattern	PD 相关脑代谢网络模式

续表

缩写词	英文全称	中文全称
PEHE	pulmonary epithelioid hemangioendothelioma	肺上皮样血管内皮细胞瘤
PET	positron emission tomography	正电子发射体层显像
PGP	protein gene product	蛋白基因产物
PIB	Pittsburgh compound B	匹兹堡复合物 B
PLB	primary leiomyosarcoma of bone	骨原发性平滑肌肉瘤
PMEC	pulmonary mucoepidermoid-carcinoma	肺黏液表皮样癌
PNET	primitive neuroectodermal tumor	原始神经外胚层肿瘤
PPL	primary pulmonary lymphoma	原发性肺淋巴瘤
PPM	primary pericardial mesothelioma	原发性心包间皮瘤
pPNET	peripheral primitive neuroectodermal tumor	外周原始神经外胚层肿瘤
ProGRP	pro-gastrin releasing peptide	胃泌素释放肽前体
PSA	prostate specific antigen	前列腺特异性抗原
PSMA	prostatic specific membrane antigen	前列腺特异性膜抗原
PSP	pulmonary sclerosis pneumocytoma	硬化性肺泡细胞瘤
PTH	parathyroid hormone	甲状旁腺激素
PVNS	pigmented villonodular synovitis	色素沉着绒毛结节性滑膜炎
RDD	Rosai-Dorfman disease	Rosai-Dorfman 病
RF	rheumatoid factor	类风湿因子
RI	retention index	滞留指数
SCCA	squamous cell carcinoma antigen	鳞状细胞癌相关抗原
SFT	solitray fibrous tumor	孤立性纤维性肿瘤
SFTP	solitary fibrous tumor of the pleura	胸膜孤立性纤维性肿瘤
SIST	small intestinal stromal tumor	小肠间质瘤
sJIA	systemic juvenile idiopathic arthritis	全身型幼年特发性关节炎
SMA	smooth muscle actin	平滑肌肌动蛋白
SPA	staphylococcal protein A	葡萄球菌蛋白质 A
SPB	solitary bone plasmacytoma	孤立性骨浆细胞瘤
SPB	solitary plasmacytoma of bone	单发性骨髓瘤

缩写词	英文全称	中文全称
SPECT	single photon emission computed tomography	单光子发射计算机体层扫描
SPTCL	subcutaneous panniculitis-like T-cell lymphoma	皮下脂膜炎样 T 细胞淋巴瘤
STIR	short time inversion recovery	短时间反转恢复序列
SUV	standard uptake value	标准化摄取值
SWI	susceptibility weighted imaging	磁敏感加权成像
Syn	synaptophysin	突触素
T_1WI	T_1 weighted imaging	T_1 加权成像
T_2WI	T_2 weighted imaging	T_2 加权成像
TACE	transcatheter arterial chemoembolization	经导管动脉栓塞化疗
TB-Ab	tubercle bacillus antibody	结核分枝杆菌抗体
TCT	liquid-based thinlayer cytology test	液基薄层细胞学检查
TKI	tyrosine kinase inhibitor	酪氨酸激酶抑制剂
TNM	tumor, node, metastasis	T 表示原发肿瘤情况，N 代表区域淋巴结，M 表示远处转移情况
TP	treponema pallidum	梅毒螺旋体
TRAb	thyroid stimulating hormone receptor antibody	促甲状腺激素受体抗体
T-SPOT	T cells spot test	T 细胞斑点试验
TTF-1	thyroid transcription factor-1	甲状腺转录因子 -1
UKMF	The UK Myeloma Forum	英国骨髓瘤协会
VCA	virus capsid antigens	病毒壳抗原
Vim	vimentin	波形蛋白
WG	Wegener granulomatosis	韦格纳肉芽肿
WHO	World Health Organization	世界卫生组织

索　引

A

阿尔茨海默病　005，010

B

鼻咽癌　240

布氏杆菌脊柱炎　230

C

Castleman 病　161，296

长骨造釉细胞瘤　211

D

胆囊神经内分泌肿瘤　112

胆总管下段腺癌　246

骶骨衰竭骨折　220

蝶窦嗅神经母细胞瘤　031

多骨型纤维结构不良　217

多系统萎缩　016，019

F

肺部非结核分枝杆菌感染　045

肺错构瘤　064

肺及肝上皮样血管内皮细胞瘤　091

肺浆细胞淋巴瘤　053

肺淋巴瘤样肉芽肿　055

肺黏液表皮样癌　058

腹膜后黏液型脂肪肉瘤　156

腹内型韧带样瘤　165

腹盆腔去分化脂肪肉瘤　154

G

肝内转移瘤　102

肝上皮样血管平滑肌脂肪瘤　096

肝脏包膜下异位脾种植　106

肝脏海绵状血管瘤　110

肝脏混合型肝癌　105

肝脏结核　270

孤立性纤维瘤　071

骨巨细胞瘤　195

骨淋巴瘤　205

骨梅毒　225

骨外尤因肉瘤　178

H

后纵隔旁局灶性机化性肺炎　050

J

甲状旁腺腺瘤　035

肩胛骨单发性骨髓瘤　200

浆细胞瘤　200

结肠癌　246

结肠中分化腺癌　244

结核性腹膜炎　172

精原细胞瘤后腹膜转移　175

颈部淋巴上皮癌　040

K

抗 LGI1 抗体相关脑炎　024

抗 *N*- 甲基 -*D*- 天冬氨酸受体脑炎
　　026

L

阑尾黏液性囊腺癌　151

朗格汉斯细胞组织细胞增生症　214，
　　274，280

颅内胶质母细胞瘤　244

卵巢癌　169

卵巢结核　172

N

脑胶质瘤　028

P

POEMS 综合征　260

胚胎发育不良性神经上皮瘤　021

皮下脂膜炎样 T 细胞淋巴瘤　252，
　　256

脾血管肉瘤　130

Q

前列腺癌　180，182，184

侵袭性 NK 细胞白血病　231

R

Rosai-Dorfman 病　287

乳腺癌　086，246

S

SAPHO 综合征　224

色素性绒毛结节性滑膜炎　193

肾上腺外嗜铬细胞瘤　162

肾嗜酸细胞瘤　135

升结肠管状绒毛状腺瘤　148

食管憩室 - 支气管瘘　075

噬血细胞综合征　297

W

韦格纳肉芽肿　288

胃底 - 体低分化腺癌　138

胃神经内分泌肿瘤　141

胃神经鞘瘤　143

X

小肠间质瘤　145

心脏滑膜肉瘤　079

血管肉瘤　249

Y

眼黑色素瘤　034

胰岛素瘤　114

胰腺神经内分泌肿瘤　116

胰腺头部海绵状血管瘤　119

阴道肝样腺癌　187

硬化性肺泡细胞瘤　061

右锁骨上神经鞘瘤　038

原发性腹膜癌　167

原发性肝脏神经内分泌肿瘤　098

原发性心包间皮瘤　082

原发性椎管内淋巴瘤　241

原发胸膜弥漫大 B 细胞淋巴瘤　084

Z

自身免疫性胰腺炎　122，126

纵隔神经鞘瘤　069

纵隔原始神经外胚层肿瘤　067

组织坏死性淋巴结炎　292

左肺上叶不典型结核　048

左股骨粗隆原发性平滑肌肉瘤　209

左肾透明细胞癌腹膜后神经纤维瘤　133